国医大师

刘祖贻论临床

心脑疾病证治

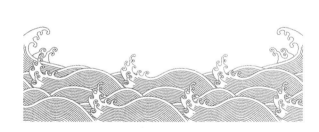

总主审◎刘祖贻　总主编◎周慎　刘芳

分册主编◎周慎　伍大华

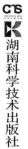

湖南科学技术出版社

编委会名单

总 主 审 ◎ 刘祖贻
总 主 编 ◎ 周 慎 刘 芳
分册主编 ◎ 周 慎 伍大华
编 委 ◎（按姓氏笔画排列）

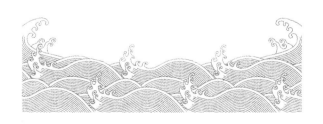

序 言

在我的医学生涯中，有两件心事：一是一大幸事，一是一大憾事。正好借拙著出版的机会，把这两件事说出来。序者，述也，应是说与本书有关的事，而在此处写些心事，似与例有违。实际不然，出版本书的目的和意义就是为了写心事才做的。

先说我的一件大幸事，这与我的家世有关。我出身于中医世家，而写家世情况正是因为这样才能说明白一些事情。

在清朝康熙年间，我先祖继黄公避乱移居安化金门山。他本为儒生，又精于医学，无意仕途，遂以医为业。后与前明避祸来安化的遗老，号嚣嚣子者相识，公慕其医学高深，拜之为师，尽得其真传。从此医名大振，活人无数。往后薪火相传，至今已历十代，共三百余年。其间名医辈出，载于《安化县志》可查者五人，但可惜的是因后人忙于诊务，都未能将医学经验整理成书，仅有些零散记录。我初学医时，尚能见到些珍贵遗墨，虽然是吉光片羽，但我由此而能顺利进入医学之门，并受益无穷，成为我医学生涯的第一幸事。

可是，我的一大憾事也遂由此而来。沐着祖上如鲁灵光殿，我受益匪浅，所以曾立志要将其收集整理出来，使更多的人受益。起先总觉得自己的学养还很不够，想待有能力时再做。但

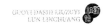
是，到了自己有能力做时，又忙于公务、诊务，抽不出时间来做，总想着会有时间做的。家父到了老迈时，无力应诊，遂随我兄妹居住，到病故时送其归葬故里，此时我下决心要完成此心愿。谁知老家久无人居，家中物件包括所有文物已丧失无余，这使我追悔不已，失父之痛，再加上无可奈何的遗憾，真是情何以堪。

逝者已矣，自己的事又做得如何呢？荏苒光阴，转眼我已是耄耋之年，从医也有六十余年，虽然我早期走的路有些坎坷，下过农村，进过"五七"干校，但一直坚持读书看病，尽了做医生的本分。即使进入了生活较为安定的阶段，诊务、公务仍占用了许多时间，但我始终没有离开过临床第一线。坚持了临床，这也是我做得最正确的事情。我一辈子做的也就这一件事。我曾写了一首《医路》的小诗："遍学诸家求真谛，原来真谛在躬行。""躬行"二字，是从陆游教子诗中借用来的。其诗句是"纸上得来终觉浅，绝知此事要躬行"。不读书不行，是不学无术，学问无根底。但书本上的知识是前人的，要化为自己所用，需要经过转化。转化的方法只有一个，那就是"躬行"，即临床实践。只有如此，才能真正懂得它，也才能得到它，才能站在巨人的肩上前行。现在，自己理论上有些感悟，临床上也积累了点新的经验。这只是沧海一粟，不敢妄自菲薄。虽然所得东西不多，究竟还是有用的东西。能够进入医学殿堂的人，绝非幸致，只有认真地学，老实地躬行，不停地前行，愿望才有可能实现。

上面说了我的幸事与憾事，又因有关先辈的事没有做好，留下了遗憾，虽有工作忙等理由推卸，但又觉得这份责任无可推脱。我能排除各种困难，坚持不脱离临床，这是做对了，但对自己的学术经验整理，虽说做了些，可是做得不够，也不好。理由仍是"忙"，一个"忙"字是否真是可以开脱？学术上有好些大家，应该也是很忙的，仍有不少著作，让我汗颜。反省起来，除了没有下决心挤时间之外，年纪大了，精力不济勉强可以成为理由。可是，为什么不早为之计，是明日复明日的想法误了自己。还好，现在还可以做些弥补，得以稍为安慰。

可以弥补的是，我还是多少写过一些，有一些讲稿、杂记、诊籍，特别要提出的还是有些弟子对我学术经验的继承、整理与应用体会，都是好的资料来源。最关键的是，除小女刘芳之外，还有周慎等学验俱丰的门生，他们尽得我所学，难得的是还非常热心地主动帮助我收集整理成集，因而感到非常庆幸。

这样做，开始还是有些不安，后来想到，我好些老友，也

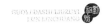
许是一样的原因，亦是靠得力门生完成其学术经验整理成书，得以传之于世的，这样的例子前人也有过。如温病大家叶天士，他对温病学的贡献是无人可比的，他的忙是不言可知，因而自己也未能亲自著述。辛而有其得力弟子将其口传心授的内容记录下来，整理写出《外感温病篇》，成为传颂于世的经典名篇。我辈不敢与之相比，只是前贤如此，后者沿例，可以少些不安，还生了几分庆幸，遗憾终于得以弥补。能有些成果，是因为诸多得力门生不辞辛劳，尽心尽力整理编撰成集，在此衷心感谢他们，同时，也还要感谢好些朋友对本套书籍的出版所给予的帮助。也希望出版的丛书，能有益于后学，对中医学的发展能有所补益。由憾事变成了幸事，再由幸事变成了好事，值此付梓之际，写这几句话，以之代作序言。

刘祖贻

2020 年 6 月　于麓山小舍

前　言

国医大师刘祖贻（1937—　　　）是湖南省安化县刘氏医学第九代传人，后又成为全国著名中医学家李聪甫的开山弟子，全国第一批老中医药专家学术经验继承工作指导老师，湖南省首批名中医。刘老从医60余年，学术造诣深厚，临床经验丰富，在中医理论、临床与科研等方面都颇有建树。在理论上，刘老主张用哲学思维，即唯物辩证法作为中医研究的指导思想，重点进行了伤寒与温病的溯源澄流及辨析、中医免疫学说等研究。在临床上，刘老精通各科，尤其对疑难杂症的辨治得心应手，许多危急病症的病人在刘老手下起死回生，刘老因此得到了广大病人的好评。在科研中，刘老重视方药的应用与开发研究，已成功获得新药证书4种，都已正式生产。

本丛书主要整理刘老的临床经验，全部依据刘老的个人笔记、弟子们的口传心授和临床病案资料，将这些资料按心脑、肝脾、肺系、内分泌、风湿、妇儿等分科结集，完稿后再请刘老亲自修改审定，真实而具体地反映了刘老有关各科疾病的学术思想和临证特色。

全套丛书突出了三大特点，第一是突出刘老的学术思想和临床经验，将这些经验条理化、系统化，利于读者应用。第二

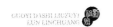
是突出真实性，所有资料完全来源于刘老的临床经验，当然也包括各位传人和弟子对老师经验的应用体会。第三是突出实用性，只收集整理当今临床能够应用到的内容，原则上不进行理论探讨，使读者可以据此指导临床。随着本丛书的发行推广，希冀读者能研读全书，学习借鉴，等于将国医大师刘老"请"到了自己身边来随身指导，必将提高自己的临证能力，同时对研读经典、重视理论联系实践的能力提高，也将大有裨益。从而提高中医临床的整体水平，促进中医学术的发展。

湖南省中医药研究院附属医院　周　慎　刘　芳
2020 年 5 月　于岳麓山垠

编写说明

本书是《国医大师刘祖贻论临床》丛书之一，主要根据刘老治疗心脑疾病的临床经验，以刘老的个人笔记和弟子们的口传心授笔记、临床病案资料为依据整理而成。完稿后再请刘老亲自修改审定，力求真实具体地反映刘老有关心脑疾病的学术思想和临证特色。

本书分为六章，第一章简述刘老论治心脑疾病的主要学术思想和临证特色。第二章为证治体系，重点构建刘老治疗心脑疾病的独特辨证论治体系——七辨九治体系。第三章为常用中药，选择刘老治疗心脑疾病常用的七十三种药物，按药名分目，每目包含基原、功能主治、用法用量、刘老经验、注意事项等内容。第四章为常用方剂，先选择刘老治疗心脑疾病常用的古方二十七首，组成"古方应用心悟"，再选择刘老治疗心脑疾病的自拟方十首，组成"经验方集粹"，均按方名分目，每目主要包括处方组成、用法、功效、主治、处方分析、加减等内容。第五章和第六章分别选择刘老具有独特临证经验的六种心病和二十二种脑病，按病名标目，每目包含诊断要点、刘老经验、论治特色、临证实录等内容。其中第一章、第二章、第四章、第五章由周慎总负责，第三章、第六章由伍大华总负责。

在编写过程中，主要参考了刘老早期的各种专著，如《神经系

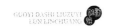

统疾病的中医辨治》《刘祖贻医案精华》《刘祖贻临证精华》等书，同时也参考了《中医内科学》《中医脑病学》《中华人民共和国药典（2015 年版）》《中华本草》等书。对原作者的辛勤劳动，特致以衷心的感谢。

由于对国医大师刘祖贻治疗心脑疾病的临床经验进行整理研究，本身难度很大，加之这些经验只是刘老广博丰厚临床经验中的很少的一部分，挂一漏万之处在所难免，加之我们自身的学术水平有限，对刘老学术经验的理解肯定存在不少不足和疏漏之处，敬请广大读者不吝指正。

湖南省中医药研究院附属医院　周　慎　伍大华

2020 年 5 月　于湘江之滨

医家传记

刘祖贻，男，湖南省安化县人，研究员、主任医师。1937 年 7 月出身于安化县冷市镇金门山刘氏中医世家，系第九代传人，从医 60 余年，学术造诣深厚，临床经验丰富，在中医科研、医疗、管理方面建树颇多。曾任湖南省中医药研究院第一任院长，历任国家中医药管理局中医药工作专家咨询委员会委员、卫生部及国家药品食品监督管理局药品审评委员会委员、国家中医药管理局及湖南省科技进步奖评审委员、加拿大中医针灸学会名誉顾问、中华中医药学会理事及中华中医内科学会委员、湖南省中医药学会副理事长、湖南省抗癌协会副理事长、湖南省中医药学会内科专业委员会主任委员、湖南省中医专家委员会副主任委员、湖南省中医药学会终身常务理事及资深委员会主任委员、湖南省新药审评委员会主任、《中国中医药年鉴》资深编委、《湖南中医杂志》主编、《中医药导报》主编等职，为首批全国老中医药专家学术经验继承工作指导老师、首批湖南省名中医，于 1992 年起享受国务院政府特殊津贴。

一、幼承庭训继家学

刘祖贻先生出身于湖南省安化县金门山刘氏中医世家。安

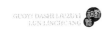

化县地处湖南中部，雪峰山脉蜿蜒其间，资水穿流而过。这里山水灵秀，人文历史悠久，是古老而神奇的梅山文化的发祥地。安化金门山的刘氏家族以中医、诗书传家已历 300 余年。刘氏中医不仅在安化县境内，而且在周边县城如桃江、桃源等地亦颇负声望，延医求治者接踵而至，拜师求学者甚众，其医名之著可见一斑。

据族谱记载，刘老家中自清康熙年间起以行医为业，先祖继黄公由儒而通医，后师从"嚣嚣子和尚"，得其真传，医术益精，遂成为当地名医。《安化县志》曾载："继黄公精岐黄术，施药救人积年弗止，诚一时名士。"其子孙薪火相传，历数百年，其间名医辈出，在当地享有盛名，《安化县志》中亦屡有记载。

刘老自幼聪颖好学，才思敏捷。5 岁入学，完成启蒙教育后，即开始学习"四书""五经"。12 岁时的一个夏月，塾师呼诸生于庭中乘凉，月送清辉，沁凉宜人，师轻摇蒲扇，丝袖摆动，欣然命学生即景吟诗。先生率先吟成一首绝句："纳凉桐影里，摇扇意从容；清风生袖底，明月落怀中。"塾师听后，甚是欣喜，因常以"诗书满腹，两袖清风"自诩，此诗有甚得我心之感。

先时刘老尊翁曾要求塾师开讲医书，但其认为为时尚早，自闻此诗后，即欣然答应为先生开讲医经，从此，刘老即步入岐黄之门，开始了学习中医的历程。他由诵读"四小经典"（《医学三字经》《四言药性》《汤头歌诀》《濒湖脉诀》）开始，继而精读《内经知要》《伤寒论》《金匮要略》《温热经纬》等经典名著。文是阶梯医是楼，他开始研习中医经典时，国文已有了相当根底，可以说手握着一把金钥匙，为深入理解、掌握古籍精髓打下了良好基础。

13 岁时，刘老在父亲永康公的指导下，边临证，边读书。

最初为侍诊，父亲出诊时，他从旁协助，观察并体会诊治方法。由此，来自书本的知识在实践中体会，领悟得更加深刻。时值新中国成立前夕，社会动荡，民生凋敝，急重症病人甚多。永康公以擅治伤寒热病及内、妇、儿科等杂病著称。他胆大心细，用药如神，屡起沉疴急症。如某县长，一日感寒后引发吐血旧疾，吐血盈盆。医治无效，甚危殆，急延永康公出诊。察其恶寒发热、舌苔白而脉反沉细，诊为太阳、少阴两感，永康公力排众议，急投麻黄附子细辛汤，一剂而热退血止，知者无不惊服。屡次目睹父亲成功救治危重、疑难病症，刘老深感医为仁术，立志要成为父亲那样的良医。侍诊之余，在父亲的指导下，刘老开始研读家传医书《医学一串珠》，掌握了内、妇、儿科临证辨治要点。从此，由侍诊转而襄诊，学识日进，至15岁时已可独立应诊。

数十年之后，有感于家学渊源对自己从医打下的良好根基，刘老深情赋诗一首："束发承庭训，蔡阁书香浓；薪传历十代，医学境无穷；纸上得来浅，实践始能通；春回生意满，花映杏林红。"

二、矢志岐黄求大成

苏轼曾云："古之立大事者，不惟有超世之才，亦必有坚韧不拔之志。"刘老受父亲言传身教的影响，立志成为一名优秀的中医师。因为心中树立了目标，眼光就放得更长远。乡村学堂给予了刘老良好的中国传统文学教育和思想启蒙，但在接触到现代科学知识后，他深感有学习的必要，因此，下决心去新学堂求学，然而刘老为家中独子，父亲因世代家传之故，不愿其外出求学。刘老向父亲表明志向，做好了父亲的思想工作后，于1952年春季顺利考入安化县黄江中学学习。读书期间，刘老学习成绩优异，总是名列前茅。刘老认为新学已打下基础，

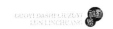

欲将更多时间用于中医的学习，且一直任学生会主席，显示了较强的能力，故毅然于1955年春节后回乡行医。

返乡后，刘老联络同仁组织了安化县龙塘区中心联合诊所，兼任主任。次年被保送至常德地区中医班进修半年，1957年秋由组织推荐参加考试，刘老以第一名考入湖南省中医进修学校。在校期间，刘老深入地研习了《内经》《伤寒论》《温病条辨》等中医经典文献，并系统学习了中医内科学、中药学等中医学知识。此外，学校还开设了西医解剖学、生理学、病理学等西医学课程。

1958年，刘老以第一名的优异成绩毕业，当时著名中医学家李聪甫担任学校校长，兼任湖南省中医药研究所所长、省立中医院院长，因工作繁忙，授课之外，难得一见。毕业前夕，教务处通知刘老说李校长将要约见。见面时，李校长说："你还如此年轻，将来肯定有出息。我授课以来，考试从没有打满分的学生，你是第一个。"接着又说："我已与组织商量，要你参加研究毕业学生的分配工作。"由待分配的学生转变为参加研究分配工作，这是绝无仅有的，可见当时李老对他的器重，其后李老把他留在身边做助手。不久，组织决定让他拜李老为师，成为李老亲自传授的第一名弟子。

李老是全国中医界屈指可数的大家，对刘老的影响甚为深远。他是幸运的，不仅继承了刘氏家族300余年的医脉，而且经过学校的系统学习，有了深厚的根底，又得遇名师口传心授，其学术水平迅速提升到一个新的高度，渐至成就一代名医，1991年刘老成为国家两部一局遴选的首批全国老中医药专家学术经验继承工作指导老师，是500名导师中较为年轻的。中医界称他"年纪轻、辈分高"，就是由此而来。刘老在中医辨治脑病及杂病等方面颇具特色，弟子周慎总结其学术经验，论文被选载入《中国名老中医药专家学术经验集》中。因其对中医学传承做出的卓越贡献，湖南省政府给刘老记三等功。

三、精思博学广临证

刘老受到家庭、老师的影响，笃信中医，经过系统学习后，尤感中医学的深奥广博，更加热爱中医。他认为，中医学源远流长，想要掌握其真谛，必须重视对经典著作的学习，这也是传承中医学的重要方法。刘老在青年时期勤奋好学，如饥似渴地阅读了大量医籍。如精读《黄帝内经》《伤寒论》《金匮要略》《脾胃论》《温热经纬》《医学心悟》等经典著作，泛读《外台秘要》《丹溪心法》《注解伤寒论》《伤寒贯珠集》《医林改错》等。精读经典为其打下了深厚的中医基础，而泛读历代医家著作则使他对各家学说有了全面了解，尤其是以"家"为纲，对历代医家学术思想的梳理，使其对中医学发展脉络有全面而深刻的认识。

除阅读医籍外，刘老在这一时期还对哲学产生了浓厚兴趣，广泛浏览了西方哲学名著，并对中国古典哲学、哲学与中医学的关系进行深入思考。这对刘老世界观、人生观的形成产生了重大影响，乃至对学习中医也有很大帮助。在众多哲学思想中，刘老尤为推崇辩证唯物主义哲学，认为其对中医学体系的形成与发展影响深远。刘老认为，无论是进行中医学现代化研究，还是临床实践，都不能脱离辩证唯物主义的指导，这样才能正确处理继承与发扬的辩证关系，缩短中医学的现代化进程。

刘老学验俱丰，又掌握了哲学思辨的方法，故临证治疗疾病思路独特，常别出机杼。他治外感热病，力主祛邪为先：一是给邪以出路，伤寒在表固当汗解，即虽病已入气营，犹求清透；二是料敌机先，先机而治，可以阻其传变。"机"者指传变的病机，伤寒在表，温病在卫分，虽未见入里之候，却有传变之潜机存在。其潜机的实质为毒邪，热由毒生，毒解则热自

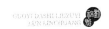

清。故温病在卫分即可加苦寒之品，如黄芩、黄连之属以解毒；伤寒则加轻凉之药如金银花、连翘等解毒，毒解热清，则无传变之虞。刘老曾治一温病病人，初时某医见其有恶寒，投麻黄汤，随即出现壮热、口渴、脉洪数。又误用白虎汤，热势愈炽，且出现神昏谵语。急延刘老往诊，察其无汗，诊其为误治，已入气营，方宜清透，急予银翘散加石膏，一剂汗出，热退神清而解。

刘老擅治杂病，主张辨证与辨病相结合，临证不拘泥于前人之方，师其意而化裁，圆机活法，拟定多个效验方。如对于脑病，提出六辨七治的体系，对中风、痴呆、头痛、脑震荡、癫痫等，每获佳效。临证常运用基础方辨证加减，并寻找治疗专病专症的特效药物。如治疗带状疱疹，于清热解毒方中加雄黄，常二日左右可获愈；治疗梅毒用三仙丹；治麻风用醉仙散；治疗间质性肺炎久咳，重用七叶一枝花；治疗化疗所致的白细胞减少，不用补肾、补血之法，而以石韦等排毒，白细胞每于7天左右升至正常。此外，用升麻治热毒而不忌其升阳之说，治血小板减少常用凉血活血法而无虑于出血之患；治银屑病、荨麻疹，行活血化瘀之法而少用祛风之药；治癌症骨转移之剧痛，于大剂通络方中加入制南星等，常收意外之效。刘老于寻找有效药物的同时，尤重于辨证，查其"藏奸"之所，则疑难诸症亦随之而解。如刘老曾会诊一例重症药物性肝炎病人，入院时即用茵栀黄注射液，但黄疸不退，总胆红素仍由 100 mmol/L 左右升至 400 mmol/L，医院连下两次病危通知。刘老会诊时，察其肤色虽黑，然尚有光泽，且舌苔黄白相间，白多于黄且润，认为仍属阳黄，但湿重于热，遂用茵陈四苓散加白蔻仁、薏苡仁。用药1周后，其总胆红素即下降至 100 mmol/L 左右，1个月后基本恢复正常。

刘老临证的另一特点是重视顾护脾胃。有虚证者，尤重补脾；无明显虚证者，不忘助化消导，且用药不伤脾胃。如刘老曾诊治一肺结核病人，用抗结核药后致药物性肝炎，西医束手无策。刘老察其纳呆、便溏、形削骨立，此脾虚已极，故用补土生金之法，不治结核而结核竟愈。对肿瘤不能手术化疗的病人，常主留人治病，如治一肺癌多处转移病人，因出现严重的不良反应而终止化疗，医院告知仅能生存 1 个月，举家彷徨。急至刘老处，视其面黯黑无华、神疲乏力，治以健脾助化为主，渐纳开神旺，形体丰腴，至今已 3 年，病情稳定。

四、融会新知启新说

刘老不仅善于继承前人学术经验，亦注重融会新知。刘老学识渊博，于文史哲均有好的学养。他认为中国传统文化与中医学是一体的，文理与医理相通，学好了传统文化，也就易于学好中医。他对哲学尤为关注，认为中医学的源头是中国哲学。中医学的哲学基础是整体论，有别于西方分析还原论思维。分析还原论重在"分"，而整体论重在"合"，所以在世界观与方法论上大相径庭。整体观的"合"，体现为天人合一，形神合一，体用合一。"合一"是整体关联，动态平衡，如阴阳的互根消长，五行间的生克乘侮，其亢害承制无不体现其上述特征。

因而，他认为不能用西方的分析还原论解读中医，否则导致中医体系的解构。这种主张，绝不是固步自封，中医学要不断发展，要走向现代化。但现代化不是西化，现代化与西化不是同一概念，南辕北辙绝对不可。不能西化，也不是不能向西方学习，两种医学各有所长，学其长处是应该的。不过要有一个前提，那就是要坚持中医学的主体性，汲其所长，为我所用。做到如柳宗元所说"通而同之"是同化，不能成为异化，这是从传统走向现代化的正确途径。

刘老在学术研究中敢于创新，不落窠臼。20 世纪 80 年代

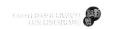
初，被聘为硕士生导师，承担研究所研究生班及全国中医内科医师培训班的教学工作。刘老深入研究了中医热病学说的发展沿革，撰成《温病源流论》一书。刘老在书中系统阐述了温病学发展沿革的历程，厘清了伤寒、温病之争的诸多问题。书中提出的许多观点，即使在今天亦十分新颖，具有重要的学术价值。

1985年刘老协助李聪甫，承担了国家中医药管理局中医古籍整理重点课题"《中藏经》的整理研究"，首次提出了《中藏经》以脉证形气决死生、以脏腑辨证为中心的学术思想，完成了《中藏经校注》《中藏经语译》，填补了《中藏经》整理研究的空白，该研究获国家中医药管理局科技进步奖二等奖。该书的研究，对刘老形成以脏腑经络为基础的辨证思维方法有较大影响。

五、励精创业开新篇

刘老热爱中医，不仅致力于中医药研究与临床实践，而且十分关注中医药事业的发展。如"文革"后期，湖南省中医药研究所被撤销，所有干部职工都集中到省"五七干校"总校学习。临近学习结束时，刘老获悉所有学员如无单位接收则将被重新分配。当时刘老闻此消息，心急如焚，因研究所已撤销，如职工分散，没有技术人员，研究所的重建将如同无米之炊，更加渺茫。因此，刘老连夜向生产指挥组卫生组组长提出保留研究所技术骨干，其建议被组织上采纳。虽然组织上并未下文恢复研究所，但于当年8月，首批技术骨干已回研究所工作。

研究所的业务骨干得以保留，为研究所建制的恢复打下了基础，此后，刘老受命担任研究所领导小组组长，他带领大家进行中草药资源普查，20世纪60年代至70年代，先后出版《湖南药物志》1~3辑，其中《湖南药物志》第1、第2辑

1978 年获卫生部药学大会奖。另外，刘老还开展民间老中医经验继承工作，派人员跟随省内各地名老中医学习。

原省中医药研究院，与中医学院合并，发展受到影响，1972 年决定分开，其间，省卫生厅两次下调令要刘老到卫生厅工作，刘老不愿意离开临床，改从行政工作，加之考虑到刚恢复建所，因而只是代表卫生厅选择新址，协助搬迁，未去卫生厅报到，故而也未作正式安排，只是保留了党委委员，任临床研究室（即医院）主任。

刘老任临床研究室主任期间，带领同事开展了中医药防治肿瘤、慢性支气管炎、免疫性疾病等多项研究工作，同时着力拓展临床研究室的业务工作，原来临床研究室仅有内科一个医疗科室，检验科、放射科等辅助科室的条件亦极为简陋。在刘老和全体同事的努力下，在短短的数年内，研究室已拥有内科、外科、骨伤科、妇科、眼科、针灸科等多个临床医疗科室，具备了较强的临床实力，病床由 50 张增至 100 张，业务人员由 20 余人增至百余人，并更新了药房、检验科、放射科设备，为成立附属医院打下了坚实的基础，亦可见刘老对中医临床工作的重视。

在担任临床研究室主任 8 年后，刘老被任命为研究所副所长，至 1983 年起任所长。当时正值改革开放初期，国家经济建设蓬勃发展，各行业现代化建设也在加速进行。作为一个临床机构，研究所虽有李聪甫、欧阳锜、刘炳凡等在全国有影响的名中医为学术带头人，具有突出的中医临床人才优势，但尚无门诊，且病房亦少，急需扩大规模。

适值时任省长因心脏病经西医治疗未效，刘老将其接来研究所接受中医治疗，住院未及半月，取效明显。省长亲身感受到中医的临床优势，提出帮研究所建设老干病房。刘老说，确有建设老干病房的必要，但目前研究所基础条件尚差，全面改

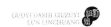

扩建是当务之急，但单位小、经费不足，制约了发展，如由研究所升格为研究院，将获得更多便利条件。

在刘老的多方争取下，1985年9月，经湖南省委批准，研究所改为研究院（处级）；同年10月1日挂牌后，在李聪甫的支持下，刘老再三向省委请求升格，于当年年底获得批准，改为省直属正厅级科研事业单位，计划单列，成为除央属研究院外的第一家省直属中医药研究机构，在全国中医界产生极大影响。从此，研究院每年获得了数百万元的基建经费。有了省领导的大力支持，加上充足的资金供给，研究院相继进行了门诊楼、住院部及中药所等基础建设，迎来了飞速发展的全新阶段。

1985年，刘老被任命为研究院第一任院长，提出"一体两翼"的发展战略：以科研为主体，临床研究与药物研究开发为两翼；下设基础、临床、药物、信息四个研究所，建设南北两院。刘老锐意进取，按照既定方针，紧锣密鼓地实施改革方案，极力推进研究院的建设。在湖南省长沙市岳麓区征地60亩，新建药物研究所，并于高新开发区内开办了第一家合资制药企业，紧接着又将附属医院建设成为三级甲等中医医院。

在刘老担任研究院"一把手"的十年间，在全体职工的努力下，研究院得到长足发展，在中医临床研究、中药研究等方面均走在全省乃至全国前列，获得了国家自然科学基金、国家科技攻关项目等多项国家级、省部级资助项目；在国家中医药管理局主持的国家科研基地评选中脱颖而出，成为国家七大中医药科研基地之一。此后，又成为我省第一家国家临床药物研究基地及国家中医药文献检索分中心。因其雄厚的中医临床、科研实力，在1993年全国开展的省属中医药科研机构综合实力评估中，湖南省中医药研究院名列全国第一。

刘老也十分关心湖南省中医药事业的发展。在"衡阳会议"之后的一次"医学辩证法学术会议"上，以欧阳锜为首的多位德高望重的中医界人士上书，要求省政府落实贯彻中医政策，并推刘老为代表向主管文化卫生的王向天副省长进行汇报。当时我省绝大多数县市都有中医院，但大多为集体所有制，且人员少、设备条件差、规模很小，而县人民医院多为全民所有制，基础条件优于当地中医院。刘老三次面见时任副省长，反复陈述落实中医政策应当中西医并重，落实当前存在各县市中医院建设经费不足、中医工作者待遇低下等问题，落实中医院改为全民所有制等问题十分必要。了解刘老反映的情况后，时任副省长采纳了刘老的建议，将全省各县市中医院改为全民所有制。这一举措，使全省各地中医院的建设纳入了国家计划，与西医人民医院享有同等地位，为中医院的发展创造了良好条件，且所有职工改为全民所有制编制，更是大大提高了中医从业人员的积极性，对湖南中医药事业的发展可谓影响深远。

1993 年，刘老被选为第八届全国人大代表。在参加第一次全会时，刘老得悉国家中医药管理局可能在被精简之列，十分焦急，遂连夜会同时任中国中医研究院副院长的高德代表约会董建华常委，请其牵头提交保留国家中医药管理局的提案。最终，国家中医药管理局未被精简，虽说不完全是提案所起作用，但充分体现了他和中医界代表对中医事业的关切。

六、情深不老杏林心

刘老除完成大量医疗科研工作之外，行政及社会活动也十分繁忙，但学术研究并未放松。刘老编著《神经系统疾病的中医辨治》《中国历代名医名术》《三湘医粹》等 5 部学术专著，参编 30 余部著作，发表论文数十篇；获省部级科技进步奖 4 项，其中二等奖 1 项。"非典"期间刘老任湖南省专家组组长，荣立省政府一等功。

刘老为人豁达大度，勇于任事，且宽厚仁慈，乐于助人。

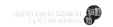
他常言："医为仁术，医道即人道，怀博爱之心，精研医术，方可以为医。"刘老医术精湛、医德高尚，深得病人爱戴，享誉四方，慕名前来求诊的病人极多，医院考虑刘老年高，采取限号等措施，但病人仍应接不暇，半天时间常需诊治30余人次。来诊病例各科杂症均有，且多为久治不效的疑难病症，辨证用药颇费心神，但刘老对每位病人都细心询问病情，仔细斟酌处方，力求取得满意疗效。刘老体恤病人疾苦，处方力求价廉而效宏；考虑病人挂号困难，有时会开具两张处方，一张治疗急症，一张调治之用；有时病人远道前来求治，到达诊室时已近下班时间，即使十分疲倦，刘老仍为病人悉心诊治，让病人、学生都感动不已。刘老不仅"博极医源，精勤不倦"，且待病人"皆如至亲之想"，"一心赴救"，诚为苍生大医。

刘老淡泊名利，常说做事要有"入世"之心，做人更要有"出世"之态。这也是他的人生态度。刘老在工作之初，不问回报、职位，全心投入临床、科研工作，并数次因不舍临床、科研而放弃升职机会；从事管理工作后，其工作重心转为单位建设，但仍是一心为公，矢志不移地推进单位发展。可见，刘老对待事业锐意进取、全力以赴，是抱"入世"之心做事；为官公正严明、两袖清风，为医德艺双馨，是以"出世"之心做人。

如今刘老虽年逾八旬，但仍思维敏捷，更怀赤子之心，一如既往地关心着中医药事业的发展，并以"不用扬鞭自奋蹄"的精神，继续在诊病疗疾、科研探索、传道授业等工作中无私奉献。

目 录

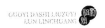

第四章　心脑疾病常用方剂　　　　　　/ 123

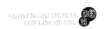

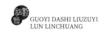
第一章

刘老心脑疾病临证特色

国医大师刘祖贻精于临床，尤其对心脑疾病的辨治有丰富的临床经验，形成了独特的七辨九治辨治体系，在这一体系中，充分体现了刘老对心脑疾病临证的四大特色。

一、重视以心肾为主的脏腑辨证

刘老治疗心脑疾病，通常从脏腑辨证入手，尤其重视心肾辨证入手。盖因心主血脉、主神志，肾藏精主髓，为阴阳之根，而心脑疾病集中表现在血脉、精髓、神志和阴阳等方面（详见第二章）。刘老通常选用清心火、通心络、补心气、养心血、滋心阴、温心阳、安心神、开心窍及益肾精、滋肾阴、温肾阳等药物。

二、强调以郁瘀痰饮风为主的内生病邪

郁瘀痰饮风都是心脑疾病病变过程中产生的病理变化，同时也是心脑疾病的致病因素和加重因素，正是这些病理因素导致了心脑疾病的缠绵难愈，甚至出现危象。因此刘老在心脑疾病的辨治过程中，非常重视这些病理变化，这在以后各章处处可见。

三、主张调养神志以安形体

《素问·上古天真论》曰："形与神俱，而尽终其天年，度百岁乃去。"姚止庵注曰："形者神所依，神者形所根，形神相离，行尸而已。故惟知道者，为能形与神俱。俱，犹皆也。"明确指出"形与神俱"是身体健康长寿的保证。这种相俱，即两者相互依存、不可分离的意思。形与神俱，意思是精神不可离开形体而单独存在，形体是精神赖以产生和保存的物质实体，精神是形体属性和功能的具体体现，两者是不可分离的。刘老也重视形神学说，认为形与神在生理上相互依存，在病理上相

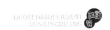
互影响，在治疗上相互促进。基于这种学说，刘老在心肾疾病的临证时，经常在对形体外在表现的辨证论治的基础上，选加养心安神、重镇安神、开窍醒神的药物，通过调养神志来促进心脑疾病的康复。

四、擅于调和脾胃以助五脏

刘老认为，心脑疾病多见于中老年人，人"年四十，而阴气自半也"（《素问·阴阳应象大论》），并且女子"五七（35岁），阳明脉衰，面始焦，发始堕"（《素问·上古天真论》），提示中老年人易患心脑疾病与其阳明先衰不无关系。并且脾为后天之本，气血生化之源；胃为水谷之海，亦是"五脏六腑之海"（《素问·太阴阳明论》），人体的脏腑器官都有赖于脾胃水谷之气的充养，加之"脏腑各因其经（足太阴）而受气于阳明"（《素问·太阴阳明论》），更加体现了脾胃健运对五脏六腑功能恢复的重要性。因此刘老在临证中非常重视脾胃功能的恢复，通常在心脑疾病的用药中加用调和脾胃的药物，如健脾益气之黄芪、党参、白术、黄精、莲子肉；益胃养阴之沙参、麦冬、石斛、太子参；调脾理气之陈皮、青皮、大腹皮、莱菔子、隔山消、佛手；助胃化食之砂仁、豆蔻、神曲、麦芽、谷芽、山楂、鸡内金等药，通过调和脾胃来促进脏腑功能的恢复。

刘老的以上经验已广泛应用于门诊与住院病房之中，取得了很好的临床疗效。并传授于弟子及学生，培养了大批中医人材，现已培养出主任医师 5 人，博士研究生 4 人。同时湖南省中医药研究院脑病科也在传承刘老这一辨治体系的基础上，创建了脑病专科临床研究平台，并成为国家中医药管理局重点专科和国家卫生部重点临床专科建设单位，取得了很好的社会效益。

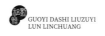

第二章

刘老心脑疾病证治体系

国医大师刘祖贻在临床上对心脑疾病的辨治积累了丰富的经验，在不断的探索与总结中，提出心脑疾病的七辨九治体系。认为心脑疾病病因主要是外邪、气郁、瘀、痰、水、内风、正虚等七个方面。辨证宜从辨别外邪、气郁、瘀阻、痰浊、水饮、内风、正虚等七个方面的表现着眼。治疗重在从治外邪、治瘀、治痰、治水、治心、治肾、治肝、治脾、治肺等九个方面入手，从这些方面进行组方用药，形成心脑疾病的各种治法及处方。

第一节　七察心脑病因

心脑疾病的病因颇多，刘老将其常见因素概括为外邪、气郁、瘀、痰、水、内风、正虚七个方面。七因之中又需细分，如外邪分风、寒、火（暑）、湿之殊；气郁有郁滞、郁热之分；瘀有阻络、扰神、闭窍之别；痰有痰湿、痰热之分；水有兼寒、兼热之异；内风有肝阳化风、热盛风动、阴虚风动、血虚风动之殊；正虚有气虚、血虚、阴虚、阳虚、精虚、神虚之分。

一、外邪为患

风、寒、暑、湿、燥、火是自然界六种不同的气候变化。在一定的条件下可以致病，称为六淫。此处外邪即指六淫，但作为心脑疾病病因，主要涉及风、寒、火、暑、湿5种。

风为阳邪，其性轻扬，易袭阳位。《素问·太阴阳明论篇》谓："伤于风者，上先受之。"且风邪常兼夹寒邪或热邪，上犯于巅顶，侵扰清空而致头痛；或风犯于外，扰于内，引动内邪而诱使脑病发作。《素问·阴阳应象大论》谓"风气通于肝"，《素问·生气通天论》亦曰"风客淫气……邪伤肝也"，风邪外

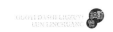
袭，引动肝风，风阳上扰，既可诱发头痛眩晕，又可诱发高血压、胸痹心痛。

寒为阴邪，易伤阳气，性凝滞而收引。寒邪循经上犯巅顶，或大寒直中于头部，致气血阻滞，引起头痛。正如《素问·奇病论》所说："当有所犯大寒，内至骨髓，髓者以脑为主，脑逆故令头痛。"同时，寒性收引，可以引起心脉收缩，从而诱发胸痹心痛，此即《素问·气交变大论》所谓"岁火不及，寒乃大行，民病胸中痛"之意。

火为阳邪，其性炎上，易生风动血，扰乱心神。外感六淫之火（暑）或其他外邪不解，郁遏化火，或火邪逆传而内陷于心、肝，或上闭心窍而神昏谵语，或内动肝风而抽搐直视，皆为心脑疾病之危重症。

湿邪重浊，易阻遏气机，影响头部和胸部气机的敷布，从而出现头重如裹、头昏眩晕、胸闷窒塞之疾。

二、气郁为患

神志抑郁不畅，或过用滞气之品，均可使气机郁滞。气郁可影响及血，导致血行不畅，脉络阻滞，心络不通则出现胸痹心痛，脑络不通则出现头痛偏瘫。气郁可化热、化火，郁热上升，扰动神明，或郁火伤肝，致肝气横逆上冲，血随气逆，并走于上，均致心脑疾病的出现；若郁热伤津耗液，心失其养则心悸不宁，脑失其养则健忘躁狂。

三、瘀血为患

《素问·调经论》曰："五脏之道，皆出于经隧，以行血气，血气不和，百病乃变化而生。"《金匮要略·脏腑经络先后病脉证第一》亦曰："五脏元真通畅，人即安和。"皆指出经脉通畅是五脏气血和元真运行通畅的基础，是百病不生的保证。

当头胸部外伤，血脉运行受阻；或七情过极，气血失调，气机阻滞，运血不畅，血脉自瘀；或年老体弱、全身功能减退，血脉运行涩滞；或风阳外扰，影响头胸部气血运行，血溢于外而成瘀血，以上均可使头胸部血脉运行失于流畅，甚至淤塞不通，影响心脑的正常功能，导致心脑疾病的出现。刘老曾曰："心为君主之官，脑为元神之府，血脉和畅则心脑安宁，血脉不畅则心脉和脑络瘀滞，不通则痛，出现头痛、胸痛；不通则心脑失养，出现眩晕、心悸；不通则神不安宁，出现不寐、痴呆、癫痫、躁狂诸症。"

四、痰浊为患

痰为气血浊重致津液不清、化失其正的产物。外感六淫，内伤七情，饮食劳倦等因素导致肺、脾、肾及三焦脏腑气化功能失常，水液代谢障碍，水津停滞而形成痰邪。心脑疾病之痰为无形之痰，或阻滞心脑脉络，蒙蔽心窍、神窍，或痰郁化热，痰火上扰神明，或痰瘀互结，闭阻心脉脑络，皆可导致心脑疾病的发生。

五、水饮为患

水饮成因于肺、脾、肾及三焦脏腑气化功能失常。肺失宣降，则失于敷布津液，水道失于通调；脾失运化，则水湿难化；肾阳不足，则水液失于蒸化；三焦不畅，则水液运行的道路受阻。所以，肺、脾、肾、三焦的功能失调均可聚湿而生水，聚水而为饮。水饮浓度较小，其质清稀，故有"积水为饮，饮凝为痰"之说。心脑疾病之饮为无形之饮，其水饮积蓄于内，引起某些特殊的症状和体征，如饮逆于上，可见头晕目眩，恶心呕吐，神昏谵狂；饮蓄于中，可见心悸气短；水注于下，可见双下肢水肿；水溢于外，可见瘫痪肢体的肿胀。患者同时可见

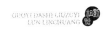
舌苔腻、脉滑等重要临床体征。

六、内风为患

内风是病理变化的一种类型，与肝相关，阳气亢逆或阴血亏虚均可导致肝的功能失调。肝阳亢盛、热盛、阴虚、血虚都可产生内风。素体肝阳偏盛，肝阳上亢，或忧思恼怒，气郁化火，肝阴暗耗，引动风阳升动，上扰清空；或肾阴亏损，不能涵养肝木，以致肝阴不足，肝风内动，发为心脑疾病。

七、正虚为患

虚，主要是以正气虚损为矛盾主要方面的一种病理反映。刘老指出，心脑疾病的致病因素中的"虚"主要指气、血、阴、阳与精、神的不足。气血之虚在于脾，阴阳与精虚在于肾，神虚在于心，故心脑疾病虚证之根源为肾、脾、心的亏损。

脾主运化，为水谷之海、气血生化之源。如果脾运旺盛，自然能化生气血，使之充盈脉管，也能推动血液在脉管中运行，使之血行流畅，此即"气能生血"（《读医随笔·气能生血血能藏气》）、"气行乃血流"（《黄帝内经素问·五脏生成篇》王冰注）之意。一旦脾失健运，气血生化不足，气不足则难以推行血液在脉管中的正常运行，血不足则致血液难以充盈脉管，两者均可影响心主血脉功能，从而导致心病的形成。脾又主升清，将水谷精微升清于头部。头得谷气之充，则脑髓满而能尽"精明""记性"之用。若饥饱劳倦所伤，影响脾之运化，则谷气不能上升其清气，上气不足则影响脑髓之满，从而导致脑病，即《灵枢·口问》所谓："上气不足，脑为之不满，耳为之苦鸣，头为之苦倾，目为之眩。"

《灵枢·经脉》曰："人始生，先成精，精成而脑髓生。"《大小诸证方论》亦曰："肾气上通于脑，而脑气下达于肾，上下虽殊，而气实相通。"说明正常生理条件下，肾藏精，肾精足而上充于脑，使脑髓充满而能尽其所用。病理条件下，各种致病因素如素体禀赋不足、劳倦过度、房事不节、久病失养等耗伤肾之精气（肾精、肾气），精虚而不能上充于脑，则脑髓不能充满，脑失其用而产生脑病。加之肾为阴阳之根，水火之宅，全身的阴阳都根源于肾，肾的阴阳不足也将影响心的阴阳，从而导致心病的形成。例如肾之阴精受损，既可能出现水不涵木、虚风内动的情况，又可因水亏不能上奉于心，水不济火，心火独亢，使心神受扰而出现心脑疾病。

心主血脉，有主持血液、脉管和推动血液在脉管中运行等方面的作用，正如《医学入门·脏腑》所谓："人身动则血行于诸经……心乃内运行之，是心主血也。"血液丰盈，脉管通畅，血液在脉管中运行的动力旺盛，全身能得到充足的血液濡养，则身体健康，心脑自然无病。一旦血液不足以充盈脉管，或脉管狭窄甚至闭塞，血行不畅，则疾病蜂起，心脑病变也就难以避免了。同时心藏神，主神志，若心得气血所养，其生理功能正常，则心主血脉和心主神志的功能亦正常，表现为精神振奋、神志清楚、思维敏捷、反应灵敏；若禀赋薄弱，或病后失调，或思虑过度，导致心之气血不足，既可影响心主血脉的功能，出现胸痹心悸症状，又可影响心主神志的功能，导致神虚之象，出现反应迟钝、失眠健忘、精神萎顿等表现。

虽然心脑疾病常由外邪、气郁、瘀、痰、水、内风、正虚七者引起，但它们极少单一为病，通常兼杂为患，互为因果，从而导致了心脑疾病病症错综复杂的状况。如外邪稽留不去，可以影响水液之输布而生痰，影响血液之运行而生瘀，影响气机之通畅而致郁，影响肝阳之潜降而动风；日久不愈，影响肾脾心之功能而伤精、伤气、伤神。痰可阻于脉道而致瘀，滞于气机而致气郁，阻于脏腑而引起正虚。瘀可使水液失于输布而

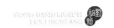
生痰，使气机运行不畅而郁滞，使肝脏失于濡养而动风，使脏腑受损而伤正。气郁、内风均能影响水液之输布、血液之运行，使痰、瘀之邪内生。正虚不能护表则易感外邪，不能运化水液则内生痰浊，运血无力则导致瘀血，不能濡养于肝则内生肝风。

对于具体疾病，刘老认为应具体分析病因，不同疾病可以有相同病因，同一疾病在不同时期也可有不同病机。如冠心病的发病机制，起始于心气亏虚，成病于脉络瘀滞，有阴、阳、痰、水、风之变，其病机关键在于气虚络瘀。病毒性心肌炎的发病机制，以气阴两虚为病理基础，正邪交争为发病的动态过程，正损难复是迁延难愈的根本原因，其病机关键在于正邪交争，初病以邪盛为主，久病以正虚为主。脑部感染性疾病一般起因于外邪，急性期多兼痰与内风；恢复期则多为痰、瘀、内风三者互结，或可见正虚。脑部缺血性疾病，一般起因于瘀与内风，急性期可兼痰或气郁，亦有化火者；恢复期则多为正虚、血瘀所致，亦有兼挟内风或痰浊者。脑部出血性疾病，一般起因于内风，急性期可兼痰、兼瘀，亦有化火者；恢复期则多有内风、痰浊、瘀血、正虚。脑部损伤性疾病，虽然起因于瘀血，但急性期可有兼痰或化热之变，恢复期则以正虚、血瘀等因素为病。脑部占位性疾病，一般以痰、瘀为病，常兼挟内风，日久不愈者渐伤于正。脑部先天性疾病，常因正虚而致病，尚可兼挟痰、瘀及内风。脑部变性疾病，一般起因于正虚与血瘀，亦有兼痰、兼内风者。脑部发作性疾病，多起因于内风、痰、瘀，亦可与外邪、正虚有关。精神病变，则多起因于气郁、痰、瘀与正虚，亦可有气郁化热之变。

第二节　七究心脑证候

刘老指出，心脑疾病症状虽然错综复杂，在辨证之中，正确辨别外邪、气郁、瘀、痰、水饮、内风、正虚等七类证候，是提高心脑疾病辨证准确性的关键，也是提高心脑疾病治疗效果的基本点。

一、辨外邪之证

外邪之象，是指风、寒、火、湿之邪痹阻胸络或循经上头，侵扰清空，从而出现的胸痛、心悸、头痛、眩晕、神昏、痉厥、抽搐等症状。由于外邪有风、寒、火（暑）、湿之别，因此在辨别时，一要注意确定是否属于外邪致病，二要辨别是哪一种外邪为病。

（1）风证：症见突作头痛、眩晕、胸痛、心悸，发无休止，口不干渴，或伴痉厥、抽搐，舌苔薄白，脉象多浮。

（2）寒证：症见头痛、胸痛、眩晕，因气候骤冷或感寒而发病或加重，或形寒肢冷，舌质淡、苔薄白，脉沉紧或促。

（3）火（暑）证：症见头痛昏谵，壮热烦渴，或暑月面垢，舌质红、苔黄，脉洪数。

（4）湿证：症见头胸沉重而痛，或眩晕、心悸不宁，肢体困重，舌苔厚腻，脉濡滑。

二、辨气郁之证

气郁致病，指由气机郁滞所致的胸闷心悸，或气逆于上所致的头胀、头痛、眩晕、猝倒等症状。辨别时，着重在于确定

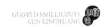

是否属气郁之象，其次是辨别气郁是否化热。

（1）气郁证：症见头胸胀痛，或眩晕、猝倒、不寐，常伴精神抑郁，默默寡欢，善太息，不思饮食，舌质淡红、苔薄白，脉弦。

（2）郁热证：症见头胸胀痛，或烦躁、焦虑、不寐，常伴口苦便干，舌质红、苔薄黄，脉弦数。

三、辨瘀证

瘀象指瘀血阻滞心脑脉络，或扰动心神，或郁闭脑窍所引起的胸痛、心悸、头痛、眩晕、痴呆、猝倒等症状。辨别时，重点在于确定是否为瘀象。

瘀血证：症见头胸疼痛日久不愈，痛如锥刺，痛处固定；或心悸、眩晕、痴呆、猝倒，多有外伤史，舌质暗，脉涩。

四、辨痰证

痰象指痰邪痹阻胸络，或痰邪上扰、蒙蔽清窍所致的胸痛、心悸、眩晕、头痛、痴呆、神昏等症状。痰邪包括痰浊与痰热，辨别时，既要着重确定是否属痰象，又要注意辨别何种痰邪为患。

（1）痰浊证：症见头胸闷痛，或心悸、眩晕、痴呆、神昏，可伴痰涎壅盛，吐涎、恶心，舌苔腻，脉滑。

（2）痰热证：症见头胸闷痛，或心悸、眩晕、不寐、痴呆、神昏，可伴喜骂詈，时作口苦，舌苔黄腻，脉滑数。

五、辨水（饮）之证

水饮积蓄于内，根据其不同的部位可以引起头晕目眩、心悸气促、肢体肿胀等症状和体征。辨别时，重点在于确定是否为水（饮）致病。

水饮证：症见眩晕、心悸、水肿，伴恶心呕吐，胸闷气促，舌苔厚腻，脉滑。

六、辨内风之证

"内风"即肝风内动，指由于风气内动，出现以眩晕、抽搐、震颤等类似风之动态症状为主的表现。《素问·至真要大论》所说："诸风掉眩，皆属于肝""诸暴强直，皆属于风"。辨别时，一是确定是否为肝风内动，二是辨别什么原因引起的肝风内动。

（1）肝阳化风证：眩晕头胀，行走不稳，头重足轻，目胀烦躁，大便偏干，舌质淡红、苔薄，脉弦劲有力。

（2）血虚生风证：症见眩晕、抽搐、手足震颤，伴倦怠多忘，唇甲色淡，舌质淡、苔薄，脉细弱。

（3）阴虚风动证：症见眩晕震颤，伴心烦口干，大便偏干，五心烦热，舌质红、苔少。

（4）热极生风证：四肢抽搐，伴痉厥高热，头痛烦躁，口渴，大便干结，舌质红、苔黄，脉数。

七、辨正虚之证

心脑疾病的虚象多由气、血、阴、阳与精、神的不足引起的头痛、眩晕、健忘、失眠、痴呆、胸痛、心悸等症状。辨别时，首先确定是否属虚象，再辨何种类型及何处脏腑之虚象。

（1）气虚证：症见头痛、眩晕、胸痛、心悸、不寐，皆在劳累后发作或加重，伴精神疲乏，少气懒言，舌质淡、苔薄，脉细弱。

（2）血虚证：症见头痛、眩晕、心悸、不寐，时作时止，面色无华，唇甲色淡，舌质淡、苔薄，脉细。

（3）阴虚证：症见头部隐痛、灼痛，或眩晕而空，或心悸

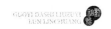
不寐，伴五心烦热，口干咽燥，大便偏干，舌质红、苔少，脉细数。

（4）阳虚证：症见头胸冷痛，或遇寒冷而加重，形寒肢冷，口不渴，舌质淡胖、苔白，脉沉迟。

（5）精虚证：症见头部空痛，或眩晕在性生活后出现，健忘，腰膝酸软，夜间小便频，舌质淡、苔薄，脉沉细。

（6）神虚证：症见头晕、头痛、心悸、不寐，均在用脑或看书后出现，伴健忘，注意力难以集中，舌质淡红，脉细弱。

刘老认为，心脑疾病的辨证要从辨别外邪、气郁、瘀、痰、水饮、内风、正虚等七类证候入手，再根据这七类，共二十个证型的兼夹组合，形成错综复杂的心脑疾病证候。

第三节　九治心脑病症

刘老指出，心脑疾病治法虽多，但均可从治外邪、治瘀、治痰、治水、治心、治肾、治肝、治脾、治肺这九个方面变化而出。因此，这九类治法，是组成心脑疾病各种治疗方法的基础。

一、治外邪

治外邪，指祛除外邪的一种治法，包括疏风、散寒、清热（暑）、化湿等法。

（1）疏风法：用于风证。常选用荆芥、防风、紫苏叶、白芷、薄荷、蝉蜕、蒺藜、蔓荆子、佛手等药。

（2）散寒法：用于寒证。常选用制附片、桂枝、细辛、吴茱萸、荜茇、黄芪、党参、甘草等药。

（3）清热法：用于热证。常选用金银花、连翘、板蓝根、蒲公英、重楼、大青叶、黄连、生地黄、牡丹皮、紫雪散等药。

（4）化湿法：用于湿证。常选用苍术、茯苓、薏苡仁、广藿香、佩兰、石菖蒲、豆蔻、法半夏、厚朴等药。

二、治瘀

治瘀，指通行血脉、消散瘀血，治疗瘀证的一种治法。常选用川芎、丹参、益母草、红花、郁金、延胡索、莪术、蒲黄、三七粉、水蛭、土鳖虫等药物。

三、治痰

治痰，指祛除痰邪、治疗痰病的一种治法，包括温化寒痰、清化热痰两类。

（1）温化寒痰法：用于痰浊证，常选用半夏、天南星、白芥子、白附子、石菖蒲、郁金、苏合香等药。

（2）清化痰热法：用于痰热证，常选用瓜蒌、浙贝母、竹茹、青礞石、昆布、海藻、天竺黄、竹沥等药。

四、治水（饮）

治水，指利水蠲饮，治疗水饮证的一种治法。常选用茯苓、茯苓皮、猪苓、车前子、葶苈子、防己、川木通、泽泻、滑石等药物。

五、治心

治心，指以清心火、通心络、补心气、养心血、滋心阴、温心阳、安心神以及重镇安神、开窍醒神的药物为主，用于治疗心病的一类治法。

（1）清心火法：用于心经郁热证。常选用黄连、灯心草、

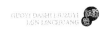

栀子、莲子心等药。

（2）通心络法：用于心脉瘀阻证。常选用丹参、葛根、川芎、生蒲黄、当归、三七、水蛭等药。

（3）补心气法：用于心气虚证。常选用黄芪、党参、白术、茯苓、五味子、炙甘草等药物。

（4）养心血法：用于心血虚证。常选用熟地黄、当归、阿胶、鸡血藤、龙眼肉、酸枣仁等药。

（5）滋心阴法：用于心阴虚证。常选用生地黄、天冬、麦冬、玉竹、柏子仁、五味子、阿胶等药。

（6）温心阳法：用于心阳虚证。常选用附子、肉桂、桂枝、黄芪、红参、炙甘草等药。

（7）养心安神法：用于神虚证。常选用酸枣仁、首乌藤、合欢花、五味子、百合、小麦、莲子肉、大枣、炙甘草等药。

（8）重镇安神法：用于不寐心悸者。常选用珍珠母、龙齿、磁石、龙骨、牡蛎等药。

（9）开窍醒神法：用于昏迷谵妄者。常选用石菖蒲、远志、冰片等药。

六、治肾

治肾，指以益肾精、滋肾阴或温肾阳为主，治疗心脑疾病的一类治法。

（1）益肾精法：用于精虚证。常选用枸杞子、沙苑子、菟丝子、鹿骨、鹿角霜、核桃仁等药物。

（2）滋肾阴法：用于肾阴虚证。常选用何首乌（制）、桑椹、女贞子、墨旱莲、熟地黄、山茱萸、枸杞子、龟甲胶等药。

（3）温肾阳法：用于肾阳虚证。常选用淫羊藿、巴戟天、肉苁蓉、仙茅、锁阳、鹿角霜、鹿角胶等药。

七、治肝

治肝，指以疏理肝气、平熄肝风为主的一类治法。

（1）疏肝理气法：用于肝气郁结证。常选用柴胡、白芍、郁金、香附、乌药、陈皮、川木香等药。

（2）清泄郁热法：用于郁热证。常选用龙胆、生地黄、黄芩、牡丹皮、白芍、栀子、黄连等药。

（3）平肝潜阳法：用于肝阳上亢证。常选用天麻、钩藤、石决明、珍珠母、白芍、蒺藜等药。

（4）镇肝熄风法：用于肝阳化风证。常选用天麻、钩藤、石决明、珍珠母、白芍、全蝎、蜈蚣等药。

（5）滋阴熄风法：用于阴虚风动证。常选用何首乌（制）、白芍、女贞子、蒺藜、钩藤、桑椹、鳖甲、龟甲、牡蛎、全蝎等药。

（6）养血熄风法：用于血虚生风证。常选用熟地黄、当归、白芍、川芎、鸡血藤、木瓜、钩藤、蒺藜、全蝎等药。

（7）清热熄风法：用于热盛动风证。常选用羚羊角、全蝎、生地黄、牡丹皮、白芍、钩藤、重楼等药。

八、治脾

治脾，指以健脾、调脾、益胃为主的一类治法。

（1）健脾法：用于脾气虚证。常选用黄芪、党参、白术、茯苓、黄精、莲子肉、山药、仙鹤草、炙甘草等药。

（2）调脾法：用于伴脘腹胀满者。常选用陈皮、青皮、大腹皮、莱菔子、隔山消、佛手、化橘皮、厚朴等药。

（3）益胃法：用于胃阴虚证。常选用沙参、麦冬、石斛、太子参、白扁豆等药。

（4）助胃化食法：用于伴纳呆或嗳腐吞酸者。常选用砂

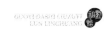

仁、豆蔻、神曲、麦芽、谷芽、山楂、鸡内金等药。

九、治肺

治肺，指以宣肺、肃肺、清肺、益肺气、滋肺阴为主的一类治法。

（1）宣肺法：用于伴外感咳喘者。常选用麻黄、紫苏叶、苦杏仁、薄荷、前胡、生姜等药物。

（2）肃肺法：用于伴外感喘促者。常选用紫苏子、葶苈子、桑白皮、白前等药。

（3）清肺法：用于肺热证。常选用黄芩、金银花、连翘、鱼腥草、重楼、金荞麦等药。

（4）益肺气法：用于肺气虚证。常选用黄芪、党参、百合、紫菀、五味子等药。

（5）滋肺阴法：用于肺阴虚证。常选用沙参、麦冬、生地黄、百合、川贝母、玉竹等药。

由上可知，刘老治疗心脑疾病，主要从治外邪、治瘀、治痰、治水、治心、治肾、治肝、治脾、治肺等九类三十六法中组合变化而出，诸法灵活组合，变化多样，由此形成刘老治疗心脑疾病的辨治体系，可供临床选用。

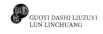

第三章

心脑疾病常用中药

【基　　原】

本品为五加科植物人参的干燥根。

【功能主治】

味甘、微苦，性微温。归肺、脾、心经。大补元气，复脉固脱，补脾益肺，生津安神。主治心力衰竭、休克、冠心病心绞痛、心肌梗死、心律失常、肺心病、风心病、病毒性心肌炎、血管性痴呆、脑震荡、脑萎缩、重症肌无力等，亦用于各种脱证、体虚，肢冷脉微，脾虚食少，肺虚喘咳，津伤口渴，内热消渴，久病虚羸，惊悸失眠，阳痿宫冷等病症。

【用法用量】

内服：煎汤，3～10 g，大剂量 10～30 g，宜另煎兑入；或研末，1～2 g；或熬膏；或泡酒；或入丸、散。

【刘老经验】

刘老认为人参乃大补元气、调补五脏的典型代表，为拯危救脱之要药，所以常用以挽救气虚欲脱证候，并用于脏腑气虚、正虚邪留者。正如古代诸多文献所记载，如《神农本草经》"补五脏，安精神，定魂魄，止惊悸，除邪气，明目，开心益智"，《药性本草》"主五劳七伤，虚损瘦弱，止呕哕，补五脏六腑，保中守神……凡虚而多梦纷纭者加之"，《珍珠囊》"治肺胃阳气不足，肺气虚促，短气、少气，补中，缓中……止渴生津液"，《本草纲目》"治男妇一切虚证，发热自汗，眩晕头痛"等。临床上如遇心力衰竭或各种休克引起的气息短促、汗出肢冷、脉微细，或大量失血引起的晕厥、虚脱等危急病症，

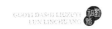
可单用一味人参煎服，以补气固脱；如阳气衰微，又可与附子等同用，以益气回阳。

刘老认为，人参既能鼓舞脾胃的元气，亦能益心气、安心神，凡心悸怔忡、失眠健忘等属于气血两亏、心神不安之症，往往用为要药，常与养血安神药如酸枣仁、龙眼肉、当归等同用。

刘老指出使用人参要注意野生与人工栽培、产地差异、炮制方法、药用部位、用法用量等问题。目前市售的人参，有野生和人工栽培两种。野生的人参称野山参或老山参。人工栽培的人参又根据炮制不同分为红参、白参和生晒参。产于朝鲜的又称高丽参。红参补气之中带有刚健温燥之性，能振奋阳气，适用于急救回阳。生晒参性较平和，不温不燥，既可补气又能养津，适用于扶正祛邪。白参（又名糖参）性最平和，但效力也相对较小，适用于健脾益肺。高丽参也有红、白、生晒之分，效力与用法同上所述。野山参大补元气，无温燥之性，补气之中兼能滋养阴津。但货源较少，价较昂贵，一般比较少用。

针对人参的作用机制，现代科学进行了大量研究，取得了不少成果，如发现其能增强大脑皮质兴奋过程的强度和灵活性，提高对复合刺激的分析能力，从而增强条件反射、改善痴呆。有提高机体免疫力，使身体对多种致病因子的抗病力增强，改善食欲和睡眠，减少疲劳，强心和促进男女性腺功能的作用。另外还有降低血糖、抗毒、提高对缺氧的耐受性等作用。刘老在辨证论治的前提下，结合现代医学研究成果，并与辨病相结合，广泛地运用人参治疗冠心病、心律失常、心力衰竭、心源性休克、失血性休克、低血压、神经衰弱、高脂血症及惊悸、失眠、多梦、心慌、胸闷气短、肢体冰冷、脉微欲绝等病症。

【注意事项】

实证、热证而正气不虚者忌服。反藜芦，畏五灵脂。

三　七

【基　原】

本品为五加科植物三七的根。

【功能主治】

味甘、微苦，性温。归肝、胃经。化瘀止血，活血定痛。常用于主治冠心病、心绞痛、心肌梗死、心律失常、脑动脉硬化症、动脉粥样硬化、血栓性脑梗死、腔隙性脑梗死、脑出血、蛛网膜下腔出血、血管性头痛、脑震荡、脑挫裂伤、脊髓损伤等，亦用于各种出血证，跌扑损伤，胸腹刺痛，痈肿痔痛。

【用法用量】

内服：研末，1~3 g；煎汤，3~10 g；或入丸、散。

【刘老经验】

刘老认为三七为化瘀止血之要药，在心脑血管疾病中应用广泛，尤其对于各种出血、血瘀并见的疾病，更有其独到之处，如出血性脑梗死，因其出血而不宜过于活血化瘀以免加重出血，因其梗死不宜过于抗凝止血以免加重梗死，这就尤其适宜用三七，其止血而不留瘀的特点广为中医学家所称赞。

同时刘老发现三七有很好的抗氧化、延缓衰老、镇静、安眠的作用。这一作用又适宜于脑动脉硬化症、脑萎缩、各种痴呆综合征的患者，这些疾病本身与衰老有关，同时主要症状多有失眠多梦等，这时应用三七更是疗效显著。

三七的止痛作用，早已被古今医家所证实。刘老认为在冠心病心绞痛及脑病的各种疼痛中都可以加用。

对于三七的配伍经验，刘老认为：头胀痛者，配白芍、苦

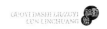

丁茶；头刺痛者，配丹参、葛根；头重痛者，配羌活、防风；面痛者，配白芷、白芍；肢体瘫痪者，配地龙、全蝎；肢体肿胀者，配益母草、薏苡仁；肢体麻木者，配豨莶草、丝瓜络；合并高血压者，配豨莶草、天麻、地龙；合并高脂血症者，配山楂、槐角。

近几十年来，国内外学者对三七进行了广泛的药理研究和临床试验，取得了大量的新成果，如发现其主要成分人参皂苷具有促进血清蛋白合成、促进胆固醇的合成与分解、抑制中性脂肪分解、抗溶血、抗炎症、抗肿瘤、抗氧化、延缓衰老、镇静、安眠等作用；三七皂苷有抗血小板聚集的作用。刘老在辨证论治的前提下，结合现代医学研究成果，并与辨病相结合，将其广泛地应用于心脑血管疾病的治疗，取得了较好的疗效。如三七制剂血塞通治疗脑血管疾病；参三七粉剂内服治疗冠心病心绞痛；三七粉内服治疗高脂血症。

【注意事项】

孕妇慎服。

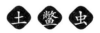

【基　　原】

本品为鳖蠊科动物地鳖或冀地鳖的雌虫全体。

【功能主治】

味咸，性寒，小毒。归肝经。破血逐瘀，续筋接骨。主治缺血性脑血管疾病、多发性周围神经病、动脉粥样硬化、血管闭塞、各种外周血管血栓形成及血瘀经闭、产后瘀滞腹痛、下乳通经、癥瘕积块、跌打损伤等病症。

【用法用量】

内服：煎汤，3~10 g；浸酒饮；研末，1~1.5 g。外用：适量，煎汤含漱、研末撒或鲜品捣敷。

【刘老经验】

《神农本草经》载："蛰虫，味咸寒。主心腹寒热、血积癥瘕，破坚，下血闭。"刘老认为土鳖虫咸寒入血，性善走窜，为心脑疾病常用之药，尤多用于脑梗死、颈动脉斑块形成、动脉粥样硬化、各种血管血栓性疾病。刘老还认为土鳖虫虽有小毒但不伤人体正气，既有补益作用，又有破而不峻、能行能和的特点。临床常与丹参、葛根、山楂、地龙等配伍治疗缺血性脑血管病；与木瓜、鸡血藤、鬼箭羽、刘寄奴、白芥子等同用治疗多发性周围神经病变；与水蛭、红花、桃仁、地龙、毛冬青等药同用，治疗各种外周血管血栓形成。

现代药理研究指出：土鳖虫水提取物可使实验兔耐缺氧功能明显增强，使心脏在严重缺氧环境下，仍能在较长时间内保持正常功能。其提取液及水提醇沉液分别有抗血栓形成和溶解血栓的作用；提取物可抑制血小板聚集和降低黏附率，减少聚集数；总生物碱可提高心肌和脑对缺血的耐受力，并降低心脑组织的耗氧量；水煎液具有调脂作用，能延缓动脉粥样硬化的形成等；土鳖虫中的正己烷和正丁醇萃取物还具有一定的镇静作用；其抗凝血酶作用对于血栓性疾病和心脑血管缺血性疾病的防治具有重要价值。刘老在辨证论治的前提下，结合辨病及现代药理研究成果，常用土鳖虫治疗缺血性脑血管病、多发性周围神经病、动脉粥样硬化、血管闭塞、各种外周血管血栓形成等疾病，刘老还发现土鳖虫与水蛭研粉共同入药效果更佳。

【注意事项】

年老体弱及月经期者慎服，孕妇禁服。

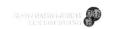

大 黄

【基　原】

本品为蓼科植物掌叶大黄、唐古特大黄或药用大黄的干燥根及根茎。

【功能主治】

味苦，性寒。归脾、胃、大肠、肝、心包经。泻热通肠，凉血解毒，逐瘀通经。主治原发性高血压、脑卒中、脑挫裂伤、脊髓损伤、高脂血症等，亦用于实热便秘，积滞腹痛，泻痢不爽，湿热黄疸，血热吐衄，目赤咽肿，肠痈腹痛，瘀血经闭，跌打损伤，痈肿疔疮及水火烫伤等病症。

【用法用量】

内服：煎汤（用于泻下，不宜久煎），3～15 g；或入丸、散。外用：研末，水或醋调敷。

【刘老经验】

刘老总结大黄主要具有三大功效：通便、解毒、逐瘀。大黄苦寒，性猛善走，具有清泻之功。既可荡涤肠胃实热，以治实热便秘、食积泻痢，又可清泻实热，以治痈肿疮毒等病。故通便、解毒是建立在清泻基础上的。正如《神农本草经》记载："下瘀血，血闭，寒热，破癥瘕积聚，留饮宿食，荡涤肠胃，推陈致新，通利水谷，调中化食，安和五脏。"若中风便秘者，配胆南星、玄明粉；面痛便秘者，配石膏、白芍；截瘫便秘者，配桃仁、玄明粉；癫狂便秘者，配生铁落、胆南星；合并高血压者，配豨莶草、地龙；合并高脂血症者，配山楂、槐角。

刘老强调应用大黄要注意煎服方法及炮制方法。入煎剂当后下或泡服，不宜久煎。生用力猛，制用力缓，酒制清上部火热，炒炭则化瘀止血。本品攻下力峻猛，易伤正气，如胃肠无积滞，血分无郁热，以及妇女胎前产后、月经期、哺乳期均当慎用或忌用。

现代药理研究指出：大黄主要含有蒽醌类、蒽酮类、二苯乙烯、鞣质、多糖类等化学物质，具有较好的泻下、降压、活血、止血、降血脂等作用。刘老在辨证论治的前提下，结合现代医学研究成果，认为心脑血管疾病患者便秘发生率高，根据"急则治其标"的原则，可使用大黄泻下通便。然而大黄多用久用亦会引起便秘和大肠黑变病，故刘老主张"中病即止"，不能久用。

【注意事项】

脾胃虚弱者慎用；孕妇、经期、哺乳期忌用。

【基　　原】

本品为蔷薇科植物山里红或山楂的干燥成熟果实。

【功能主治】

味酸、甘，性微温。归脾、胃、肝经。消食健胃，行气散瘀。主治高脂血症、冠心病、心绞痛、原发性高血压、动脉粥样硬化等，亦用于饮食积滞，脘腹胀痛，泄泻腹痛，疝气，睾丸肿痛，血瘀所致痛经、闭经，产后腹痛，恶露不尽等病症。

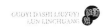
【用法用量】

内服：煎汤，9～12 g；或入丸、散。刘老常用 30 g。

【刘老经验】

关于山楂的功能，《本草纲目》云"化饮食，消肉积，癥瘕，痰饮，痞满吞酸，滞血痛胀"，刘老认为山楂主要有消食化积和活血化瘀两大特点。其能健运脾胃，促进消化，尤其能消肉食和油腻积滞。其色红入血，可活血化瘀。其消胀、化痰、止痛、止泻痢等功用都是通过以上两项功能实现的。若心悸不宁者，配冬虫夏草、五味子；胸刺痛者，配葛根、丹参；胸闷痛者，配瓜蒌皮、法半夏；头痛头晕者，配天麻、蒺藜；身体肥胖者，配槐角、荷叶。

关于用量用法，刘老指出：山楂用于开胃消食、活血化瘀，需用生山楂；用于消食导滞则需炒焦用；消食止泻宜用山楂炭。山楂药性酸甘，与食物相近，为更好地发挥疗效，用量可不拘于《药典》，一般可用至 30 g。

现代药理研究指出：山楂主要含有黄酮类、三萜类、维生素类化学物质，具有降血脂、强心、扩张冠状动脉、抗心律失常、降血压、抗氧化等作用。

【注意事项】

脾胃虚弱而无积滞者或胃酸分泌过多者慎服。

【基　　原】

本品为伞形科植物川芎的干燥根茎。

【功能主治】

味辛，性温。归肝、胆、心包经。活血行气，祛风止痛。主治缺血性脑血管病、冠心病、眩晕、头痛、肺心病等脑系、心系疾病。同样常用于月经不调、经闭痛经、产后瘀阻、癥瘕腹痛、胸胁刺痛、跌扑肿痛、风湿痹痛等病症。

【用法用量】

内服：煎汤，3~10 g，或入丸、散；外用：研末撒或调敷。

【刘老经验】

刘老认为川芎味辛善行，通达周身，正如张元素谓之"上行头目，下行血海"，为"血中气药"之典型，凡上、下、中、外诸种疼痛，皆可应用。例如在上之偏头痛，在下之坐骨神经痛，在中之心绞痛，在外之疱疹性神经痛，凡属血瘀、气滞、风邪者，皆可用此以止痛。

刘老指出，早在《神农本草经》中就有对川芎的记载："主中风入脑头痛、寒痹，筋脉缓急，金创，妇人血闭无子。"而临床上，刘老对于心脑疾病因血瘀气滞而造成的各种固定不移的疼痛，如胸闷痛、头胀痛、腰腿痛等病症，常配合红花、桃仁、五灵脂、乳香、没药等药。

《丹溪心法》记载："头痛须用川芎，如不愈，加各引经药。"说明川芎为治疗头痛的要药。川芎能入肝、胆经，故又为治偏头痛的引经药。刘老认为，头部受风寒而致血滞气阻产生头痛或偏头痛，川芎能上行头目，散风疏表，临床常与白芷、羌活、防风、细辛、薄荷、荆芥等同用；如兼风热的患者，则配菊花、蔓荆子、荆芥、薄荷、黄芩、金银花、石膏等；如瘀血头痛，则常配伍丹参、当归、桃仁、红花、赤芍等；如风湿头痛、后头部疼痛，则配伍防风、羌活、白芷、荆芥等；如血虚头痛，则配伍当归、白芍、地黄、丹参、白芷、甘草等；如

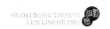

气虚头痛，则配伍人参、黄芪、丹参等；如女子气郁型头痛，则配伍乌药调理血气。

肝主藏血，以气为用，血郁、气郁都可影响肝经气血的调畅而致胸闷、胁痛、偏头胀痛等症，所以刘老常用川芎辛散解郁，并配伍白芍、香附、柴胡、川楝子、当归、紫苏梗、枳壳等。

现代药理研究表明：川芎含有生物碱（如川芎嗪）、挥发油、酚类物质等化学成分，具有改善血管内皮功能、保护神经、增加心搏出量、增加冠状动脉流量、抗心肌缺血、降低血流阻力、抗血小板聚集、抗血栓形成、改善微循环等作用。刘老结合辨病及现代药理研究成果，临床广泛运用川芎配伍治疗各种缺血性心脑血管疾病。

【注意事项】

阴虚火旺、肝阳上亢、上盛下虚及气弱之人忌服。

天　竺　黄

【基　　原】

本品为禾本科植物青皮竹、华思劳竹等秆内分泌液干燥后的块状物质。

【功能主治】

味甘，性寒。归心、肝经。清热化痰，清心定惊。主治小儿惊风、癫痫、中风痰迷、热病神昏以及痰热咳喘等病症。

【用法用量】

内服：煎汤，3~9 g；或入丸、散；研末，每次 0.6~1 g。外用：适量，研末敷患处。

【刘老经验】

《开宝本草》就有天竺黄"镇心明目"的论述,刘老认为本品性寒,既清心、肝之热,又能豁痰利窍,为清热化痰、清心定惊之良药。天竺黄味甘力缓,儿科用之尤宜。治小儿痰热急惊抽搐,常配胆南星、朱砂、青黛等药以清热化痰,熄风定惊;治痰热癫痫,常配郁金、白矾、僵蚕等药共奏清热化痰、定痫止痉之功;治中风痰热上壅,喉中声如曳锯者,可配石菖蒲、胆南星、牛黄等药奏清心豁痰、开窍醒神之效。天竺黄具清心凉肝之功,又可治热病神昏谵语,常配犀角(水牛角代)、生地黄、金银花等药,以清心凉血解毒。

【注意事项】

无湿热痰火者慎服,脾虚胃寒便溏者、孕妇以及灰指甲、鹅掌风等皮肤病患者禁服。服药期间忌食萝卜、酸辣。

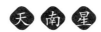

天 南 星

【基　　原】

本品为天南星科植物天南星、异叶天南星或东北天南星的干燥块茎。

【功能主治】

味苦、辛,性温,有毒。归肺、肝、脾经。燥湿化痰,祛风解痉,散结消肿。主治风痰眩晕、中风痰壅、口眼㖞斜、半身不遂、癫痫、惊风及短暂性脑缺血发作、脑卒中、偏头痛、面神经炎、血管性痴呆、各种脑炎、脑膜炎、心绞痛、心律失常等,亦用于顽痰咳嗽、破伤风、肿瘤、痰核、痈肿、蛇虫咬伤等病症。

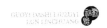
【用法用量】

一般炮制后用，3~9 g；外用生品适量，研末以醋或酒调敷患处。

【刘老经验】

《本经逢原》就有关于天南星"开涤风痰之专药"的论述。刘老认为天南星性温而燥，有较强的燥湿化痰之功，亦善祛风痰而止痉厥。若眩晕呕逆痰多者，配半夏、天麻；头晕痛者，配白芍、全蝎；前额闷痛者，配羌活、黄芩；癫痫抽搐者，配半夏、全蝎、僵蚕；小儿惊风抽搐痰涌者，配天麻、全蝎、蝉蜕、白附子；口噤舌歪者，配人参、石菖蒲；肢体麻木者，配防风、豨莶草；心悸胸闷者，配石菖蒲、瓜蒌皮、半夏。

另外，天南星中毒，可致舌、喉发痒而灼热、肿大，严重者可致窒息，呼吸停止。轻者可服稀醋或鞣酸及浓茶、蛋清、甘草水、姜汤等解之。如呼吸困难则吸氧，必要时气管切开。

【注意事项】

阴虚燥咳，热极、血虚动风者禁服，孕妇慎服。

【基　　原】

本品为兰科植物天麻的干燥块茎。

【功能主治】

味甘，性平。归肝经。平肝熄风，祛风止痉，通络止痛。主治面神经麻痹、面肌痉挛、脑梗死、短暂性脑缺血发作、脑出血、蛛网膜下腔出血、癫痫、破伤风等脑系疾病及高血压等心系疾病，还可用于风湿痹痛等病症。

【用法用量】

内服：煎汤，3~10 g；或入丸、散；研末吞服，每次 1~1.5 g。

【刘老经验】

天麻性味甘平，质地柔润，专入肝经，能治疗一切风证，无论寒证热证、虚风实风、内风外风，皆可平定。《本草汇言》载："主头风，头痛，头晕虚旋，癫痫强痉，四肢挛急，语言不顺，一切中风，风痰。"《珍珠囊》云："治风虚眩晕头痛。"指出其可治疗虚风、内风，为治疗眩晕头痛的要药。天麻既能熄风，又能祛痰。一般祛风、化痰药均有燥性，唯天麻辛润不燥，通和血脉，有益筋骨，故前人称天麻是"风药中之润剂"。《开宝本草》云："主诸风湿痹，四肢拘挛。"指出其还可治疗外风，用于风湿痹痛。如因肝风内动、风痰上扰而致头痛、眩晕、眼花、走路不稳、手足麻木等症，可与钩藤、蒺藜、菊花、川芎、赤芍、胆南星、桑叶、生地黄、泽泻等同用。如中风口眼㖞斜、口角流涎，可与僵蚕、全蝎、白附子、荆芥、白芷等同用。如中风半身不遂、言语不利、半身麻木等，可与桑枝、半夏、制南星、红花、防风、桃仁、赤芍、地龙、蒺藜、鸡血藤、川芎等同用。如惊风、癫痫、小儿惊风、成人癫痫而致的抽搐、牙关紧闭、烦躁不安等症，可与全蝎、蜈蚣、天竺黄、黄连、黄芩、郁金、菖蒲、远志、香附、陈皮等同用。刘老在临床上还将本品配伍羌活、独活、防风、秦艽、威灵仙、桑枝、当归、陈皮等，用于治疗多发性周围神经病、肢体麻木不仁等症；配白附子、胆南星、白芷等用于治疗面神经炎。

现代药理研究证实：天麻中含有天麻苷、天麻苷元、天麻多糖、多种氨基酸、维生素 A 及各种微量元素。具有镇静催眠、抗抑郁、抗癫痫、改善学习记忆、改善微循环、降血压、

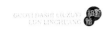

抗血栓、抗衰老、抗氧化等作用。有实验表明，天麻素可降低阿尔茨海默病小鼠神经胶质细胞内致炎因子的表达水平，从而减轻炎症造成的神经元凋亡。对实验性癫痫的动物，有制止癫痫反应的作用。刘老广泛地运用天麻配伍其他药物治疗脑出血、脑梗死、阿尔茨海默病、癫痫、高血压等病症。

【注意事项】

气血虚甚者慎服。

【基　原】

本品为苋科植物牛膝的根。

【功能主治】

味苦、酸，性平。归肝、肾经。补肝肾，强筋骨，活血通经，引火（血）下行，利尿通淋。主治冠心病、偏头痛、眩晕、坐骨神经痛、足痿筋挛以及经闭癥瘕、胞衣不下、痛经、跌打伤痛、风湿腰膝疼痛、淋证、水肿、小便不利、口舌生疮、吐血衄血等病症。

【用法用量】

内服：煎汤，5~15 g；浸酒或入丸、散。

【刘老经验】

早在《神农本草经》就有牛膝"主寒湿痿痹，四肢拘挛，膝痛不可曲伸，逐血气"的论述。刘老认为牛膝活血祛瘀力强，性善下行，长于活血通经，尤多用于中风后下肢瘫痪麻木以及妇科经产诸疾。治肝阳上亢之头痛眩晕，可与代赭石、生牡蛎、生龟甲等同用；可与杜仲、续断、补骨脂等同用，治疗肝肾亏虚之坐骨神经痛。

刘老指出：牛膝的应用宜与川牛膝相鉴别。两者均能活血通经，补肝肾，强筋骨，引火（血）下行，利尿通淋。但川牛膝长于活血通经，牛膝长于补肝肾，强筋骨。

现代药理研究指出：牛膝具有降压，镇痛，抑制心脏等作用。刘老在辨证论治的前提下，结合辨病及现代药理研究成果，常将牛膝与丹参、全瓜蒌、桃仁、红花等同用治疗冠心病；与川芎、琥珀等药配伍治疗偏头痛。刘老还将牛膝用于头痛、眩晕、下肢痿痹、下肢筋挛、跌打伤痛、风湿腰膝疼痛等疾病。

【注意事项】

凡中气下陷、脾虚泄泻，下元不固、梦遗失精，月经过多及孕妇均忌服。

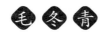

【基　　原】

本品为冬青科冬青属植物毛冬青的根及叶。

【功能主治】

味苦、涩，性寒。归肺、肝、大肠经。清热解毒，活血通络。主治胸痹、半身不遂及冠心病、心绞痛、心肌梗死、短暂性脑缺血发作、脑卒中、血栓闭塞性脉管炎、血栓性静脉炎等，亦用于肺热咳嗽、咽喉肿痛、痢疾、丹毒、烫伤等病症。

【用法用量】

内服：煎汤，10~30 g；外用：煎汁涂或浸泡。

【刘老经验】

刘老认为毛冬青味微苦甘、性平和，可运用于邪热性病症。

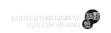
通常单用。若治心绞痛，可配丹参、川芎；治缺血性脑卒中，可配丹参、全蝎；治脉管炎，配金银花、当归。

现代药理研究指出：毛冬青主要含有青心酮、对苯二酚、高香草酸、原儿茶酸等化学物质，具有舒张血管、解除血管痉挛，抗血栓、抗肾炎等药理作用。有实验表明，毛冬青制品能扩张正常家兔的离体心脏冠脉，使冠脉流量明显增加，亦可使麻醉犬、猫血压下降。毛冬青亦具有抗血栓形成，修复脑组织等作用。刘老在辨证论治的前提下，结合现代医学研究成果，并与辨病相结合，常用毛冬青根水煎剂治疗冠心病、动脉粥样硬化。临床上，刘老巧妙利用毛冬青治疗心脑血管疾病，并取得理想疗效。

【注意事项】

本品略有小毒，不宜大量久服。

【基　　原】

本品为唇形科植物丹参的干燥根及根茎。

【功能主治】

味苦，性微寒。归心、心包、肝经。祛瘀止痛，活血通经，清心除烦，凉血消痈。常用于治疗脑梗死、脑出血等脑血管疾病及冠心病、原发性高血压、糖尿病并神经血管病变、偏头痛、睡眠障碍、脉管炎、静脉血栓形成等心脑相关疾病，还用于治疗月经不调、经闭痛经、产后心烦不眠、烦躁神昏、瘀滞腹痛、癥瘕积聚、脘腹刺痛、跌打损伤、风湿痹证、疮疡肿痛等疾病。

【用法用量】

内服：煎汤，9~15 g；或入丸、散。外用：熬膏涂，或煎水熏洗。刘老常用量为 15~30 g。

【刘老经验】

丹参色赤入血，适合治疗诸瘀血证，因其活血而不伤正，所以刘老以其为活血化瘀之要药，常用于心脑疾病的各种病证。古人有"一味丹参功同四物"之说，活血中兼能补血，血虚兼瘀者更适合。

刘老认为脑动脉硬化的发病基础是肾虚血瘀，其治疗主张以祛瘀为主，再结合肝肾进行辨证。常以丹参 15 g、生蒲黄 15 g、川芎 10 g、益母草 10 g、山楂 10 g 作为基础方再临证加减。临床上刘老对于阴血亏虚兼瘀者，常配伍补肝养血之品，收祛瘀生新之功。

又因丹参性凉，可清心凉血以除烦安神，对血分有热、心神不安之证尤为适宜。对于气血两虚没有热象者，刘老常用炒丹参，能改善其凉性。

对于流脑、乙脑等温病热入营血而致血热心烦、昼静夜躁、斑疹头痛等症，则常与生地黄、玄参、赤芍、牡丹皮、地骨皮、水牛角等同用。

对血虚有热，烦躁不眠的抑郁症、焦虑症患者，则配伍生地黄、黄连、栀子、郁金、远志、酸枣仁、珍珠母、麦冬等。

对于各种心脏病所致的胸闷胸痛患者，通常配伍葛根、降香、郁金、红花、益母草等药。

如偏头痛而见痛处固定不移，病久，舌上有瘀斑或脑震荡、脑挫裂伤后遗症者，常与当归、川芎、赤芍、白芍、红花、桃仁等同用。

现代药理研究发现，丹参中提取的主要成分丹参酮类具有

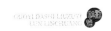
扩张血管、改善动脉粥样硬化、保护心肌、抗凝、抗血栓、改善微循环、促进组织修复再生、抗氧化等药理作用。刘老在辨证论治的前提下，结合辨病及现代药理研究成果，广泛地运用丹参治疗脑梗死、脑出血、后循环缺血、颈动脉斑块形成、冠心病、原发性高血压、高脂血症、糖尿病神经血管并发症、下肢动脉栓塞症、静脉血栓形成等急慢性心脑血管疾病，疗效可观。据此刘老在临床上还将丹参舒心片及丹参注射液用于治疗冠心病、原发性高血压、脑梗死等疾病。

【注意事项】

无瘀血者及孕妇慎服。反藜芦。

【基　　原】

本品为水蛭科动物蚂蟥、水蛭或柳叶蚂蟥的干燥全体。

【功能主治】

味咸、苦，性平，有小毒。归肝经。破血逐瘀，通经消癥。主治脑血栓、冠心病、动脉硬化、血管闭塞、血栓性静脉炎、血小板增多症等心脑血管疾病及癥瘕痞块、血瘀经闭、跌扑损伤等病症。

【用法用量】

内服：煎汤，1.5～3 g。入丸、散，0.3～0.5 g。外用：置病处吮吸；或浸取液滴。

【刘老经验】

刘老认为水蛭咸苦入心，破血逐瘀力强，除用于血滞经闭、癥瘕积聚、跌打损伤等病症外，还可用于顽固性的心脑血管疾病，如脑血栓形成、冠心病、动脉硬化、血管闭塞、血栓性静脉炎、血小板增多症等久治难愈者，常与桃仁、红花、丹参、地龙等配伍运用；治疗脂肪代谢紊乱症和心绞痛，可用生水蛭配伍姜黄、人参、生大黄等；治疗脊髓病变所致大小便潴留，常与大黄、牵牛子等药同用；治疗各类神经痛，可使用水蛭配伍蜈蚣、全蝎混合研细冲服。

现代药理研究指出，水蛭含有水蛭素、肝素、组胺等化学成分。水蛭素具有强烈的抗凝血作用，能与凝血酶特异结合，是已知的最强的凝血酶天然抑制剂。试验表明，水蛭素无毒性、无明显抗原性。作为抗凝剂，它比肝素优越，对动脉血栓及静脉血栓等各种血栓性疾病及弥散性血管内凝血均有很好的预防及治疗效果，具有很好的临床应用前景。水蛭还具有抗肿瘤、抗细胞凋亡、抗炎、抗纤维化等作用。刘老在辨证论治的前提下，结合辨病及现代药理研究成果，常用水蛭粉温服治疗脑血栓，还可将水蛭制成片剂治疗冠心病、心绞痛。此外，水蛭和壁虎组成的复方用于治疗血栓性静脉炎，临床上也取得了较好疗效。

【注意事项】

体弱血虚、孕妇、妇女月经期、无瘀血者及有出血倾向者禁服。

甘 松

【基 原】

本品为败酱科植物甘松或匙叶甘松的干燥根及根茎。

【功能主治】

味辛、甘，性温。归脾、胃经。理气止痛，开郁醒脾。主

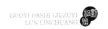

治神经衰弱、癫病、心律失常等心脑疾病，还可治疗脘腹胀满疼痛、食欲不振、牙痛、湿脚气等病症。

【用法用量】

内服：煎汤，3～6 g；或入丸、散。外用：泡水含漱或煎水洗。

【刘老经验】

《本草汇言》载："甘松，醒脾畅胃之药也。"《开宝方》言："主心腹卒痛，散满下气，皆取温香行散之意。其气芳香，入脾胃药中，大有扶脾顺气、开胃消食之功。"《本经逢原》云："甘松芳香升窜，能开脾郁。少加脾胃药中，甚醒脾气。主治气卒心腹痛满。"刘老认为甘松味辛行气，芳香醒脾，性温散寒，故能行气消胀，醒脾开胃。通常配伍党参、丹参、降香，治疗冠心病、心律失常；配伍柴胡、郁金、瓜蒌皮，治疗癫病所致胸闷腹胀，纳呆。

现代药理研究指出：甘松主要含有萜类、黄酮类、香豆素、木脂素等化学物质，具有促神经生长、改善认知功能、镇静、抗心律失常、抗心肌缺血、抗惊厥、降压、抗菌等作用。刘老运用甘松治疗心律失常、认知功能障碍等病症，都取得了较好疗效。

【注意事项】

气虚血热者忌服。

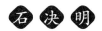

石 决 明

【基　　原】

本品为鲍科动物杂色鲍（光底石决明）、皱纹盘鲍（毛底石决明）、羊鲍（大海决）、澳洲鲍、耳鲍或白鲍的贝壳。

【功能主治】

味咸，性寒。归肝经。平肝潜阳，清肝明目。主治血管性头痛、原发性高血压、脑梗死等心脑疾病，并治目赤翳障、视物昏花、青盲雀目及胃酸过多之胃脘痛等病症。

【用法用量】

内服：煎汤 3~15 g，打碎先煎；或入丸、散。外用：研末水飞点眼。

【刘老经验】

刘老指出石决明咸寒清热，质重潜阳，专入肝经，而有平肝阳、清肝热之功，为凉肝、镇肝之要药。用治肝肾阴虚、肝阳上亢的眩晕症，常与生地黄、白芍、牡蛎等养阴、平肝药物配伍；肝阳上亢、肝火亢盛而致头晕头痛、烦躁易怒者，可与夏枯草、钩藤、菊花等清热平肝药物同用。重用石决明可平肝潜阳降血压，还可治疗因高血压所致的头晕目眩、头胀头痛等症。治疗三叉神经痛，可与水牛角、当归、川芎、僵蚕、地龙、土鳖虫等配伍。

现代药理研究证实：石决明主要含有碳酸钙、微量元素、氨基酸等化学物质。本品具有降低中枢神经系统兴奋性的作用，另外还有镇静、降压、调节自主神经、抗氧化、中和胃酸等作用。刘老常将石决明与珍珠母、首乌藤等同用治疗偏头痛、失眠、高血压等疾病。

【注意事项】

脾胃虚寒者慎服，消化不良、胃酸缺乏者禁服。

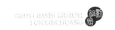

【基　　原】

本品为天南星科植物石菖蒲的干燥根茎。

【功能主治】

味辛、苦，性温。归心、胃经。化湿开胃，开窍豁痰，醒神益志。主治神昏、癫痫、健忘及冠心病、心绞痛、心肌梗死、心律失常、脑动脉硬化症、血栓性脑梗死、腔隙性脑梗死、脑出血、血管性痴呆、血管性头痛、脑震荡、脑挫裂伤、各种脑炎、脑膜炎、肝性脑病、肺性脑病等，亦用于脘痞不饥、噤口下痢、耳聋等病症。

【用法用量】

内服：煎汤，3～10 g，鲜品加倍；或入丸、散。外用：适量，煎水洗；或研末调敷。

【刘老经验】

刘老指出，石菖蒲的功效，《本草从新》做了全面的总结，其云："辛苦而温，芳香而散，开心窍，利九窍，明耳目，发声音，去湿除风，逐痰消积，开胃和中，疗噤口毒痢。"《本草新编》中也有载："味辛而苦，气温，无毒。能开心窍，善通气，止遗尿，安胎，除烦闷，能治善忘。"刘老认为其最主要的功能为开脑窍、醒脑神，古籍中的心窍实为脑窍，开心窍、利九窍、明耳目、发声音等功能均为醒脑开窍所统。因心主神明，脑为神明之府，脑髓元神又为五官九窍之司，目之视物、耳之听音、鼻之嗅闻、舌之司味等五官和九窍的生理功能都是脑神生理功能的外在表现。

临床上，刘老对于热入心包和痰迷心窍而致的神志昏迷、神明失常、昏愦不语，甚或抽搐等症，常与远志、胆南星、天麻、全蝎、天竺黄、郁金等配伍同用；对于因痰浊、气郁影响心神而致心悸、善忘、惊恐、精神不安、癫痫、癫狂等病症，常与远志、香附、郁金、琥珀、僵蚕、全蝎、胆南星、龙齿、茯神等配伍同用；对于痰迷心窍或中风卒倒导致耳聋、耳鸣、脑鸣、眼花、言语不利等症，常与远志、天竺黄、半夏、蝉蜕、陈皮、茯苓、磁石等配伍同用。此外，石菖蒲气味芳香，具有化湿和胃功能。

现代药理研究证实，石菖蒲的主要成分为生物碱、细辛醚、挥发油类等化学物质。细辛醚具有抗惊厥、镇静，以及改善小鼠学习记忆障碍等作用。刘老则广泛地运用石菖蒲治疗健忘、失眠、耳鸣、耳聋、冠心病、肺心病、痴呆、头昏、癫痫等病症及意识障碍和精神智能异常性疾病。

【注意事项】

阴虚阳亢、烦躁汗多、咳嗽、吐血、滑精者慎服。

【基　　原】

本品为古代哺乳动物如象类、犀牛类、三趾马等牙齿的化石。

【功能主治】

味甘，涩，性凉。归心、肝经。镇惊安神。主治神经衰弱、头晕目眩、惊痫癫狂、烦热不安、心悸怔忡、失眠多梦等心脑疾病。

【用法用量】

内服：煎汤，10~15 g，打碎先煎；或入丸、散。外用：适量，研末撒或调敷。刘老一般用 30 g。

【刘老经验】

刘老指出龙齿在《神农本草经》有载："治小儿大人惊痫，癫疾狂走，心下结气，不能喘息，诸痉。"《药性论》曰："镇心，安魂魄。"《日华子本草》言："治烦闷，癫痫，热狂。"

刘老擅于通过不同的配伍发挥龙齿的功效。龙齿功擅镇心安神，治疗因惊成痫、癫狂谵语，可配铁粉、凝水石、茯神；恍惚多忘，癫痫狂乱，属气血不足者，可配人参、当归、酸枣仁、远志等药，补气养血以安神；心气不足，以致心悸怔忡，梦寐不宁者，宜配人参、菖蒲、朱砂等养心安神药同用之；若伤寒阳痉，通体大热，心神烦悸者，可与水牛角、牛黄同用；若惊痫兼痰实壮热者，可与大黄、枳壳、朴硝等导热化痰之品同用。治小儿惊风，手脚掣动，眼目不定，有时笑啼嗔怒，龙齿可配钩藤、蝉蜕、朱砂等；龙齿与白芍、大黄等同用，可用于小儿惊啼、烦热、夜卧不安。本品亦可与麦冬、地黄、酸枣仁等相伍，治疗神经衰弱之失眠惊悸、梦遗等证。

刘老认为龙骨与龙齿两者功能相似，但龙齿无收湿疮之能，偏重于收涩浮阳；龙骨则偏于收涩固脱，特别是固涩精气之功较好。

【注意事项】

畏干漆、蜀椒、理石。

【基　　原】

本品为古代哺乳动物如象类、犀牛类、三趾马等的骨骼化石。

【功能主治】

味甘、涩，性平。归心、肝、肾经。镇惊安神，敛汗固精，平肝潜阳，止血涩肠，生肌敛疮。主治神经衰弱、惊痫癫狂、怔忡健忘、失眠多梦、肝阳眩晕、自汗盗汗等心脑疾病及遗精淋浊、吐衄便血、崩漏带下、溃疡久不收口等病症。

【用法用量】

内服：煎汤，10~15 g，宜先煎；或入丸散。外用：研末撒或调敷。刘老常用量为 30 g。

【刘老经验】

龙骨始载于《神农本草经》，列为上品："龙骨味甘平，主心腹鬼注，精物老魅，咳逆，泻痢脓血，女子漏下，癥瘕坚结，小儿热气惊痫。龙齿主治小儿大人惊痫癫疾狂走。"《本草述》中曰："龙骨可以治疗阴阳乖离之病，如阴之不能守其阳，或为惊悸，为狂痫，为谵妄，为自汗盗汗。"

刘老认为龙骨其质最黏涩，具有翕收之力，故能收敛元气，镇安精神，平肝潜阳，固涩滑脱。凡心脑疾病中的惊痫癫狂、怔忡健忘、失眠多梦、眩晕头痛、多汗淋漓等病症，皆能治之。龙骨尤善重镇安神。刘老指出龙骨与菖蒲、远志等同用，治疗心神不宁、心悸失眠、健忘多梦等；与钩藤、胆南星等药同用，治疗痰热内盛，癫狂发作；与代赭石、生牡蛎、生白芍同用，

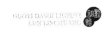
治疗肝阳上亢所致的头晕目眩，烦躁易怒；与浮小麦、五味子等同用，治疗自汗盗汗。

《本草求真》中有记载："龙骨功与牡蛎相同，但牡蛎咸涩入肾，有软坚化痰清热之功，此属甘涩入肝，有收敛止脱、镇惊安魄之妙，如徐之才所谓涩可止脱，龙骨、牡蛎之属。"刘老认为龙骨与牡蛎两者功能相似，常相须为用。龙骨入心，以镇心安神见长，但不能软坚散结，其益阴作用也不及牡蛎，阴虚发热者少用；牡蛎咸以软坚散结见长，为治瘰疬痰核、胁下痞硬所常用。龙骨，安神潜阳宜生用，收敛固涩宜煅用。

现代药理研究亦证实：龙骨中含有碳酸钙、磷酸钙及某些有机物，具有镇静催眠、抗惊厥、促进血液凝固、降低血管壁通透性、减轻骨骼肌兴奋性等作用。刘老则广泛地运用龙骨配伍治疗神经衰弱、惊痫癫狂、怔忡健忘、失眠多梦、眩晕、自汗盗汗等病症，临床收效良好。

【注意事项】

有湿热、实邪者忌服。

龙 眼 肉

【基　　原】

本品为无患子科植物常绿乔木龙眼的假种皮。

【功能主治】

味甘，性温。归心、脾经。补益心脾，养血安神。主治睡眠障碍、心悸怔忡、健忘失眠以及气血不足之思虑过度、劳伤心脾等病症。

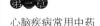

【用法用量】

内服：煎汤，10~15 g，大剂量 30~60 g；或熬膏；或浸酒；或入丸、散。

【刘老经验】

刘老认为龙眼肉能补心脾、益气血、安神，是一味补血安神的重要药物，正如《日用本草》所载能"益智宁心"，《得配本草》所载能"葆心血，治怔忡"；《泉州本草》所载能"壮阳益气，补脾胃"。临床常与人参、当归、酸枣仁、首乌藤等配伍，治疗失眠多梦、年老体衰、产后及大病之后气血亏虚者。

国外在研究龙眼时发现其含有一种活性成分有抗衰老的作用，这与我国最早的药学专著《神农本草经》中所言龙眼有轻身不老之说相吻合，故此龙眼是具有较好开发潜质的抗衰老食品。据现代研究，龙眼富含高碳水化合物、蛋白质、多种氨基酸、酒石酸、腺嘌呤等，其中尤以含维生素 P 量多，对中老年人而言，有保护血管、防止血管硬化和降低血管脆性的作用。本品又能促进血红蛋白再生以补血。实验研究发现，龙眼肉除对全身有补益作用外，对脑细胞特别有益，能增强记忆，消除疲劳。刘老基于其现代药理研究成果，常运用龙眼肉配伍熟地黄、三七、丹参等药物，治疗老年脑动脉硬化所致失眠、健忘等病症。

【注意事项】

脾胃有痰火及湿滞饮停、消化不良、恶心呕吐者忌服。

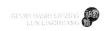

【基　　原】

本品为毛茛科植物芍药的干燥根。

【功能主治】

味苦、酸，性微寒。归肝、脾经。平肝止痛，养血调经，敛阴止汗。主治三叉神经痛、头痛、眩晕、中风后痉挛性瘫痪、帕金森病、原发性高血压等心脑疾病，还用来治疗胁痛、腹痛、四肢挛急疼痛、血虚萎黄、月经不调、自汗盗汗、崩中漏下、泻痢腹痛等病症。

【用法用量】

内服：煎汤，6～15 g；或入丸、散。刘老通常用 15～30 g。

【刘老经验】

刘老指出：白芍酸收苦泄，性微寒，入肝经能柔肝泄肝，入脾经能益脾和脾，故有养血荣筋、缓急止痛、柔肝安脾等作用。正如《本草备要》所言："补血，泻肝，益脾，敛肝阴，治血虚之腹痛。"配生地黄、天麻、地龙、石决明等，能养阴柔肝、平肝潜阳，常用于原发性高血压和脑动脉硬化、后循环缺血及中风等病的治疗；配伍伸筋草、薏苡仁、木瓜、当归等，治疗肝血不足、筋肉失荣所致的肢体拘挛、关节强硬、屈伸不利；配甘草、牛膝、木瓜等，可用于阴血亏虚所致的腓肠肌痉挛及腿足挛缩难伸等；配麦冬、五味子、浮小麦等，可用于阴虚盗汗。

刘老认为白芍炮制与生用对疗效的正确发挥起重要作用。养阴、补血、柔肝，用生白芍；和中缓急用酒炒白芍；安脾止泻用土炒白芍。

现代药理研究指出：白芍主要含有芍药苷、牡丹酚、芍药花苷、挥发油、脂肪油、树脂、鞣质、苯甲酸等化学物质，具有抗菌、抗炎、双向免疫调节、抗类风湿关节炎、保护内皮细胞等作用。有研究认为，白芍可通过对大脑皮质的抑制而起到镇静、镇痛、抗惊厥等作用，通过抑制副交感神经的兴奋起到解痉作用。刘老在辨证论治的前提下，结合现代医学研究成果，并与辨病相结合，广泛地运用白芍治疗三叉神经痛、偏头痛、中风后痉挛性瘫痪、四肢挛急等病症。

【注意事项】

虚寒之证不宜单独应用。反藜芦。

【基　　原】

本品为伞形科植物白芷或杭白芷的干燥根。

【功能主治】

味辛，性温。归肺、胃、大肠经。解表散寒，祛风止痛，通鼻窍，燥湿止带，消肿排脓。主治面瘫、顽固性头痛、血管性头痛、眉棱骨痛等头面疾病，还用于治疗齿痛鼻渊、额窦炎、寒湿腹痛、风湿痹痛、肠风痔漏、赤白带下、痈疽疮疡、皮肤瘙痒等病症。

【用法用量】

内服：煎汤，3~10，或入丸、散；外用：研末撒或调敷。

【刘老经验】

《名医别录》记载了白芷有"治两胁满，风痛头眩，目痒"

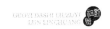
的功效。通常用白芷配伍防风、羌活、细辛，用于风寒头痛；配川芎、辛夷、苍耳子、防风，用于阳明经头痛、眉棱骨痛、齿痛；与川芎、全蝎、僵蚕等同用，治疗顽固性头痛、血管性头痛；亦可与制白附、僵蚕、全蝎等同用，治疗面瘫。

现代药理研究指出：白芷主要含有挥发油、香豆素类、欧前胡素等化学物质，具有解热、解痉、镇痛等药理作用。刘老在辨证论治的前提下，结合现代医学研究成果，并与辨病相结合，常运用白芷治疗面神经炎、偏头痛、紧张性头痛等病症。

【注意事项】

阴虚血热者忌服。

【基　　原】

本品为十字花科植物白芥的种子。

【功能主治】

味辛，性温。归肺、胃经。利气豁痰，温中散寒，通络止痛。主治肺源性心脏病、面神经炎、多发性周围神经病、肢体麻木以及痰饮咳喘、胸胁胀满疼痛、悬饮、关节肿痛、阴疽肿毒、湿痰流注等病症。

【用法用量】

内服：煎汤，3～9 g；或入丸、散。外用：适量，研末调敷。

【刘老经验】

刘老认为白芥子辛温，能散风寒，利气机，通经络，化寒痰，逐水饮，正如《本草求真》记载："白芥子专入肺。气味辛温，能治胁下及皮里膜外之痰，非此不达，古方控涎丹用之，正是此义。盖辛能入肺，温能散表，痰在胁下皮里膜外，得此辛温以为搜剔，则内外宣通，而无阻隔窠囊留滞之患矣……"刘老指出：白芥子温通经络，善除"皮里膜外"之痰，治疗肺心病喘促痰多者，常配伍莱菔子、紫苏子、地龙；治面神经炎口眼㖞斜者，配白附子、僵蚕、全蝎；治多发性周围神经病、肢体麻木者，配丝瓜络、鬼箭羽等药。

现代药理研究指出：白芥子苷水解物刺激胃黏膜，能反射性地引起支气管分泌增加，即具有祛痰作用。

【注意事项】

本品辛温走散，耗气伤阴，肺虚久咳及阴虚火旺者禁服，皮肤过敏或溃破者忌用。用量不宜过大。

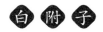

白 附 子

【基　原】

本品为天南星科植物独角莲的干燥块茎。

【功能主治】

味辛，性温，有毒。归胃、肝经。祛风痰，定惊搐，解毒散结止痛。主治中风痰壅、口眼㖞斜、语言謇涩、痰厥头痛、偏正头痛及动脉硬化性血栓性脑梗死、腔隙性脑梗死、脑出血、偏头痛、面神经炎、三叉神经痛等，亦用于喉痹咽痛，破伤风，瘰疬痰核，毒蛇咬伤等病症。

【用法用量】

内服：煎汤，3~6 g；研末服 0.5~1 g，宜炮制后用。外用：适量，捣烂敷；或研末调敷。

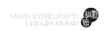
【刘老经验】

《中药大辞典》记载："独角莲球茎供药用，逐寒湿、祛风痰、镇痉。"治疗中风痰壅、口眼㖞斜、破伤风；亦可治疗跌打损伤、淋巴结核。现代医学研究表明，白附子除上述药用外，对各种疔、毒、疮、疖均有特殊医疗效果，民间用白附子配药治疗肝硬化、糖尿病均有独特疗效。刘老认为白附子辛温，既能燥湿化痰，又善祛风痰而解痉止痛。治疗风痰壅盛，经脉拘急，肢体不遂者，可与天南星、半夏、僵蚕等配伍，以加强祛痰通络之功。白附子性上行，尤擅治头面部诸疾。若抽搐震颤者，配全蝎、蜈蚣；口眼㖞斜者，配僵蚕、全蝎；寒湿头痛者，配羌活、细辛。

现代药理研究指出：小鼠酚红排泌实验表明，生白附子或制白附子提取物给小鼠腹腔注射，均有显著祛痰作用；对小鼠肌内注射破伤风毒素引起的破伤风均有对抗作用，能使动物存活率显著增加。

【注意事项】

本品辛温燥烈，血虚生风、内热生惊者及孕妇禁服。内服宜用炮制品。

瓜　蒌

【基　　原】

本品为葫芦科植物栝楼和双边栝楼的成熟果实。

【功能主治】

味甘、苦，性寒。归肺、胃、大肠经。清热化痰，宽胸散结，润燥滑肠。主治胸痹心痛、结胸痞满及冠心病、心绞痛、心肌梗死、心律失常、病毒性心肌炎、风湿性心脏病、肺源性心脏病、血管性痴呆等，亦用于肺热咳嗽、痰浊黄稠、乳痈、肺痈、肠痈肿痛、大便秘结等病症。

【用法用量】

内服：煎汤，9~15 g；或入丸、散。外用：适量，捣敷。

【刘老经验】

刘老指出瓜蒌与一般化痰药不同，其性甘寒而润，善清肺热，善润肺燥而化热痰、燥痰，临证需要配伍得当才能取得较好疗效。治冠心病引起的胸痹有瓜蒌薤白方等，瓜蒌与薤白、桂枝、厚朴诸药并用；治中风半身不遂伴腹胀便秘、口臭身热者，有星蒌承气汤，瓜蒌与胆南星、大黄等配伍。若胸脘痞闷、痰黄口苦者，配黄连、法半夏、枳实；胸背闷痛者，配薤白、法半夏；胸部刺痛者，配丹参、葛根、降香；胸痛肢冷者，配桂枝、人参、附子；心悸不宁者，配郁金、石菖蒲、龙齿。

本品入药可分为全瓜蒌、瓜蒌皮、瓜蒌子。刘老认为瓜蒌皮重在清热化痰、理气止血；瓜蒌子重在润燥化痰、润肠消痈；全瓜蒌则两者兼而有之。

现代药理研究指出：瓜蒌含有油脂类、甾醇类、黄酮类、三萜类及氨基酸等化学物质。瓜蒌皮水煎醇沉浓缩剂及瓜蒌注射液对豚鼠离体心脏均有扩张冠脉的作用，能使冠脉血流量增加约 60%，对大鼠急性心肌缺血有明显的保护作用，且瓜蒌皮可对抗氯化钙引起的心律失常。瓜蒌中分离得到的氨基酸有较好的祛痰作用。瓜蒌子中的脂肪油具有较强的致泻作用，制霜后作用缓和，可作为泻下剂使用。刘老在辨证论治的前提下，结合现代医学研究成果，并与辨病相结合，将瓜蒌与薤白、丹参、甘松等合用治疗冠心病、心绞痛、心力衰竭、心律失常等，将瓜蒌子与火麻仁等配伍治疗各种便秘，取得了较好疗效。

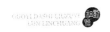
【注意事项】

脾胃虚寒，大便不实，有寒痰、湿痰者不宜使用。

【基　　原】

本品为天南星科植物半夏的干燥块茎。

【功能主治】

味辛，性温，有毒。归脾、胃、肺经。燥湿化痰，降逆止呕，消痞散结；外用消肿止痛。主治冠心病、眶上神经痛、面肌痉挛、痰饮眩晕、痰厥头痛、梅核气、痰蒙神昏等心脑疾病及痰多咳喘、呕吐反胃、胸脘痞闷、结胸、痈肿痰核、瘰疬、毒蛇咬伤等病症。

【用法用量】

内服：煎汤，3~9 g；入丸、散。外用：适量，生品研末，水调敷，或用酒、醋调敷。

【刘老经验】

《神农本草经》中记载："半夏主伤寒寒热，心下坚，下气，咽喉肿痛，头眩，胸胀，咳逆，肠鸣，止汗。"刘老认为半夏辛温而燥，化痰力强，既可祛有形之痰，又可化无形之痰。刘老广泛应用治疗包括脑病、心病等在内的多种外感和内伤疾病。治寒痰，宜与白芥子、生姜等同用；治热痰，可与瓜蒌、黄芩等配伍；治风痰，宜与天麻、天南星等同用。痰湿内阻、胸脘痞闷者，可配陈皮、茯苓等同用；如寒热互结，可配黄芩、黄连、干姜等。此外，又常用于治疗胸痹疼痛，与瓜蒌、薤白等同用；治结胸可与瓜蒌、黄连等同用；治梅核气，可配厚朴、紫苏等；或将半夏与白芷水煎后，治疗眶上神经痛；或用半夏与生薏苡仁配合治疗面肌痉挛。

本品辛散温燥有毒，主入脾胃兼入肺，能行水湿，降逆气，而善祛脾胃湿痰。水湿去则脾健而痰涎自消，逆气降则胃和而痞满呕吐自止，故为燥湿化痰、降逆止呕、消痞散结之良药。既主治湿痰上犯之眩晕心悸失眠，如半夏白术天麻汤，又可治风痰吐逆、头痛肢麻、半身不遂、口眼㖞斜等症，如熄风化痰通络汤。此外，取本品和胃之功，治疗胃不和卧不安，常与秫米合用，如半夏秫米汤。

刘老认为姜半夏长于降逆止呕；法半夏长于燥湿且温性较弱；半夏曲则有化痰消食之功；竹沥半夏能清化热痰，主治热痰、风痰之证；生半夏质重性沉，善降胃气，治疗顽固性呕吐效果极佳。

刘老指出，临床使用应当注意，半夏使用不当可引起中毒。具体表现为口舌咽喉痒痛麻木、声音嘶哑、言语不清、流涎、味觉消失、恶心呕吐、胸闷、腹痛腹泻，严重者可出现喉痉挛、呼吸困难、四肢麻痹、血压下降、肝肾功能损害等，最后可因呼吸中枢麻痹而死亡。

现代药理研究指出：半夏具有抗心律失常、降低血压、抗惊厥、镇痛、镇吐等作用。

【注意事项】

阴虚燥咳、津伤口渴、血证及燥痰者禁服，孕妇慎服。反乌头。

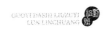

【基　　原】

本品为钜蚓科动物参环毛蚓、通俗环毛蚓、威廉环毛蚓或栉盲环毛蚓的干燥体。

【功能主治】

味咸，性寒。归肝、脾、膀胱经。清热定惊，通络，平喘，利尿。主治中风后遗症、动脉硬化、肢体麻木、半身不遂、原发性高血压、癫痫、小儿惊风、惊痫抽搐、高热神昏等心脑疾病，还可用于治疗关节痹痛、肺热喘咳、尿少水肿、小便不通等病症。

【用法用量】

内服：煎汤，5~10 g；或研末，每次 1~2 g；或入丸、散；或鲜品拌糖或盐化水服。外用：适量，鲜品捣烂敷或取汁涂敷；研末撒或调涂。

【刘老经验】

刘老指出：本品性寒，既能熄风止痉，又善于清热定惊，故用于热极生风所致的神昏谵语、痉挛抽搐及小儿惊风，或癫痫、癫狂等。本品常与钩藤、牛黄、僵蚕等同用，治疗高热抽搐惊痫。地龙性善走窜，善于通经络，常与黄芪、川芎等同用，治疗中风后气虚血瘀，经络不利，半身不遂等症。

现代药理研究指出：地龙中主要含有脂类、各类具有纤溶活性的蛋白酶类、核苷酸及微量元素等化学物质。其中蚓激酶对心血管疾病有较好的治疗效果。蚓激酶不仅能激活纤维蛋白溶解酶而溶解血栓，更可直接溶解纤维蛋白。蚓激酶还有降低血液黏度，抑制血小板聚集、抗凝血、促进血流通畅等作用。地龙水提取物能明显促进神经修复和再生。刘老常用地龙配伍丹参、葛根等治疗缺血性脑卒中、冠心病、脑动脉硬化、高血压等病症，取得了较好疗效。

【注意事项】

脾胃虚寒不宜服，孕妇禁服。

【基　　原】

本品为伞形科植物当归的干燥根。

【功能主治】

味甘、辛，性温。归肝、心、脾经。补血活血，调经止痛，润肠通便。主治血栓闭塞性脉管炎、脑梗死、头痛、头晕、心律失常等心脑疾病，并用于血虚萎黄、月经不调、经闭痛经、血虚血瘀、虚寒腹痛、跌扑损伤、风湿痹痛、痈疽疮疡、肠燥便秘等病症的治疗。

【用法用量】

内服：煎汤，6~12 g；浸酒、熬膏或入丸、散。

【刘老经验】

刘老指出：当归甘补辛散，温通滋润，入心、肝、脾经而获补血、活血之功，兼能行气，为血病之要药。通常配伍金银花、毛冬青、水蛭，用于血栓闭塞性脉管炎；配伍丹参、红花、地龙，用于脑梗死；配伍川芎、白芍、蔓荆子，用于头痛头晕；配伍丹参、灵芝、甘松，用于心律失常；配伍红花、黄芪、白芥子，用于肌肤麻木不仁等症。

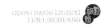
刘老指出要更好地发挥疗效，需注意炮制与药用部位的选择。当归头和当归尾偏于活血、破血；当归身偏于补血、养血。全当归既可补血又可活血。当归须偏于活血通络。酒当归（酒洗或酒炒）偏于行血活血。土炒当归可用于血虚而又兼大便溏软者。当归炭用于止血。

现代药理研究指出：当归主要含有挥发油、有机酸、多糖、黄酮类等化学物质，具有镇痛、造血、抗血小板聚集、抗心律失常、抗辐射、抗肿瘤等作用。动物实验表明，当归及其阿魏酸钠有明显的抗血栓作用，其抗血栓作用可能与抑制血小板聚集和降低血液黏度有关，藁本内酯可能是其有效成分之一。此外，当归尚具有抗心肌缺血、扩张冠脉、降血脂、抗氧化等作用。刘老常用当归治疗中风、周围血管病、偏头痛、心律失常等疾病。

【注意事项】

湿阻中满及大便溏泄者慎服。

【基　　原】

本品为禾本科植物淡竹的茎用火烤灼而流出的液汁。

【功能主治】

味甘，性寒。归心、肺、肝经。清热豁痰，镇惊利窍。主治惊风癫痫、中风痰迷、破伤风以及肺热痰壅、壮热烦渴等病症。

【用法用量】

内服：冲服，30～50 g；或入丸剂；或熬膏。外用：适量，调敷或点眼。

【刘老经验】

刘老认为竹沥性寒滑利，祛痰力强，入心、肝经，善涤痰泄热而开窍定惊。配伍姜汁饮之可治疗中风口噤；配伍胆南星、牛黄等药治疗小儿惊风。

刘老认为竹茹、竹沥、天竺黄均来源于竹，性寒，均可清热化痰，治疗痰热壅塞。竹沥、天竺黄又可定惊，可治热病或痰热而致的惊风、癫痫、中风昏迷、喉间痰鸣。天竺黄定惊之力尤胜，多用于小儿惊风、热病神昏；竹沥性寒滑利，清热涤痰力强，大人惊痫中风、肺热顽痰胶结难咯者多用；竹茹长于清心除烦，多用于痰热扰心的心烦失眠。

【注意事项】

寒饮湿痰及脾虚便溏者禁服。

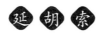

【基　　原】

本品为罂粟科植物延胡索的干燥块茎。

【功能主治】

味辛、苦，性温。归心、肝、脾经。行气，活血，止痛。主治胸痹心痛及各种原因导致的神经痛，经闭痛经，崩中，产后瘀阻，跌扑肿痛。

【用法用量】

煎汤，3~9 g；或入丸、散。刘老常加大用量至 15 g。

【刘老经验】

刘老指出延胡索是止痛要药。李时珍在《本草纲目》中记

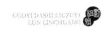
载："能行血中气滞，气中血滞，故专治一身上下诸痛，用之中的，妙不可言。"此处形象地描述了延胡索的止痛功能。刘老对此颇为赞同，认为延胡索止痛应用最广，对一切血瘀气滞疼痛，皆有良效。古代尚有大量文献均记载了延胡索的止痛作用，如《雷公炮炙论》云"治心痛欲死"；《医学启源》曰"治心腹痛"；《汤液本草》谓"治心气小腹痛，有神"；《本草正义》言其"能治内外上下气血不宣之病，通滞散结，主一切肝胃胸腹诸痛"；《日华子本草》载"除风，治气，暖腰膝，破癥癖，扑损瘀血，落胎，及暴腰痛"。

刘老强调用醋延胡索，因延胡索醋炒或醋煮后，所含生物碱与醋酸形成盐类，在水中溶解度大，易于煎出，故醋制后镇痛效果更好。刘老指出，《本草汇言》中有所记载："玄胡索，凡用之行血，酒制则行；用之止血，醋制则止；用之破血，非生用不可；用之调血，非炒用不神。随病制宜，应用无穷者也。"刘老还强调，延胡索经过各种不同的方法炮制后，用法也不同，要灵活运用于临床治疗之中。

现代药理研究报道，延胡索含有各类生物碱，有镇痛作用，兼有镇静、镇吐、催眠、扩张血管、抗心律失常、麻醉等作用。对治疗周围神经痛、肢体疼痛以及胃肠系统疾病引起的钝痛等均有效。延胡素可增加离体兔的冠脉血流量，提高小白鼠耐缺氧能力，对异丙肾上腺素诱导的心肌坏死有一定的保护作用，且具有扩张血管、抗心肌缺血等作用。还有实验表明，延胡索乙素能明显减轻缺血再灌注脑电活动抑制，缩小脑梗死范围，明显减轻实验小鼠神经功能障碍。刘老在辨证论治的前提下，结合现代药理研究成果，常运用延胡索治疗胸痹胸痛及各种原因所致的神经性疼痛，通常与香附配伍，香附主入气分，但兼行气中血滞，为气中血药，而延胡索主入血分，兼行血中气滞，为血中气药。此二者相配，相得益彰。如伴口干、舌苔黄、时痛时止、喜凉饮食、脉数等热性症状者，常与黄连、炒栀子等配伍同用；如伴腹中冷痛、喜暖、喜食热饮、舌苔白、脉弦等寒阻症状者，常与高良姜、肉桂、干姜、附子等配伍同用；如属攻冲刺痛、情志刺激则加重之气滞偏甚者，常与香附、青皮、木香、砂仁等配伍同用；如属痛处固定不移、舌有瘀斑等瘀血偏甚作痛，常与五灵脂、乳香、没药、桃仁、红花等配伍同用；治头痛，常与蔓荆子、藁本、白芷、蜂房等配伍；治胸闷痛常与瓜蒌皮、丹参、降香等配伍。

【注意事项】

孕妇忌服。

【基 原】

本品为钳蝎科动物东亚钳蝎的干燥体。

【功能主治】

味辛，性平；有毒。归肝经。熄风镇痉，攻毒散结，通络止痛。主治脑血栓形成、血栓闭塞性脉管炎、坐骨神经痛、中风口㖞、半身不遂、破伤风、偏正头痛、小儿惊风、抽搐痉挛等心脑疾病，还用于风湿顽痹、疮疡瘰疬等病症。

【用法用量】

内服：煎汤，2~5 g；研末入丸、散，每次 0.5~1 g；蝎尾用量为全蝎的 1/3。外用：适量，研末掺、熬膏或油浸涂敷。

【刘老经验】

刘老认为，本品主入肝经，性善走窜，既平熄肝风，又搜风通络，有良好的熄风止痉之效，为治痉挛抽搐的要药，正如

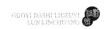
《开宝本草》记载："疗诸风瘾疹，及中风半身不遂，口眼㖞斜，语涩，手足抽掣。"临床上可治各种原因之惊风、痉挛抽搐，常与蜈蚣同用；如用治小儿急惊风，高热、神昏、抽搐，常与羚羊角、钩藤、天麻等清热熄风的药配伍；用治小儿慢惊风抽搐，常与党参、白术、天麻等益气健脾药同用；用治痰迷癫痫抽搐，可与郁金、白矾各等份，研细末服；若治破伤风痉挛抽搐、角弓反张，又与蜈蚣、天南星、蝉蜕等配伍，或与蜈蚣、钩藤、朱砂等配伍；治疗风中经络，口眼㖞斜，可与僵蚕、白附子等同用。

刘老认为全蝎搜风通络止痛之效较强，用治偏正头痛，单味研末吞服即有效；配合天麻、蜈蚣、川芎、僵蚕等同用，则其效更佳。

另外，刘老指出：全蝎用量过大可致头痛、头昏、血压升高、心慌、心悸、烦躁不安，严重者血压突然下降、呼吸困难、发绀、昏迷，最后多因呼吸麻痹而死亡。若过敏者可出现全身性红色皮疹及风团，可伴发热等。此外，还可引起蛋白尿、神经中毒，表现为面部咬肌强直性痉挛，以及全身剥脱性皮炎等。刘老认为全蝎中毒的主要原因：一是用量过大，二是过敏体质者出现过敏反应。所以要严格掌握用量，过敏体质者应忌用。

现代药理研究指出：全蝎中含有蝎毒、三甲胺、甜菜碱、牛磺酸等化学物质，具有镇痛、抗癫痫、抗惊厥、抗血栓、抗凝、促纤溶等药理作用。有实验表明，蝎毒中分离出的多肽具有较强的抗癫痫活性。刘老用全蝎治疗脑血栓形成、中风后遗症、血栓闭塞性脉管炎、坐骨神经痛、面神经炎、癫痫等病症。

【注意事项】

本品有毒，用量不宜过大。血虚生风者及孕妇禁服。

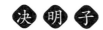 决 明 子

【基　　原】

本品为豆科植物决明或小决明的干燥成熟种子。

【功能主治】

味甘、苦、咸，性微寒。归肝、大肠经。清热明目，润肠通便。主治头痛、眩晕及高血压、高脂血症等，亦用于目赤涩痛，羞明多泪，目暗不明，大便秘结等病症。

【用法用量】

内服：煎汤，9～15 g，或研末。外用：研末调敷。

【刘老经验】

刘老认为决明子能清泻肝胆郁火，通常肝阳上亢之头目胀痛，配夏枯草、钩藤、石决明；肝热上冲之头痛面热，配夏枯草、黄芩、菊花；肝肾阴虚之头部隐痛，配桑椹、白芍、枸杞子；伴两目干涩者，配密蒙花、谷精草；伴失眠多梦者，配酸枣仁、合欢花；肢体麻木者，配豨莶草、白芥子；高脂血症者，配槐角、山楂。此外，决明子还有润肠通便的作用，能治疗大便燥结，对于一些心脑血管疾病患者引起的便秘，决明子尤为多用。

现代药理研究指出：决明子主要含有蒽醌类、萘并吡咯酮类、脂肪酸、甾醇、多糖类、氨基酸、无机元素等成分，具有降血压、降血脂、保肝等功效。有实验表明，决明子粉剂口服能抑制血清胆固醇升高和主动脉粥样硬化斑块形成，决明子亦可使动物的收缩压及舒张压均明显降低，也具有抗血小板聚集等作用。决明子通常被用来治疗高血压、高脂血症等病症。

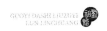
【注意事项】

气虚便溏者不宜用。

【基　　原】

本品为菊科植物红花的干燥花。

【功能主治】

味辛，性温。归心、肝经。活血通经，散瘀止痛。主治急性脑梗死、慢性脑血管病、冠心病、心律失常、原发性高血压等心脑疾病及经闭痛经、恶露不行、瘀滞肿痛等病症。

【用法用量】

煎汤，3～10 g；入散剂或浸酒，鲜者捣汁。外用：研末撒。

【刘老经验】

刘老指出红花辛温、活血力强，为逐瘀通脉之要药，应用广泛，尤其在心脑血管疾病和妇科经带胎产病症方面运用最为常见。《本草纲目》言其"活血，润燥，止痛，散肿，通经"，较为全面地指出了其功能。无论是内科疾病因瘀血阻滞而产生的头痛、胸痛、肢体瘫痪麻木、口舌㖞斜、言语謇涩等病症，还是妇科经带胎产病，皆可选用。最常与当归、白芍等配伍，诚如《药品化义》云："佐归、芍，治遍身或胸腹血气刺痛"。

临床上，刘老将红花与三七、丹参、泽泻、川芎等药同用治疗冠心病；与苦参、炙甘草等药配伍治疗各种期前收缩；此外，刘老还认为红花可与菊花、大蓟等同用治疗原发性高血压；头痛头晕者，可与蔓荆子、藁本、蝉蜕等配伍；肢体瘫痪麻木者，可与桑枝、木瓜、牛膝、络石藤等配伍；胸痹心痛者，可以用红花配伍瓜蒌、薤白、桂枝、五灵脂、枳壳、紫苏梗、檀香等。由于瘀血不去、新血不生而致气血两虚者，也可用红花配伍当归、丹参、白芍、生地黄、熟地黄、白术、党参、茯苓、陈皮、炙甘草等，但注意用量不可大，一般2~9 g即可。

刘老还指出：红花有南红花、西（藏）红花的区别，二者功用相似。但南红花祛瘀活血的作用较强，而养血作用较差。西（藏）红花性质较润，养血的作用大于祛瘀作用。处方上只写"红花"时药房给的是南红花。西红花价较贵，多不入汤药同煎，常用1.5~3 g，泡茶或浸酒服。另外，前人有"过用能使血行不止"的经验教训，故不可过用。无瘀血者及孕妇忌用。

现代药理研究指出：红花含有红花醌苷、新红花苷、红花黄色素等化学物质。红花注射液静脉注射能使犬在位心脏冠脉流量增加。还有实验表明红花注射剂能明显减轻由脑卒中引起的脑水肿，改善实验大鼠肢体功能评分和神经电生理指标。另外，红花亦具有抗心肌缺血和心肌梗死，降压，抗凝血，抗血栓形成等作用。刘老在辨证论治的前提下，结合辨病及现代药理研究成果，常用红花治疗脑梗死、冠心病、心律失常、高血压等心脑血管疾病。

【注意事项】

孕妇忌服。有出血倾向者慎用。

【基　　原】

本品为远志科植物远志或卵叶远志的干燥根。

【功能主治】

味苦、辛，性温。归心、肾、肺经。安神益智，祛痰消肿。

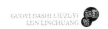
主治失眠多梦、健忘惊悸、怔忡、神志恍惚、癫痫惊狂等心脑疾病，还可以治疗咳痰不爽、疮疡肿毒、乳房肿痛、喉痹等病症。

【用法用量】

内服：煎汤，3～10 g；浸酒或入丸、散。

【刘老经验】

《本草纲目》记载："远志，入足少阴肾经，非心经药也。其功专于强志益精，治善忘……"刘老认为远志主入心肾，既能开心气而宁心安神，又能通肾气而强志不忘，为交通心肾，安定神志之佳品。故多用治心肾不交之心神不宁、惊悸不安、失眠健忘等症，常与人参、龙齿、茯神等药配伍，如安神定志丸。本品味辛通利，既能祛痰，又利心窍，故用治痰阻心窍之癫痫抽搐及痰迷癫狂证。全远志、远志皮均有强催眠作用，全远志有较强的抗惊厥作用。据此，刘老认为治癫痫昏仆、痉挛抽搐，可与半夏、天麻、全蝎等配伍；治疗癫狂发作，又与石菖蒲、郁金、白矾等同用。

刘老指出，临床还有许多与远志相配伍收效良好的药材。例如远志配伍石菖蒲，既是临床常用配伍，又是成方远志散，多用防治"好忘""呆证"。远志配伍厚朴，其安神、祛痰止咳的药效不但没有受到影响，其祛痰药效反而有增强的趋势，达到了"减副存效"的配伍目的。远志配伍酸枣仁，二者并用其安神之效有相乘效果。远志配伍人参，用于治疗抑郁症临床效果极佳。远志配伍茯苓（神），可预防高皮质激素血症所致的海马神经元可塑性损伤作用。

现代药理研究证明：远志含有三萜皂苷、寡糖酯类、生物碱类等化学物质。远志煎剂能显著对抗东莨菪碱所致的小鼠记忆获得障碍；远志醋酸乙酯提取物可通过与戊巴比妥钠的协同作用，发挥对实验小鼠中枢神经的镇静催眠和抗焦虑作用，远志酸还可通过调节细胞外信号激酶的磷酸化作用，促进人体神经祖细胞的增殖。各种实验研究证明远志在镇静催眠、抗惊厥、抗衰老、抗痴呆、脑保护、镇咳祛痰、抗抑郁、抗菌、抗癌等方面均有良好作用。刘老在辨证论治的前提下，结合现代医学研究成果，并与辨病相结合，广泛地运用远志治疗失眠、多梦、健忘、惊悸、怔忡、癫痫、神志恍惚、痴呆等神经系统及精神疾病。

【注意事项】

心肾有火，阴虚阳亢者忌服；胃溃疡或胃炎者慎用。

赤 芍

【基　　原】

本品为毛茛科植物赤芍或川赤芍的干燥根。

【功能主治】

味苦，性微寒。归肝经。清热凉血，散瘀止痛。主治各种脑炎、脑膜炎、冠心病、心绞痛、脑动脉硬化症、血栓性脑梗死、腔隙性脑梗死、血管性头痛、脑震荡、脑挫裂伤、脊髓损伤等，亦用于温毒发斑，吐血衄血，目赤肿痛，肝郁胁痛，经闭痛经，癥瘕腹痛，跌扑损伤，痈肿疮疡等病症。

【用法用量】

煎汤，6～12 g；或入丸、散。

【刘老经验】

刘老指出赤芍为肝家血分之要药，可破瘀血而疗诸痛，善用赤芍清血分实热，既凉血又散瘀血，用于治疗出血性脑血管

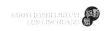

病尤为合适。临床上常与牡丹皮相须为用。但刘老认为牡丹皮清热凉血的作用较佳，既能清血分实热，又能治阴虚发热；而赤芍只能用于血分实热，以活血散瘀见长。若见高热头痛、斑疹隐隐者，配生地黄、水牛角、牡丹皮；胸痛胸闷者，配丹参、三七、瓜蒌皮；偏瘫麻木者，配丹参、豨莶草、全蝎；头部刺痛者，配红花、川芎。

刘老认为生赤芍以清热凉血力胜，多用于热入血分的身热出血、神昏躁热、目赤肿痛等情况，如常用于治疗脑出血、蛛网膜下腔出血等急性出血性脑血管病及各种脑炎、脑膜炎等神经系统感染性疾病；炒赤芍药性偏于缓和，活血止痛而不伤中，多用于中风后遗症、偏头痛等病症引起的瘀滞疼痛；酒赤芍活血散瘀力胜，清热凉血作用较弱，多用于冠心病、脑梗死等属血脉瘀阻者。赤芍还广泛用于治疗闭经、痛经、跌打损伤等疾病。

中药白芍与赤芍同属毛茛科植物，但功效上却有所异同。刘老指出正如《本草求真》中记载："赤芍药与白芍药主治略同，但白则有敛阴益营之力，赤则只有散邪行血之意；白则能于土中泻木，赤则能于血中活滞。故凡腹痛坚积，血瘕疝瘕，经闭目赤，因于积热而成者，用此则能凉血逐瘀，与白芍主补无泻，大相远耳。"

根据现代药理研究：赤芍包含芍药苷、芍药内酯苷及挥发油类等成分，除能扩张冠状动脉、增加冠脉血流量、抑制血小板聚集、抗动脉粥样硬化等改善循环作用以外，尚具有镇静、抗惊厥、解痉等作用。刘老在辨证论治的前提下，结合现代医学研究成果，并与辨病相结合，广泛地运用赤芍治疗顽固性血管性头痛、冠心病、脑梗死、脑出血等疾病，在临床上还将赤芍与全蝎、僵蚕、蝉蜕、地龙、珍珠母等药配伍治疗癫痫、面肌痉挛等疾病。

【注意事项】

血寒经闭者不宜用；血虚无瘀之证慎服；疮溃无实热者禁用；不宜与藜芦同用。

【基　　原】

本品为杜仲科植物杜仲的干燥树皮。

【功能主治】

味甘，性温。归肝、肾经。补肝肾，强筋骨，安胎。主治原发性高血压、坐骨神经痛及肾虚腰痛、筋骨无力、妊娠漏血、胎动不安、习惯性流产等病症。

【用法用量】

内服：煎汤，6～10 g；或浸酒；或入丸、散。刘老常用15～25 g。

【刘老经验】

刘老指出，杜仲为补肝肾、强筋骨之良药，尤以治疗肾虚腰痛为宜。正如《神农本草经》记载"主腰脊痛，坚筋骨，除阴下痒湿"。刘老应用杜仲主要在两个方面，一是用于原发性高血压见腰膝酸软无力者，常配伍桑寄生、天麻、地龙。二是用于各种坐骨神经痛，辨证为肾虚腰痛者，常与狗脊、补骨脂、木瓜等同用；风湿阻络者，与独活、桑寄生、细辛等同用；血瘀阻络者，与川芎、丹参等同用；血虚络瘀者，与当归、白芍、川芎等同用；肾阳虚者，与巴戟天、仙茅、鹿茸等同用。

现代药理研究指出：杜仲主要含有木脂素类、环烯醚萜类、黄酮类、苯丙素类、萜类、多糖类等化学物质，具有镇静镇痛、

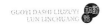
降血压、降血糖、降血脂、扩血管、抗菌、抗肿瘤、抗炎、抗氧化、抗骨质疏松等作用。近年来的研究证明，杜仲叶具有在微重力环境条件下抵抗人体肌肉和骨骼老化的功能，可作为空间保健品。动物实验表明，杜仲含有一种可促进人体皮肤、骨骼、肌肉中的蛋白质胶原合成与分解的特殊成分，具有促进人体代谢、防止衰退的功能，可用来预防宇航员因太空失重而引起的骨骼和肌肉衰退。刘老在辨证论治的前提下，结合现代医学研究成果，并与辨病相结合，将杜仲常用来治疗原发性高血压、坐骨神经痛等症见腰痛、筋骨无力等症状者。临床运用杜仲片剂降血压，疗效甚好。

【注意事项】

阴虚火旺者慎服。

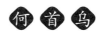

【基　　原】

本品为蓼科植物何首乌的干燥块根。

【功能主治】

味苦、甘、涩，性微温。归肝、肾经。制用：养血滋阴。生用：润肠通便，截疟，祛风，解毒。主治眩晕、肢体麻木及高脂血症、脑动脉硬化症、血栓性脑梗死、腔隙性脑梗死、脑出血、血管性痴呆等，生品亦用于瘰疬疮痈、风疹瘙痒、肠燥便秘，制品可用于血虚萎黄、耳鸣、须发早白、腰膝酸软、崩漏带下、久疟体虚等病症。

【用法用量】

内服：煎汤，生品 3~6 g，制品 6~12 g；熬膏、浸酒或入丸、散。外用：适量，煎水洗、研末撒或调涂。

【刘老经验】

刘老指出：何首乌生者味苦涩，制熟后则兼有甘味。性微温。主要功能为养血益精，平补肝肾，乌须发，被称为返老还童要药。《本草正义》曰："首乌，专入肝肾，补养真阴，且味固甚厚，稍兼苦涩，性则温和，皆与下焦封仓之理符合，故能填益精气，具有阴阳平秘作用，非如地黄之偏于阴凝可比。"刘老认为何首乌因温而不燥、补而不腻，性质平和，为滋补良品，适于久服，常用于病后虚弱、阴虚血亏、筋骨软弱以及滋补强壮的丸药或膏方中。血虚而头晕心悸者，配当归、白芍；肝肾阴虚而头晕耳鸣者，配熟地黄、菟丝子、枸杞子；阴虚阳亢而头胀痛者，配白芍、天麻、全蝎；体胖便结者，配决明子、山楂；失眠多梦者，配酸枣仁、生龙齿。

现代药理研究发现：何首乌主要含有二苯乙烯类、蒽醌类、磷脂类、酚类、黄酮类等化学物质，具有降血脂、抗菌、抗动脉硬化、延缓衰老、调节免疫、促肾上腺皮质功能等作用。何首乌能提高阿尔茨海默病模型大鼠的学习记忆能力，改善乙酰胆碱酯酶活性；可改善血管性痴呆患者的认知、情感、人格障碍，并能提高日常生活自理能力；能使海马区超氧化物歧化酶活性显著增加。有研究表明，何首乌有促进血液新生的作用。何首乌还能促进肠管蠕动，从而促进虚性便秘的改善。刘老在辨证论治的前提下，结合现代医学研究成果，并与辨病相结合，常运用何首乌治疗血管性痴呆、阿尔茨海默病、帕金森病等病症。治疗阿尔茨海默病常与淫羊藿、熟地黄、益智仁等配伍，临床取得了较好疗效。

【注意事项】

大便清稀及湿痰较重者不宜。

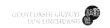

【基　　原】

本品为龟科动物乌龟的腹甲及背甲。

【功能主治】

味咸、甘，性微寒。归肝、肾、心经。滋阴潜阳，补肾健骨。主治原发性高血压、脑动脉硬化症、帕金森病、老年性震颤、面肌抽搐及头晕目眩、耳鸣、下肢痿软无力等心脑疾病，并治肺痨咳嗽咳血、骨蒸劳热、盗汗、筋骨痿弱、腰酸腿软、驼背鸡胸、小儿囟门不合等病症。

【用法用量】

内服：煎汤，9～24 g；熬膏或入丸、散。外用：烧灰研末敷。

【刘老经验】

刘老认为，龟甲咸寒入肾，味甘补益，质重下沉，能大补肝肾之阴而潜纳浮阳，平熄虚风，并入心经而降火。凡阴虚火旺、阴虚阳亢、阴虚风动之证，皆可应用龟甲，但临证需注意配伍得当。临床上，肝肾阴虚、肝阳上浮而出现头晕、目眩、耳鸣、烦躁易怒、烘热、偏头痛等症者，常配合白芍、生地黄、生牡蛎、生石决明、菊花、黄芩等同用，以滋阴潜阳而收降肝热。肝主筋、肾主骨，对肝肾不足所致的筋骨痿弱、腰酸腿软、不能行走、驼背鸡胸、小儿囟门不合等，常配合狗骨、牛膝、山药、山茱萸、补骨脂、核桃仁、杜仲、续断、地黄等同用，以补肾强骨、滋肝荣筋。对阴虚液燥，虚风内动，症见手足震颤、舌干无津等，可配麦冬、白芍、钩藤、鳖甲、生牡蛎等滋阴养液、潜阳熄风。治疗神经衰弱性失眠、耳鸣、头晕，常与酸枣仁、磁石、丹参等同用。治疗阴虚阳亢型中风、冠心病、高脂血症等病，常与丹参、葛根、山楂等配伍。

中药龟甲分为龟甲和制龟甲，龟甲质地坚硬，有腥气，功善滋阴潜阳，用于治疗肝风内动、肝阳上亢等证。如治疗肝肾阴虚、肝阳上亢的镇肝熄风汤及治疗虚风内动的大定风珠。制龟甲以补肾健骨，滋阴止血力胜，常用于劳热咯血，脚膝痿弱，潮热盗汗，痔疮肿痛，如治疗阴虚发热，骨蒸盗汗的大补阴丸及治疗经行不止或崩中漏下的固经丸。

现代药理研究指出：龟甲具有抗凝血、增加冠脉流量、镇静等作用。刘老用龟甲治疗脑动脉硬化症、神经衰弱、高脂血症等病症。

【注意事项】

孕妇或胃有寒湿者忌服。

【基　　原】

本品为伞形科植物羌活或宽叶羌活的干燥根茎及根。

【功能主治】

味辛、苦，性温。归膀胱、肾经。散寒祛风，除湿止痛。主治偏头痛、紧张性头痛、颈椎病及风寒感冒引起的头痛、风湿痹痛、肩背酸痛、肢节疼痛等病症。

【用法用量】

内服：煎汤，3～10 g；或入丸、散。

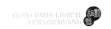
【刘老经验】

《医学启源》载："羌活，治肢节疼痛，手足太阳本经风药也。加川芎治足太阳、少阴头痛、透关利节，又治风湿。"《主治秘诀》云："其用有五：手足太阳引经，一也；风湿相兼，二也；去肢节痛，三也；除痈疽败血，四也；治风湿头痛，五也。"刘老临证擅于通过不同的配伍发挥羌活的功效，若前额痛，配防风、黄芩；紧张性头痛，配藁本、蔓荆子、荷叶；颈椎病，配葛根、姜黄；肩手综合征，配桑枝、威灵仙。但羌活气味浓烈，用量过多，易致呕吐，故在使用时须密切观察患者，掌握适当剂量，刘老一般用6~9 g。

现代药理研究指出：羌活主要含有挥发油、香豆素、有机酸、甾醇、氨基酸等化学物质，具有镇痛、抗炎、解热等药理作用。实验研究证明，羌活使腹腔注射醋酸溶液所致的小鼠扭体反应的扭体次数明显减少，表明其有显著的镇痛作用。

【注意事项】

本品辛香温燥之性较烈，故阴亏血虚者慎用。血虚痹痛及脾胃虚弱者忌服。

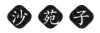

沙 苑 子

【基　　原】

本品为豆科植物扁茎黄芪的成熟种子。

【功能主治】

味甘，性温。归肝、肾经。补肾固精，养肝明目。主治脑动脉硬化症或高血压等所致的头昏眼花、目暗不明、头晕头痛、痴呆及肾虚腰痛、阳痿遗精、遗尿尿频、白带过多等病症。

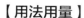

【用法用量】

煎服，9~15 g，或入丸、散。

【刘老经验】

沙苑子具有良好的益精、固精、涩精的作用。如《本经逢原》云："为泄精虚劳要药，最能固精。"《顾氏医镜》云："强阴固精、功专补肾。"刘老认为沙苑子甘温补益，兼具涩性，似菟丝子平补肝肾而以收涩见长。鉴于中医认为肾藏精主髓，而脑为髓之海，因此沙苑子具有很好的补肾益精、补髓益脑的作用，常用于脑动脉硬化症、血管性痴呆、阿尔茨海默病、脑外伤后综合征等病之症见肾虚髓亏者，常配伍枸杞子、淫羊藿等药；兼脾虚者，配伍黄芪、党参；兼痰迷心窍者，配伍石菖蒲、远志；兼瘀阻脑络者，配伍丹参、葛根、川芎等药。

现代药理研究指出：沙苑子主要含有氨基酸、多肽、蛋白质、黄酮类、三萜类、有机酸类、鞣质、甾醇、微量元素等化学物质，具有镇痛、扩张血管、降血脂、抗血小板聚集、抗炎等作用。有实验表明，给麻醉大鼠静脉注射沙苑子总黄酮，有明显降压作用，尤其降舒张压作用明显。另外，沙苑子亦具有改善血液流变等作用。刘老在辨证论治的前提下，结合现代医学研究成果，并与辨病相结合，广泛地运用沙苑子配合川牛膝、杜仲、熟地黄、枸杞子等治疗高血压、偏头痛、眩晕、痴呆等病症。

【注意事项】

本品为温补固涩之品，阴虚火旺、小便不利及阳强易举者忌服。

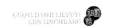

【基　原】

本品为多孔菌科真菌赤芝或紫芝的干燥子实体。

【功能主治】

味甘，性平。归心、肺、肝、肾经。补气安神，止咳平喘，滋补强壮。主治冠心病、眩晕不眠、心悸气短以及咳喘痰多、虚劳等病症。

【用法用量】

内服：煎汤，10~15 g；研末，2~6 g；或浸酒。

【刘老经验】

《神农本草经》把灵芝列为上品，谓"紫芝主耳聋，利关节，保神益精，坚筋骨，好颜色"；谓赤芝"主胸中结，益心气，补中，增智慧，不忘"。刘老认为灵芝补心血、益心气、安心神。既适宜于神经衰弱、心悸头昏、夜寐不宁、失眠多梦；又适宜于原发性高血压、高脂血症、冠心病、心律不齐等心血管疾病；同时也与其他药物配伍应用于进行性肌营养不良、多发性硬化症、萎缩性肌强直、皮肌炎等患者。

现代药理研究指出：灵芝有抗衰老作用，能增强机体的免疫功能；有镇静作用；有祛痰、止咳、平喘作用；有强心作用，能增加冠脉血流量，降低心肌耗氧量，增强心脏耐缺氧能力；能降低血脂，调节血压，保护肝脏，升高白细胞；还有一定抗肿瘤作用。刘老在辨证论治的前提下，结合现代医学研究成果，并与辨病相结合，广泛地运用灵芝配伍治疗冠心病、眩晕、失眠、心悸气短、虚劳等病症。

【注意事项】

孕妇慎服。

【基　　原】

本品为牡蛎科动物长牡蛎、大连湾牡蛎或近江牡蛎的贝壳。

【功能主治】

味咸，性微寒。归肝、胆、肾经。重镇安神，潜阳补阴，软坚散结，收敛固涩。主治原发性高血压、心律失常、手足震颤、癫痫、惊恐、癔病、失眠、自汗盗汗等心脑疾病，还可用于治疗瘰疬痰核、癥瘕痞块、遗精淋浊、尿频、崩漏带下等病症。

【用法用量】

内服：煎汤，15~30 g，打碎先煎；或入丸、散。外用：适量，研末干撒或调敷。

【刘老经验】

牡蛎质重能镇，有安神之效，用治心神不安、惊悸怔忡、失眠多梦等症，常与龙骨相须为用，亦可配伍朱砂、琥珀、酸枣仁等药。牡蛎有平肝潜阳、益阴之功，用于治疗水不涵木、阴虚阳亢、烦躁不安、耳鸣者，常与龙骨、龟甲、白芍等药同用。与生地黄、龟甲、鳖甲等养阴、熄风止痉药同用，治疗灼烁真阴、虚风内动、四肢抽搐等症。与麻黄根、浮小麦等同用，治疗自汗、盗汗。

刘老指出，牡蛎分为生牡蛎、煅牡蛎、酒制牡蛎。生牡蛎善于软坚散结，历代多灵活运用。如《医学心悟》中的消瘰

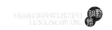
丸,《温病条辨》中的大定风珠,《医学衷中参西录》中的镇肝熄风汤。《神农本草经读》中记载:"补阴则生捣用,若过则成灰,不能补阴矣。"煅牡蛎收敛固涩和制酸止痛之力强。如《太平惠民和剂局方》中的牡蛎散,《医方集解》中的金锁固精丸,《医学衷中参西录》中的固冲汤,研细粉外用可治金创出血,有止血止痛之功。酒制牡蛎长于固涩止带,如《景岳全书》中治妇人赤白带下、虚滑带浊的克应丸。

刘老认为龙骨与牡蛎,二者功能相似,常相须为用,用以治疗阳亢眩晕、惊悸狂躁、心烦不眠,以及各种虚弱滑脱症。但龙骨入心以镇心安神见长,不能软坚散结,其益阴作用也不及牡蛎,故阴虚发热者少用;牡蛎味咸以软坚散结见长,为治瘰疬痰核、胁下痞硬所常用。牡蛎与石决明,二者均为贝壳类药物,都有平肝潜阳的功能,对于阴虚阳亢所致头目眩晕等证,均可配伍应用。然而牡蛎益阴制阳之功较强,且有良好的软坚散结和收敛固涩作用;石决明以益阴明目见长。

现代药理研究证实:牡蛎中含有丰富的糖原、蛋白质、氨基酸、微量元素及维生素等。牡蛎具有镇静、催眠、抗惊厥、解热镇痛、抗氧化等作用。刘老在辨证论治的前提下,结合现代医学研究成果,并与辨病相结合,常运用牡蛎治疗神经性障碍、失眠、癫痫、多汗等病症。

【注意事项】

本品多服久服,易引起便秘和消化不良。

附　子

【基　　原】

本品为毛茛科植物乌头的子根的加工品。

【功能主治】

味辛、甘，性大热，有毒。归心、肾、脾经。回阳救逆，补火助阳，散寒止痛。主治亡阳虚脱、肢冷脉微及各型休克、冠心病、心绞痛、心肌梗死、窦性心动过缓、病态窦房结综合征、房室传导阻滞、血管性头痛、椎基底动脉供血不足等，亦用于阳痿、宫冷、心腹冷痛、虚寒吐泻、阴寒水肿、阳虚外感、寒湿痹痛等病症。

【用法用量】

内服：煎汤，3~15 g，或入丸，散；外用：研末调敷。

【刘老经验】

刘老认为附子是一味烈性药物，性味辛甘、热，有毒，入心、脾、肾经，具有辛热燥烈、走而不守的纯阳之性。上助心阳以通脉，中温脾阳以健运，下补肾阳以益火，外固卫阳以祛寒，为温里扶阳祛寒之要药。所谓"开辟群阴，迎阳归舍""果有真寒，无所不治"即为此意。若阳脱厥冷者，配干姜、甘草；汗出肢冷、脉微欲绝者，配人参、五味子、牡蛎；眩晕肢冷者，配肉苁蓉、巴戟天、龙骨；眩晕呕吐者，配半夏、生姜、陈皮；胸痹心痛者，配人参、桂枝、甘草；心率缓慢者，配麻黄、细辛、甘草。

刘老针对临床上有些医生因其毒性而不敢应用的现象指出，只要辨证准确、对症下药，并遵循久煎或先煎、不超剂量的原则，就会达到既有效又安全的目的；强调非阴寒证不用，阳（热）证或阴虚阳盛证禁用。

现代药理研究指出：附子含有乌头碱、次乌头碱等生物碱及某些非生物碱成分，具有升压、抗心律失常、抗休克、抗心肌缺血、扩张外周血管等作用。有实验表明，其生物碱有镇痛和镇静作用，非生物碱具有强心作用。刘老在辨证论治的前提

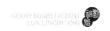
下，结合现代医学研究成果，并与辨病相结合，将附子与太子参、麦冬、枸杞子等同用，治疗病态窦房结综合征；与丹参、鸡血藤等药配伍，治疗充血性心力衰竭；与红参配伍，治疗各种休克，均有较好疗效。

【注意事项】

阴虚阳盛，真热假寒及孕妇均禁服。不宜与半夏、瓜蒌、天花粉、贝母、白蔹、白及同用。

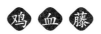

【基　　原】

本品为豆科植物密花豆（大血藤、血风藤、三叶鸡血藤、九层风）的干燥藤茎。

【功能主治】

味苦、微甘，性温。归肝、肾经。活血化瘀，调经通络，养血安神。主治肢体瘫痪、手足麻木、眼睑下垂等神经系统疾病及风湿痹痛、月经不调、痛经、血虚萎黄等病症。

【用法用量】

煎汤，10~30 g；或浸酒。

【刘老经验】

刘老指出，古代多种本草论著中都记载其"去淤血，生新血"功效，并称之为"血分之圣药"。《本草纲目拾遗》曰："其藤最活血……治老人气血虚弱，手足麻木，瘫痪等症。"《饮片新参》中记载："去淤血，生新血，流利经脉。治暑痧，风血痹症。"刘老认为，鸡血藤温润不燥，且少有散血伤阴之弊，有记载单剂用量达250 g，也未发现明显毒副作用。

刘老指出鸡血藤行血养血，舒筋活络，为治疗经脉不畅、络脉不和病证的常用药。脑出血后遗症，可用鸡血藤配伍丹参、当归、杜仲、桑寄生、豨莶草、陈皮、红花等；如治中风麻木、肢体瘫痪，常配伍益气活血及通络药，如黄芪、丹参、地龙等药；治血虚不养筋之肢体麻木及重症肌无力、下肢不宁综合征等，多配益气补血药，如黄芪、当归、丹参等。

现代药理研究指出：鸡血藤含有黄酮类、木脂素类、蒽醌类等化学物质。有实验表明鸡血藤生药水煎醇沉制剂在100 mg/kg浓度时，在试管内对二磷腺苷诱导的大鼠血小板聚集有明显抑制作用。另外，鸡血藤还具有抗炎、抗病毒、抗肿瘤、双向调节酪氨酸酶等作用。刘老在辨证论治的前提下，结合辨病及现代药理研究成果，常利用鸡血藤治疗肢体瘫痪、手足麻木、眼睑下垂、面瘫及下肢酸胀疼痛等疾病，疗效良好。

【注意事项】

阴虚火亢者慎用。

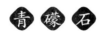

青礞石

【基　　原】

本品为变质岩类黑云母片岩或绿泥石化云母碳酸盐片岩。

【功能主治】

味甘、咸，性平。归肺、心、肝经。坠痰下气，平肝镇惊。主治癫痫发狂、惊风抽搐以及烦躁胸闷、顽痰胶结、咳逆喘急等病症。

【用法用量】

内服：入丸、散，3~6 g；煎汤，10~15 g，布包。

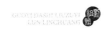
【刘老经验】

刘老认为青礞石质重性烈，功专坠降，味咸软坚，既能消痰化气，以治顽痰、老痰胶固之证，又能功消痰积，平肝镇惊，为治惊痫之良药。正如《本草经疏》记载："礞石禀石中刚猛之性，体重而降，能消一切积聚痰结，消积滞，坠痰涎，诚为要药。"若痰积惊痫、大便秘结者，可用礞石滚痰丸以逐痰降火定惊；若热痰壅塞引起的惊风抽搐，以青礞石为末，用薄荷汁和白蜜调服。

【注意事项】

本品重坠性猛，非痰热内结不化之实证不宜使用；脾胃虚弱，小儿慢惊风及孕妇均禁服。

【基　　原】

本品为姜科植物温郁金、姜黄、广西莪术或蓬莪术的干燥块根。

【功能主治】

味辛、苦，性寒。归肝、胆、心经。疏肝解郁，清心凉血，利胆退黄。主治癫痫、热病神昏等脑系疾病，还用于治疗冠心病、心绞痛、黄疸尿赤、胆石症、吐血衄血、尿血血淋、经闭痛经、妇女倒经等病症。

【用法用量】

内服：煎汤，3~10 g；磨汁或入丸、散。

【刘老经验】

刘老指出，郁金具有血、气、火兼治功效，《本草经疏》

记载："郁金本入血分之气药，其治以上诸血证者，正谓血之上行，皆属于内热火炎，此药能降气，气降即是火降，而其性又入血分，故能降下火气，则血不妄行。"刘老应用过程中审证细微，严谨组方，常用郁金配伍牡丹皮、栀子，其中郁金活血凉血；牡丹皮清热凉血活血；栀子清热凉血。三药合用共奏清热、凉血、活血之功效，用于治疗急性脑出血等血热淤滞之出血症。郁金配伍香附、柴胡、白芍：郁金行气解郁、活血止痛；香附疏肝理气、调经止痛；柴胡疏肝解郁；白芍柔肝而缓急止痛。柴胡与郁金、香附相伍其疏肝解郁之功更显著，白芍与郁金、香附同用，其止痛之效更强，四药伍用共奏疏肝解郁、行气活血、缓急止痛之功效，常用于治疗肝郁气滞血瘀之心绞痛。

刘老根据《本草便读》对郁金之记载"因其质属芳香，豁痰涎于心窍；却谓性偏寒燥，疗癫痫于肝家"，临床上常配伍石菖蒲、竹茹、远志、胆南星、法半夏等，治疗痰热闭塞心窍之癫痫。

临床上刘老认为郁金可与白芍、萱草花等配伍治疗抑郁症；与首乌藤、酸枣仁等配伍治疗失眠多梦；与白矾配伍治疗痰浊阻遏心窍之惊痫、癫狂；与白矾、蜈蚣配伍治疗癫痫抽搐；与红花、瓜蒌、薤白配伍治疗冠心病、心绞痛；与山楂、绞股蓝等配伍治疗高脂血症；与青皮、香附等配伍治疗气滞血瘀所致疱疹后胸腹疼痛。

现代药理研究指出：郁金含有姜黄素、挥发油类、姜黄酮等化学成分，具有降血脂、抗氧化、抗自由基损伤、催眠、抑制中枢神经、抗肿瘤活性、抗真菌、免疫抑制等作用。刘老在辨证论治的前提下，结合辨病及现代药理研究成果，临床常用郁金配伍其他药物治疗冠心病、心绞痛、癫痫、热病神昏等疾病。

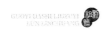
【注意事项】

阴虚失血及无气滞血瘀者忌服，孕妇慎服。畏丁香。

【基　　原】

本品为马兜铃科植物北细辛、汉城细辛或华细辛的干燥全草。

【功能主治】

味辛，性温，有小毒。归心、肺、肾经。祛风散寒，通窍止痛，温肺化饮。主治头痛及窦性心动过缓、病态窦房结综合征、房室传导阻滞、偏头痛、各种神经痛等，亦用于风寒感冒，牙痛，鼻塞，鼻渊，风湿痹痛，痰饮喘咳等病症。

【用法用量】

内服：煎汤，1~3 g，散剂每次服 0.5~1 g；外用：研末撒、吹鼻或煎水含漱。

【刘老经验】

细辛温散风寒湿邪力强，能通窍止痛，用治风寒所致之头痛、身痛，并善治寒犯少阴、阳虚外感等证，也有一定的蠲痹止痛作用。如《珍珠囊》"主少阴苦头痛"；《药性论》"除齿痛，主血闭、妇人血沥腰痛"；《神农本草经》"主咳逆，头痛脑动，百节拘挛，风湿痹痛"。刘老临证合理辨证、巧妙配伍，用细辛治疗各种痛证，取得了理想疗效。如风冷头痛者，配羌活、独活、川芎；风热头痛者，配石膏、黄芩；风痰头痛者，配天南星、半夏；血瘀头痛者，配红花、川芎；气虚头痛者，配黄芪、党参、蔓荆子；心绞痛者，配薤白、桂枝、丹参；心动过缓者，配麻黄、甘草。

刘老使用细辛特别注意其用法用量，严格遵循"细辛不过钱"的古训，一般使用 1~3 g。因其辛散太过，能耗气伤阴，故用量不能大，而且气血虚弱、阴虚阳亢及肺热咳嗽者不宜使用。对此，现代药理研究也提供了证据，如发现细辛的主要成分为挥发油，小剂量挥发油有镇静作用，但大剂量挥发油可使中枢神经系统先兴奋后麻痹、呼吸减弱、反射消失，而后导致神经性呼吸麻痹甚至死亡。

【注意事项】

气血虚弱、阴虚阳亢及肺热咳嗽不宜使用；不宜与藜芦同用。

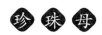

珍 珠 母

【基　　原】

本品为蚌科动物三角帆蚌、褶纹冠蚌或珍珠贝科动物马氏珍珠贝的贝壳。

【功能主治】

味咸，性寒。归肝、心经。平肝潜阳，定惊明目。主要用于偏头痛、癫狂、失眠、原发性高血压等心脑疾病，还可用于治疗肝热目赤、肝虚目昏、湿疮瘙痒、溃疡久不收口、消化性溃疡等病症。

【用法用量】

内服：煎汤，10~30 g，打碎先煎；或研末，1.5~3 g；或入丸、散。

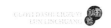
【刘老经验】

刘老在临证过程中，常将珍珠母用于头痛、烦躁、失眠等患者。珍珠母与白芍、川芎等同用治疗血管性头痛；与大黄、黄芩、石菖蒲等药配伍治疗癫狂。珍珠母质重入心经，有镇静安神之效。治疗阴血不足，心神不宁，入夜少寐，时而惊悸者，可与酸枣仁、柏子仁、熟地黄配伍，以滋阴养血，镇心安神；心火亢盛，心神不安，烦躁失眠者，可与黄连、磁石、朱砂同用，以清心镇静安神。本品亦有平肝潜阳，清泻肝火的作用。治疗肝阳上亢之头痛眩晕，可与钩藤、菊花、天麻、石决明等配伍，以增平肝潜阳之效；若证属阴虚阳亢者，可与生地黄、白芍等同用；肝火上炎所致目赤肿痛者，可与菊花、木贼、夏枯草等同配伍，以增清肝泻火、明目之功。

刘老认为珍珠母、石决明皆为贝类，属咸寒之品，均能平肝潜阳、清肝明目，用治肝阳上亢、肝经有热之头痛、眩晕、耳鸣及肝热目疾、目昏翳障等症。然石决明清肝明目作用力强，又有滋养肝阴之功，尤适宜于血虚肝热之羞明、目暗、青盲等目疾，及阴虚阳亢之眩晕、耳鸣等症；珍珠母入心经，有镇静安神之效，故失眠、烦躁、心神不宁等神志疾病多用之。

现代药理研究证实：珍珠母含有无机盐、微量元素、氨基酸等化学物质。药理作用主要有镇静、催眠、抗抑郁、降低缺血脑组织的单个细胞趋化蛋白含量、抗氧化等作用。刘老在辨证论治的前提下，结合现代医学研究成果，并与辨病相结合，广泛地运用珍珠母治疗焦虑症、抑郁症、睡眠障碍、躁狂症等病症。

【注意事项】

脾胃虚寒者以及孕妇慎服。

枸杞子

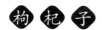

【基　　原】

本品为茄科植物宁夏枸杞的干燥成熟果实。

【功能主治】

味甘，性平。归肝、肾经。滋补肝肾，益精明目。主治眩晕、健忘及高脂血症、脑动脉硬化症、后循环缺血、中风后遗症、血管性痴呆以及腰膝酸软、遗精滑泄、须发早白、消渴等病症。

【用法用量】

内服：煎汤，5~15 g；或入丸、散、膏、酒剂。

【刘老经验】

《药性论》指出枸杞子能"补益精，诸不足"。刘老认为枸杞子能滋肝肾之阴，为平补肾精肝血之品。通常配伍沙苑子、蒺藜、天麻，治疗脑动脉硬化症及后循环缺血所致眩晕；配伍绞股蓝、山楂，治疗高脂血症；配伍地龙、豨莶草、丹参，治疗中风后遗症；配伍沙苑子、淫羊藿、石菖蒲、远志，治疗血管性痴呆。

刘老指出，在夏季的时候，阴虚体质的人应该注意枸杞子的用量，因为枸杞子性甘，温和，用量过大易导致上火，尤其是生吃时更应减少用量。

药理学研究证实：枸杞子可调节机体免疫功能，能有效抑制肿瘤生长和细胞突变，具有延缓衰老、抗突变、调节血脂和血糖等方面的作用。刘老在辨证论治的前提下，结合现代医学研究成果，并与辨病相结合，广泛地运用枸杞子治疗脑动脉硬

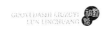

化症、中风、糖尿病、血脂异常等病症。

【注意事项】

外邪实热，脾虚有湿及泄泻者忌服。

钩 藤

【基　　原】

本品为茜草科植物钩藤、大叶钩藤、毛钩藤、华钩藤或无柄果钩藤的干燥带钩茎枝。

【功能主治】

味甘，性凉。归肝、心包经。清热平肝，熄风定惊。主治头痛眩晕、惊痫抽搐及各种高血压、偏头痛、丛集性头痛、癫痫、脑卒中，亦用于感冒夹惊，妊娠子痫。

【用法用量】

内服：煎汤 3~12 g，不宜久煎；或入散剂。

【刘老经验】

钩藤味甘性微寒，有清心热、熄肝风、定惊痫、止抽搐的作用。肝热急惊者，配僵蚕、蝉蜕、龙胆；脾虚慢惊者，配天麻、白术、茯苓；高热痉厥者，配羚羊角、生地黄、白芍；妊娠子痫者，配桑寄生、当归、茯神；偏瘫、口祸、言謇者，配桑枝、地龙、穿山甲；四肢拘挛掣痛者，配僵蚕、全蝎、伸筋草；小儿夜啼者，配蝉蜕、灯心草、淡竹叶；阳亢眩晕者，配天麻、石决明、牛膝；肝火头痛者，配龙胆、夏枯草、黄芩。

关于煎服法，刘老主张钩藤宜"后下"，认为后下力大、久煎力小。有实验研究证明，钩藤煮沸煎熬超过 20 分钟，其降低血压的成分即受到部分破坏。

现代药理研究指出：钩藤主要含有钩藤碱、异钩藤碱、金丝桃苷、儿茶素等化学物质。具有镇静、抗惊厥、抗癫痫、降血压、逆转心肌重构、抗心律失常、抗血小板聚集及抗血栓形成等作用。有实验表明钩藤煎剂、乙醇提取物及生物碱对各种动物的正常血压及高血压均有降压作用。研究表明，中枢神经系统的许多疾病如脑缺血、阿尔茨海默病、帕金森病等的发病机制都与氧自由基有一定的关系，钩藤中的生物碱和多酚类成分有协同作用，通过刺激细胞抗氧化防御体系，多途径发挥保护作用。刘老在辨证论治的前提下，结合现代医学研究成果，并与辨病相结合，钩藤被广泛地用于治疗高血压、脑梗死、阿尔茨海默病、癫痫等病症。

【注意事项】

脾胃虚寒及无阳热实火者慎服。

【基　　原】

本品为莎草科植物莎草的干燥根茎。

【功能主治】

味辛、微苦、微甘，性平。归肝、脾、三焦经。行气解郁，调经止痛。主治肝郁气滞所致头痛、失眠、郁闷焦虑、胸痹胸痛、心悸怔忡等心脑症状及脘腹胀痛、胸脘痞闷、乳房胀痛、月经不调、经闭痛经等病症。

【用法用量】

内服：煎汤，6~10 g；或入丸，散。外用：研末撒、调敷或做饼热熨。

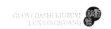
【刘老经验】

刘老认为香附作用广泛，适应证广。古代诸多中医文献记载均体现了此特点，李杲言其"治一切气，并霍乱吐泻腹痛，肾气膀胱冷"，《本草纲目》言其"止心腹、肢体、头、目、齿、耳诸痛，痈疽疮疡"。《本草正义》云："香附，辛味甚烈，香气颇浓，善走能守，不燥不散，故可频用而无流弊。"香附辛香能散，微苦能降，微甘能和，性平不偏，故可与不同中药联合应用，具有不同的功效，可以治疗多种疾病。如配川芎、苍术，用于肝气郁滞之头痛头昏、胸闷胁痛；配丹参、降香、瓜蒌皮，用于胸痹胸痛；配柴胡、郁金，用于抑郁症。

香附用不同的炮制方法可改变其性味，产生新的功效，治疗不同疾病。刘老认为，香附味辛能散，微苦能降，微甘能和，性平不寒，芳香走窜，为理气之良药。香附生用上行达表，多入解表剂中，经炮制后，能增强疏肝理气、调经止痛作用。生香附理气解表；炒香附理气止痛；醋香附长于疏肝理气、去积、调经止痛；酒香附偏于行气通络；姜香附行气化痰；制香附调气血、疏肝止痛。如《药鉴》云："炒黑色，禁崩漏下血。醋调敷，治乳肿成痈……醋炒理气疼为妙，盐制治肾痛为良。酒炒则热，便煮则凉。"《药鉴》称香附"乃血中气药，诸血气方中所必备用者也……同气药则入气分，同血药则入血分，女科之圣药也"；"气病之总司，妇科之主帅"。因此在临床上合理使用香附可起到一药多用的效果。

现代药理研究指出：香附主要含有挥发油类、黄酮类、三萜类、糖类等化学物质，具有抗抑郁、解热、镇痛、抗炎、抑制血小板聚集、抗氧化等药理作用。有实验表明，香附醇提取物具有抗抑郁作用。刘老在辨证论治的前提下，结合现代医学研究成果，并与辨病相结合，常用香附配伍其他药物治疗紧张性头痛、围绝经期综合征、焦虑症、抑郁症等病症。

【注意事项】

凡气虚无滞、阴虚血热者忌服。

【基 原】

本品为姜科植物姜黄的干燥根茎。

【功能主治】

味辛、苦，性温。归脾、肝经。破血行气，通经止痛。主治中风后上肢瘫痪麻木、肩臂麻痛、高脂血症、心绞痛以及胸胁刺痛、妇女血瘀经闭、产后瘀停腹痛、癥瘕、跌扑肿痛、牙龈肿胀疼痛等病症。

【用法用量】

内服：煎汤，3~10 g；或入丸，散。外用：研末调敷。

【刘老经验】

《本草经疏》载："姜黄，其味苦胜辛劣，辛香燥烈，性不应寒……苦能泄热，辛能散结，故主心腹结积之属血分者。兼能治气，故又云下气。"刘老认为姜黄辛散温通，既入血分又入气分，能活血行气止痛。常与当归、木香、乌药等药同用，治疗心脉闭阻之心胸痛；与枳壳、桂枝、桑枝同用，治疗中风后上肢瘫痪；治疗气滞血瘀之神经痛，常与当归、红花等药配伍。姜黄尤长于行肩臂而除颈背疼痛，常配伍羌活、防风、当归等药。

刘老指出郁金、姜黄为同一植物的不同药用部位，均能活血散瘀、行气止痛，用于气滞血瘀证。姜黄辛温行散，祛瘀力强，以治寒凝气滞血瘀证为佳。且可祛风通痹而用于风湿痹痛；

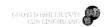
郁金苦寒降泄，行气力强，且凉血，治疗血热瘀滞之证为宜，又能利胆退黄，清心解郁而用于湿热黄疸、热病神昏等证。

现代药理研究指出：姜黄含有姜黄素、挥发油等成分，具有降血脂，抑制血小板聚集，增强纤溶活性，降压等作用。刘老在辨证论治的前提下，结合辨病及现代药理研究成果，常将姜黄与当归、木香、乌药等药同用，治疗心绞痛；还用姜黄浸膏片内服治疗高脂血症；在配伍中用姜黄治疗中风后的肢体瘫痪麻木、胸胁刺痛、肩臂麻痛、跌打肿痛。

【注意事项】

血虚无气滞血瘀者及孕妇慎服。

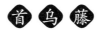

【基　　原】

本品为蓼科植物何首乌的藤茎或带叶藤茎。

【功能主治】

味甘、微苦，性平。归心、肝经。养心安神，通络祛风。主治失眠多梦、心神不宁等神经衰弱症状及血虚身痛、风湿痹痛、风疹瘙痒等病症。

【用法用量】

内服：煎汤，9~15 g。外用：适量，煎水洗；或捣烂敷。

【刘老经验】

正如《本草正义》所言本品："治夜少安寐，盖取其能引阳入阴。"刘老指出首乌藤入心肝二经，能补养阴血，养心安神，适用于阴虚血少之失眠多梦、心神不宁、头目眩晕等症。《本草再新》载首乌藤："可补中气，行经络，通血脉，治劳

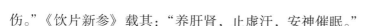

伤。"《饮片新参》载其："养肝肾，止虚汗，安神催眠。"

刘老指出若为治疗阴虚血少所致的失眠，常与合欢皮相须配合，也可与酸枣仁、柏子仁、远志等同用。治疗肢端动脉痉挛性疾病，常与牛膝、桑枝、丹参、浮小麦、当归、大枣、甘草等配伍。

现代药理研究指出：首乌藤主要含有蒽醌类物质，具有镇静、催眠等作用，亦有抗脂作用。高脂血症大白鼠灌服本品煎液，能显著降低其血清胆固醇和血清甘油三酯的含量。刘老在辨证论治的前提下，结合现代医学研究成果，并与辨病相结合，运用首乌藤配伍山楂、绞股蓝等治疗高脂血症。亦用首乌藤配伍其他药材治疗失眠、多梦、心神不安、风湿痹痛等病症。

【注意事项】

躁狂属实火者慎服。

【基　　原】

本品为樟科植物肉桂的干燥嫩枝。

【功能主治】

味辛、甘，性温。归心、肺、膀胱经。发汗解肌，温通经脉，助阳化气，平冲降气。主治面神经麻痹、头痛、冠心病、心动过缓、房颤、心力衰竭、胸痹心悸、奔豚等心脑疾病，还可用于风寒感冒、脘腹冷痛、血寒经闭、癥瘕结块、关节痹痛、痰饮水肿等病症。

【用法用量】

内服：煎汤，3~10 g；或入丸、散。

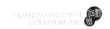
【刘老经验】

《本经疏证》云："和营、通阳、利水、下气、行气、补中，为桂枝六大功效。"刘老认为其主要功效是解表发汗、温经通阳的功效，胸痹胸痛者，配枳实、瓜蒌皮、薤白；心动悸、脉细代者，配炙甘草、人参、阿胶；心衰浮肿者，配茯苓、白术、车前子；心衰喘促不能平卧者，配人参、葶苈子、防己；中风后肩手综合征，配伸筋草、络石藤、蝉蜕。

现代药理研究指出：桂枝主要含有桂皮醛、苯甲醛、苯丙醛等化学物质，具有镇静、抗惊厥、抗炎、解热镇痛、抗血小板聚集、抗菌、抗病毒、利尿等药理作用。有实验表明，桂枝可明显增强冠脉血流量，改善冠脉循环，具有体外完全抑制凝血酶促进纤维蛋白原变为纤维蛋白的作用，提取物亦能抑制胶原及 ADP 所诱导的血小板聚集。刘老在辨证论治的前提下，结合现代医学研究成果，并与辨病相结合，临床常用桂枝配伍其他药物治疗面神经炎、多发性周围神经病、慢性格林-巴利综合征、冠心病、心力衰竭、自主神经功能紊乱等病症，均取得了较好疗效。

【注意事项】

温热病、阴虚阳盛证、血证者及孕妇忌服。

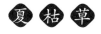

【基　原】

本品为唇形科植物夏枯草的干燥果穗。

【功能主治】

味辛、苦，性寒。归肝、胆经。清火明目，散结消肿。主

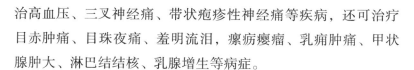

治高血压、三叉神经痛、带状疱疹性神经痛等疾病，还可治疗目赤肿痛、目珠夜痛、羞明流泪，瘰疬瘿瘤、乳痈肿痛、甲状腺肿大、淋巴结结核、乳腺增生等病症。

【用法用量】

内服：煎汤，9~15 g，或熬膏；或入丸、散。外用：煎水洗或捣敷。刘老常用量为15~30 g。

【刘老经验】

《本经逢原》言："夏枯草，《本经》专治寒热瘰疬，有补养厥阴血脉之功，以辛能散结，苦能除热，而癥结瘿气散矣。言轻身者，脚肿湿痹愈而无重着之患也。佐以香附、甘草，治目珠疼夜甚者，以其禀纯阳之气，而散阴中结滞之热也。又能解内热，缓肝火，从治之法，并治痘后余毒及肝热目赤有效。久服亦防伤胃，以善走厥阴，助肝木之气耳。"刘老在临床上将其用于治疗肝火上炎、目赤肿痛、目珠疼痛、头痛眩晕等症。因肝火而晕痛口苦者，配菊花、黄芩、石决明；因阳亢而头胀头痛者，配钩藤、白芍、地龙；因风热而诱发偏头痛者，配桑叶、蔓荆子、决明子；因肝郁而化火者，配香附、郁金。

现代药理研究指出：夏枯草主要含有三萜类、甾醇类、苷类、黄酮类、香豆素、有机酸、挥发油、苯丙酸等化学物质，具有抗氧化、抗自由基、调节内分泌、降血压、降血脂等药理作用。有实验表明，夏枯草多种提取物对麻醉动物均有降压作用，且具有抗心肌梗死及抗凝等作用。刘老在辨证论治的前提下，结合现代医学研究成果，并与辨病相结合，常用夏枯草配伍菊花、决明子等治疗高血压、冠心病等病症。

【注意事项】

脾胃虚弱者慎服。气虚者不宜服。

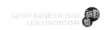

【基　原】

本品为伞形科植物柴胡或狭叶柴胡的干燥根。

【功能主治】

味苦、辛，性微寒。归肝、胆经。和解表里，疏肝解郁，升阳。主治偏头痛、后循环缺血、脑动脉硬化症、重症肌无力、脑外伤后综合征、抑郁症、癔病、失眠症及郁闷不舒、头痛目眩、耳鸣耳聋等心脑疾病，还用来治疗感冒发热、寒热往来、胸胁胀痛、疟疾、下利脱肛、食少倦怠、月经失调、子官脱垂等病症。

【用法用量】

内服：煎汤，3~10 g；或入丸、散。

【刘老经验】

刘老认为柴胡苦辛微寒，气味俱薄，轻清升散，最善疏泄，专入肝、胆二经，既可解表退热治疗外感，又可疏肝解郁治疗内伤。《神农本草经》记载："主心腹肠胃中结气，饮食积聚，寒热邪气，推陈致新。"

临床上，刘老常用柴胡与黄芩、川芎、当归等药同用，治疗脑震荡后遗头痛、失眠；也可与党参、升麻、蔓荆子等同用，治疗后循环缺血、脑动脉硬化症；与黄芪、升麻、当归、枳实同用，治疗重症肌无力；与郁金、百合同用，治疗抑郁症；与酸枣仁、龙齿、珍珠母同用，治疗失眠症。

刘老认为柴胡治疗内伤主要体现在情志与胃肠疾病方面。五脏之中肝主情志、主疏泄，柴胡具有助肝疏泄、畅通全身气机的功能，故谓柴胡具有疏肝解郁之效，常与香附、合欢皮、当归、白芍、薄荷、百合等配伍应用。脾胃的运化功能、气机升降也有赖于肝的疏泄调达，故谓柴胡具有疏肝和胃之效，常与法半夏、陈皮、砂仁等配伍应用。刘老还指出：因肝体阴而用阳，以藏血为本，疏泄为用。肝血充足，肝之疏泄才能得以发挥正常。所以应用柴胡疏泄时注意配伍当归、白芍、酸枣仁、首乌藤等补养肝血，使其既能疏肝畅气，又无耗伤肝阴肝血之虞。另外，刘老强调柴胡疏肝需醋炙，醋味酸，酸能入肝，增强了入肝疏肝之功效。

现代药理研究指出：柴胡主要含有挥发油、三萜皂苷、黄酮类等化学物质，具有解热、镇痛、抗炎、镇静、抗惊厥、降血压、降血脂等功效。刘老在辨证论治的前提下，结合现代医学研究成果，并与辨病相结合，还常用柴胡配伍其他药物治疗睡眠障碍、带状疱疹性神经痛、高血压、高脂血症等病症。

【注意事项】

真阴亏损，肝阳上升者忌服。

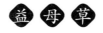

益 母 草

【基　原】

本品为唇形科植物益母草的新鲜或干燥地上部分。

【功能主治】

味苦、辛，性微寒。归肝、心、膀胱经。活血调经，利尿消肿，清热解毒。主治冠心病、心绞痛、急性血栓性深静脉炎、中风后肢体肿胀以及月经不调、痛经经闭、恶露不尽、瘀滞腹痛、水肿尿少、痈肿疮疡、皮肤瘾疹、跌打损伤等病症。

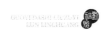
【用法用量】

内服：煎汤，9~30 g；熬膏或入丸、散。外用：煎水洗或捣敷。

【刘老经验】

刘老认为益母草苦泄辛散，主入血分，善活血调经，祛瘀通经，为妇产科要药，同时也是冠心病、心绞痛、静脉炎、中风后遗症的常用药物。益母草配合丹参、川芎、葛根、降香等治疗心绞痛；配合红花、土鳖虫等治疗中风后遗症。益母草既能利水消肿，又能活血化瘀，尤宜治水瘀互结的中风后瘫肢水肿，常配合用丝瓜络、泽兰等药。

现代药理研究指出：益母草可抑制血栓形成，减少血栓干湿重量，延长体外血栓形成时间，具有较强的抗血栓形成作用。另外，益母草亦具有抗血小板聚集，改善冠脉循环，保护心脏等作用。刘老在辨证论治的前提下，结合辨病及现代药理研究成果，还将益母草与紫草、赤芍、紫花地丁等同用治疗急性血栓性深静脉炎，临床疗效良好。

【注意事项】

阴虚血少者及无瘀滞者忌服。

桑 寄 生

【基　　原】

本品为桑寄生科植物桑寄生的干燥带叶茎枝。

【功能主治】

味苦、甘，性平。归肝、肾经。补肝肾，强筋骨，祛风湿，安胎元。主治高血压、心绞痛、心律失常，亦用于风湿痹痛，腰膝酸软，筋骨无力，崩漏经多，妊娠漏血，胎动不安等病症。

【用法用量】

内服：煎汤，9~15 g；或入散剂、浸酒；或捣汁服。

【刘老经验】

《本经逢原》记载："寄生得桑之余气而生，性专祛风逐湿，通调血脉，故《本经》取治妇人腰痛，小儿背强等病，血脉通调而肌肤眉须皆受其荫，即有痈肿，亦得消散矣。"刘老认为其对风湿痹痛、肝肾不足、腰膝酸痛最为适宜，常与独活、牛膝等配伍应用。若眩晕耳鸣者，配何首乌、天麻、夏枯草；胸痛者，配丹参、降香、川芎；小儿麻痹症者，配淫羊藿、全蝎；因脑萎缩而足膝无力者，配续断、狗脊、杜仲。

现代药理研究指出：桑寄生主要含有挥发油类、凝集素、维生素、微量元素等化学物质，具有镇痛、抗炎、保护神经、扩张冠状动脉、降血压等作用。

【注意事项】

用量不宜过大。

黄 芩

【基　　原】

本品为唇形科植物黄芩的干燥根。

【功能主治】

味苦，性寒。归肺、胆、脾、胃、大肠、小肠经。清热燥湿，泻火解毒，止血，安胎。主治原发性高血压、流行性脑脊髓膜炎、高脂血症、血管性痴呆以及湿温暑温、胸闷呕恶、湿热痞满、泻痢、黄疸、肺热咳嗽、高热烦渴、血热吐衄、痈肿

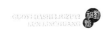
疮毒、胎动不安等病症。

【用法用量】

内服：煎汤，3～10 g，或入丸、散；外用：煎水洗或研末撒。

【刘老经验】

临床上，若高热昏谵者，配黄连、水牛角；因肝火而头痛头晕者，配龙胆、夏枯草、大青根；高血压者，配菊花、钩藤、苦丁茶；眉棱骨痛者，配羌活、防风；神呆烦躁者，配黄连、石菖蒲、远志。

现代药理研究指出：黄芩主要含有黄芩苷、黄芩素、二氢黄酮等化学物质，具有抗缺血再灌注损伤、保护神经元、解热、抗炎、抗氧化、调节免疫、抗肿瘤、利尿等药理作用。现代研究表明，黄芩素对麻醉犬有利尿作用，且在动物实验中有降压功效，还可加强大脑皮质的抑制过程，因此以黄芩制成酊剂治疗原发性高血压。刘老在辨证论治的前提下，结合现代医学研究成果，并与辨病相结合，常运用黄芩治疗原发性高血压、流行性脑脊髓膜炎、病毒性脑炎、脑瘤等病症。

【注意事项】

脾胃虚寒者不宜使用。

黄 芪

【基　　原】

本品为豆科植物内蒙黄芪或膜荚黄芪的干燥根。

【功能主治】

味甘，性微温。归脾、肺经。补气健脾，升阳举陷，益卫固表，利水消肿，托毒排脓生肌。主治中风、脑外伤后遗症、痴呆、头痛、肢体麻木疼痛、胸痹等心脑疾病，还可治疗疮疡久溃不敛、食少便溏、脾虚泄泻、自汗盗汗、脱肛、浮肿尿少等病症。

【用法用量】

内服：煎汤，6~15 g，大剂量要用至 30 g。补虚宜炙用；止汗、利尿、托疮生肌宜生用。刘老常用量为 10~60 g。

【刘老经验】

刘老喜用黄芪治疗脑病。刘老认为，肾虚络阻是脑外伤后遗症、脑萎缩、阿尔茨海默病、中风后遗症等疾病的重要病机。肾主骨生髓，而脑为髓海，肾之气虚，则清阳不能上充脑窍，肾之精亏，则髓海失养。若因虚生瘀，血行不畅，髓海失养加重，则作头晕头痛、健忘痴呆、肢体瘫痪麻木失灵等。故临床上治疗疑难脑病常用黄芪益气升清阳、补气助血行。

临床上，治疗自主神经功能紊乱所致自汗多者，常与浮小麦、麻黄根、五味子、龙骨、牡蛎等配合同用。重症肌无力而因脾胃虚弱、中气不足，出现眼睑下垂、神疲乏力、少气懒言者，常与党参、白术、当归、升麻、柴胡等配伍应用。如失血性休克出现四肢厥冷、全身大汗淋漓、血压急剧下降者，宜配人参、附子、麦冬、五味子等急煎服抢救。

黄芪皮功用同黄芪，但善于走表，偏用于固表止汗及气虚水肿，用量宜轻，一般为 3~9 g。

刘老应用黄芪特别注意根据不同的病情需要，选取生用还是炙用。黄芪生用偏于走表，能固表止汗、托里排脓、敛疮收口；炙用重在走里，能补中益气、升提中焦清气、补气生血、利尿。

现代药理研究指出：黄芪主要含有黄酮类、多糖类、苷类、

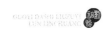
氨基酸类等化学物质，具有抗疲劳、抗肿瘤、抗菌、双向调节血压、降血糖、促进机体代谢等功能。有实验表明，黄芪能改善病毒性心肌炎患者的左心室功能，还有一定的抗心律失常作用。刘老在辨证论治的前提下，广泛地运用黄芪治疗中风、脑外伤后遗症、痴呆、头痛、头晕、肢体麻木疼痛、胸痹、自汗、盗汗、重症肌无力、休克等病症。

【注意事项】

孕妇忌用。

【基　　原】

本品为毛茛科植物黄连、三角叶黄连或云连的干燥根茎。

【功能主治】

味苦，性寒。归心、脾、胃、胆、大肠经。清热燥湿，泻火解毒。主治神昏高热、脑炎、脑膜炎、顽固性失眠、癫狂、焦虑症、抑郁症、病毒性心肌炎以及湿热痞满、呕吐吞酸、泻痢、黄疸、血热吐衄、目赤、牙痛、消渴、痈肿疔疮、蛔虫病、百日咳等病症；还可外治湿疹、湿疮、耳道流脓等。

【用法用量】

内服：煎汤，2~5 g，或入丸、散；外用：研末调敷、煎水洗或浸汁点眼。

【刘老经验】

《神农本草经百种录》记载："凡药能去湿者必增热，能除热者，必不能去湿，惟黄连能以苦燥湿，以寒除热，一举两得，莫神于此。心属火，寒胜火，则黄连宜为泻心之药，而反能补心何也？盖苦为火之正味，乃以味补之也。"刘老认为治疗火热毒盛证，需注重配伍。如高热昏谵者，配黄芩、栀子、石膏；神昏斑疹者，配生地黄、牡丹皮、水牛角；急惊抽搐者，配龙胆、钩藤；心火上攻、烦躁失眠者，配生地黄、朱砂、酸枣仁；痰热痹阻而胸痹胸痛者，配瓜蒌皮、薤白。

刘老强调黄连为典型的苦寒药物，过用苦寒有化燥伤津及损伤脾胃之弊，所以津液亏耗、脾胃虚弱者慎用，或适当配伍生津、健脾的药同用。而且使用时间不能过长、剂量不能过大，一般 1~5 g 即可。

现代药理研究指出：黄连主要含有黄连碱、药根碱、巴马亭等化学物质，具有抗炎、抗菌、抗真菌以及抗病毒等药理作用。另外，黄连还具有抗焦虑、抗凝血、抗心律失常、降压降糖、降血脂等作用。刘老在辨证论治的前提下，结合现代医学研究成果，并与辨病相结合，常用黄连来治疗颅内感染、焦虑症、抑郁症、高热神昏等病症。刘老还将黄连常与黄芩、阿胶等药同用治疗顽固性失眠，用黄连碱治疗急性肾炎性高血压和高血压伴有心绞痛者。

【注意事项】

凡阴虚烦热，胃虚呕恶，脾虚泄泻者慎服。

黄　精

【基　　原】

本品为百合科植物滇黄精、黄精或多花黄精的干燥根茎。

【功能主治】

味甘，性平。归脾、肺、肾经。补气养阴，健脾，润肺，

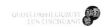
益肾。主治冠心病、病态窦房结综合征、低血压、自主神经功能失调以及脾胃虚弱、倦怠乏力、食欲不振、干咳少痰、劳嗽久咳、腰膝酸软、须发早白、内热消渴等病症。

【用法用量】

内服：煎汤，10~15 g，鲜品 30~60 g；或入丸、散；或熬膏。外用：适量，煎汤洗；熬膏涂；或浸酒搽。

【刘老经验】

刘老认为黄精甘平，能养肺阴，益肺气，如《本经逢原》指出其具有"补阴之功"。黄精补益肾精，延缓衰老，改善腰膝酸软、须发早白等早衰症状，常与枸杞子、何首乌等补肾益精之品同用；常将黄精配伍赤芍，治疗冠心病；用黄精与黄芪、麦冬、五味子等同用，治疗病态窦房结综合征；用黄精与生地黄、白芍等配伍，治疗自主神经功能失调。

刘老认为，黄精与山药均为气阴双补之品，性味甘平，主归肺、脾、肾三脏。然黄精滋肾之力强于山药，而山药长于健脾，并兼有涩性，宜用于脾胃气阴两伤，食少便溏及带下证。

现代药理研究指出：黄精具有降血脂，抗动脉粥样硬化，降血糖等作用。

【注意事项】

中寒泄泻，痰湿痞满气滞者忌服。

菊 花

【基　　原】

本品为菊科植物菊的干燥头状花序。

【功能主治】

味辛、甘、苦，性微寒。归肺、肝经。散风清热，平肝明目。主治高血压、冠心病、三叉神经痛、血管神经性头痛、眩晕及目赤肿痛、眼目昏花、疮痈肿毒等病症。

【用法用量】

内服：煎汤，5~10 g；泡茶或入丸、散。

【刘老经验】

《本草经疏》："菊花专制风木，故为去风之要药。苦可泄热，甘能益血，甘可解毒，平则兼辛，故亦散结。"刘老认为菊花疏风较弱，清热力佳，常将菊花与金银花等同用，治疗原发性高血压；与丹参、降香同用，治疗冠心病；与乌梅、山楂等配伍，治疗眩晕；与丹参、白芍、柴胡、全蝎等同用，治疗三叉神经痛；与夏枯草、谷精草、川芎、当归等配伍，治疗血管神经性头痛。

根据现代药理研究：菊花主要含有挥发油、菊苷、胆碱、黄酮等化学物质。有实验表明，菊花制剂不仅有扩张冠状动脉，增加冠脉血流量的作用，而且具有降血压、缩短凝血时间、解热、抗炎、镇静等功效。

【注意事项】

气虚胃寒，食少泄泻之病，宜少用之。

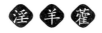

【基　　原】

本品为小檗科植物淫羊藿、箭叶淫羊藿、柔毛淫羊藿、巫山淫羊藿或朝鲜淫羊藿的全草。

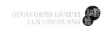
【功能主治】

味辛、甘，性温。归肝、肾经。补肾阳，强筋骨，祛风湿。主治神疲健忘、痴呆、冠心病、高血压、病毒性心肌炎、心动过缓及阳痿遗精、筋骨痉挛、筋骨痿软、腰膝无力、风湿痹痛等病症。

【用法用量】

内服：煎汤，3~15 g；浸酒、熬膏或入丸、散。外用：煎水洗。

【刘老经验】

淫羊藿甘温补虚，辛温行散，既可补肾壮阳、强筋健骨治虚，又可祛风除湿、通痹泻实。《本草求真》："淫羊藿气味甘温，则能补火助阳，兼有辛香，则冷可除而风可散耳。"刘老在临床上将本品配仙茅、黄柏等温肾阳、泻肾火、调冲任，用于围绝经期自主神经功能失调、顽固性高血压等疾病的治疗；与丹参、人参、桂枝、附子等配伍，治疗心动过缓；与肉苁蓉、枸杞子、石菖蒲、远志等配伍，治疗血管性痴呆和阿尔茨海默病；配伍牛膝、威灵仙、杜仲等，治疗坐骨神经痛。

现代研究发现：淫羊藿主要含有淫羊藿总黄酮、淫羊藿苷、淫羊藿多糖、生物碱、木脂素类、蒽醌类等化学物质，具有改善记忆力、降血压、降血脂、降胆固醇、提高免疫力、抗骨质疏松等作用。淫羊藿多糖能提高痴呆模型大鼠皮质及下丘脑内啡肽、神经肽含量，调整免疫功能并延缓衰老。刘老在辨证论治的前提下，结合现代医学研究成果，并与辨病相结合，运用淫羊藿配伍治疗血管性痴呆、阿尔茨海默病，取得了较好疗效。此外，淫羊藿的主要成分淫羊藿总黄酮能降低血黏度、抑制血栓形成。淫羊藿还有强心，增加冠脉流量，抗心肌缺血，抗心律失常，降血压，降血脂，降血糖等治疗作用。临床上，刘老常用淫羊藿片或淫羊藿浸膏片治疗冠心病、高血压、神经衰弱等疾病。

【注意事项】

阴虚而相火易动者忌服。

【基　　原】

本品为豆科植物野葛或甘葛藤的干燥根。

【功能主治】

味甘、辛，性凉。归脾、胃经。解肌退热，生津，透疹，升阳止泻。主治颈项强痛、头痛及原发性高血压、偏头痛、椎-基底动脉供血不足、血栓性脑梗死、腔隙性脑梗死、脑出血、冠心病、心绞痛，亦用于外感发热头痛、项强、口渴、消渴、麻疹不透、热痢、泄泻等疾病。

【用法用量】

内服：煎汤，9～15 g，或捣汁；外用：捣敷。刘老常用量为15～30 g。

【刘老经验】

刘老认为，葛根除传统的解肌退热、生津止渴、发表透疹、升阳止泻功效外，尚有舒经通络、活血通脉作用。《内经》记载"治痿独取阳明"，《药类法相》谓"葛根，治脾胃虚而渴，除胃热，善解酒毒，通行足阳明经之药"。而重症肌无力属于痿症范畴，刘老认为利用葛根解肌、生津之性，运用健脾益气之法，临证根据患者病情配伍不同药物，对于重症肌无力患者病情有明显改善。

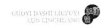
刘老在临证中常以葛根与红花、地龙等配伍防治脑血栓形成；对于瘀血阻络之心脑血管疾病，症见头痛、眩晕、胸痹、肢体麻木不遂等症者，刘老重用葛根至 30 g，与丹参、三七、山楂等配伍，达到活血化瘀、通经活络之效。对于风湿邪气痹阻经脉、拘急不通之颈椎病所致颈项强直者，刘老也常重用葛根至 30 g，与威灵仙、羌活、伸筋草等配伍，达到舒筋脉、通经络、解痉挛、柔痉缓急的作用。临床经验发现，治疗神经根型颈椎病可将葛根与桃仁、红花、木瓜等配伍使用；治疗脊髓型颈椎病可与天花粉、地龙、伸筋草等配伍使用。

现代药理研究发现，葛根素是葛根的主要有效药用成分，葛根素具有扩张血管、改善血液循环、抗心肌缺血、降低血压、减缓心率、抑制血小板聚集、降低血液黏度、降血糖等功能。葛根素对糖基化状态并发的脑神经损害具有保护作用。同时有研究表明葛根素对脑缺血损伤也具有保护作用。刘老在辨证论治的前提下，结合现代医学研究成果，并与辨病相结合，广泛地使用葛根治疗高血压、脑梗死、冠心病、糖尿病周围神经病变、血管源性认知功能障碍等病症。

【注意事项】

低血糖、低血压、体寒湿重者慎用。

【基　　原】

本品为蒺藜科植物蒺藜的干燥成熟果实。

【功能主治】

味苦、辛，性温，有小毒。归肝经。平肝解郁，祛风明目。

主治头痛眩晕及原发性高血压、冠心病、心绞痛、脑动脉硬化症、短暂性脑缺血发作、椎基底动脉供血不足、偏头痛，亦用于胸胁胀痛，乳闭乳痈，目赤翳障，风疹瘙痒等病症。

【用法用量】

内服：煎汤，6～10 g，或入丸、散。外用：适量，水煎洗；或研末调敷。

【刘老经验】

刘老指出蒺藜主入肝经，有平抑肝阳的作用，常用于肝阳上亢所致的头痛头晕，配天麻、白芍、石决明；风热头痛者，配桑叶、菊花、蔓荆子；风寒头痛者，配白芷、防风、川芎；阴虚头痛者，配何首乌、枸杞子、桑椹；血虚头痛者，配白芍、川芎、大青根；胸痹胸痛者，配三七、丹参。

现代药理研究指出：蒺藜水浸液、乙醇-水浸出液和30%乙醇浸出液对麻醉动物有降压作用。动物实验表明：蒺藜皂苷有扩张冠状动脉、改善冠状动脉循环、增强心脏收缩力、减慢心率的作用，亦能抑制血小板聚集，预防垂体后叶素及异丙肾上腺素所诱发的缺血性心电图变化，有抗心肌缺血和缩小心肌梗死范围的作用。临床研究表明：患者服用蒺藜皂苷治疗冠心病，有缓解心绞痛、改善心肌缺血的作用，并能不同程度地改善患者的胸闷、心悸、气短和心前区疼痛等症状。刘老在辨证论治的前提下，结合现代医学研究成果，并与辨病相结合，常运用蒺藜治疗高血压性脑出血、心绞痛等病症。

【注意事项】

血虚气弱者及孕妇慎服。

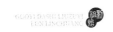

【基　　原】

本品为香蒲科植物水烛香蒲、东方香蒲或同属植物的干燥花粉。

【功能主治】

味甘，性平。归肝、心包经。止血，化瘀，通淋。主治高脂血症、冠心病以及吐血、衄血、咳血、崩漏、外伤出血、经闭痛经、脘腹刺痛、跌扑肿痛、血淋涩痛等病症。

【用法用量】

内服：煎汤，5~10 g，包煎，或入丸、散。外用：研末撒或调敷。

【刘老经验】

《本草汇言》记载："蒲黄，性凉而利，能洁膀胱之原，清小肠之气，故小便不通，前人所必用也。至于治血之方，血之上者可清，血之下者可利，血之滞者可行，血之行者可止。凡生用则性凉，行血而兼消；炒用则味涩，调血而且止也。"刘老指出蒲黄长于收敛止血，兼有活血行瘀之功，为止血行瘀之良药，有止血不留瘀的特点，对出血证不论属寒属热，有无瘀滞，均可应用，但以属实夹瘀者尤宜。刘老通常用蒲黄配伍丹参、葛根、降香，治疗心绞痛；配伍绞股蓝、山楂，治疗高脂血症；配伍五灵脂、乳香、没药，治疗各种神经痛。

现代药理研究证明：本品主要成分为黄酮类、甾类、香蒲甾醇等。蒲黄多种制剂能减轻心脏负荷，增加冠脉血流量，改善微循环，降低血压，提高机体耐缺氧能力。刘老在辨证论治的前提下，结合辨病及现代药理研究成果，常利用蒲黄降低血脂和防治动脉粥样硬化，还常将蒲黄水煎服用于治疗冠心病。刘老认为蒲黄总浸膏糖衣片临床运用有较好的降低血清胆固醇和甘油三酯的效果。

【注意事项】

孕妇慎服。

蜈　蚣

【基　　原】

本品为蜈蚣科动物少棘巨蜈蚣的干燥体。

【功能主治】

味辛，性温；有毒。归肝经。熄风镇痉，攻毒散结，通络止痛。主治顽固性头痛、中风、多发性神经炎、破伤风、小儿惊风、癫痫、舞蹈病等神经系统疾病，还可用于风湿顽痹、疮疡瘰疬、毒蛇咬伤等病症治疗。

【用法用量】

内服：煎汤，2~5 g；研末，0.5~1 g；或入丸、散。外用：适量，研末撒、油浸或研末调敷。或浸取液滴。

【刘老经验】

刘老指出：蜈蚣性温，性善走窜，通达内外，搜风定搐力强。《医学衷中参西录》中也有记载："蜈蚣，走窜之力最速，内而脏腑，外而经络，凡气血凝聚之处皆能开之。"临床上刘老常将蜈蚣与全蝎同用，治疗各种原因引起的痉挛抽搐。配伍天南星、防风等药治疗破伤风，角弓反张。刘老认为，蜈蚣还有良好的通络止痛功效，与全蝎、乳香、没药等同用治疗各种

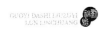
神经痛；与天麻、川芎、僵蚕等同用治疗久治不愈的顽固性头痛或偏正头痛。

刘老认为蜈蚣、全蝎均有熄风镇痉、解毒散结、通络止痛之功效，二药相须有协同增效作用。然全蝎性平，熄风镇痉，攻毒散结之力不及蜈蚣；蜈蚣力猛性燥，善走窜通达，熄风镇痉功效较强，又能攻毒疗疮，通痹止痛。

现代药理研究指出：蜈蚣具有镇痛、抗惊厥、降压等作用。蜈蚣的水溶液去蛋白提取液对豚鼠的离体心房肌肉收缩力有增强作用，对衰竭心脏的收缩力更为显著。刘老在辨证论治的前提下，结合现代药理研究成果，并与辨病相结合，广泛地运用蜈蚣治疗顽固性头痛、高血压性脑出血、癫痫、心力衰竭等病症。

【注意事项】

本品有毒，用量不宜过大。血虚生风者及孕妇禁服。

【基　　原】

本品为马鞭草科植物单叶蔓荆或蔓荆的干燥成熟果实。

【功能主治】

味辛、苦，性微寒。归膀胱、肝、胃经。疏散风热，清利头目。主治头晕目眩及偏头痛、丛集性头痛、脑动脉硬化症、椎-基底动脉供血不足，亦用于风热感冒头痛，齿龈肿痛，目赤多泪，目暗不明等病症。

【用法用量】

内服：煎汤，5~10 g；浸酒或入丸、散。外用：捣敷。

【刘老经验】

刘老认为蔓荆子辛、苦、寒，体轻质浮，味辛能疏泄，苦寒能清热，轻浮主上行，古言"诸子皆降，蔓荆子独升"，道出了其能升达头面诸窍的特性，故蔓荆子功善清利头目诸窍。如《名医别录》言"主风头痛，脑鸣，目泪出"，《珍珠囊》言其"凉诸经血，止头痛，主目睛内痛"。刘老喜用蔓荆子治疗头目诸窍诸病，还有用其引经为使之意。在临证中，风热头痛者，配薄荷、桑叶、菊花；风寒头痛者，配荆芥、防风、川芎；风湿头重痛者，配羌活、川芎、独活；气虚头痛者，配黄芪、人参、升麻；血虚头痛者，配川芎、白芍、大青根；筋骨挛痛者，配川芎、薏苡仁、威灵仙。

现代药理研究指出：蔓荆子主要含有挥发油、黄酮类、环烯醚萜类、二萜类、生物碱、甾体等化学物质，蔓荆子不仅能镇痛抗炎，亦有改善微循环、抗凝、降压、解热、抗炎等作用。刘老在辨证论治的前提下，结合现代医学研究成果，并与辨病相结合，广泛地运用蔓荆子治疗偏头痛、紧张性头痛、三叉神经痛、眶上神经痛、高血压、蛛网膜下腔出血、脑出血、脑梗死、病毒性脑炎、神经性耳聋等病症。

【注意事项】

血虚有火之头痛目眩及胃虚者慎服。

【基　　原】

本品为鼠李科植物酸枣的干燥成熟种子。

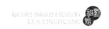

【功能主治】

味甘、酸，性平。归肝、胆、心经。补肝宁心，敛汗生津，安神。主治虚烦不眠、惊悸多梦、体虚多汗、津伤口渴等。

【用法用量】

内服：煎汤，9～15 g；或入丸、散。刘老常用量为 10～60 g。

【刘老经验】

《神农本草经》谓酸枣仁主"四肢酸疼"，《本经别录》云其治"脐上下痛"，提示该药有止痛之用。《名医别录》载："治烦心不得眠……虚汗、烦渴、补中、益肝气。"《新修本草》言："《本经》用实疗不得眠，不言用仁。今方皆用仁，补中益肝，坚筋骨，助阳气，皆酸枣仁之功。"但除将酸枣仁用于治疗不寐证、神经衰弱证外，治疗痛证、痒证刘老亦常将其加入方中。因酸枣仁归心经，而"诸痛痒疮皆属于心"，故癌性疼痛、皮肤病瘙痒、口舌生疮等病症，刘老亦常加用。剂量常由 15 g 始，逐渐增量。

酸枣仁古今医家多用以治疗不寐证，《金匮要略》酸枣仁汤可为代表。刘老在临床中，亦常用之治疗多种失眠症。但若按常规剂量，常难获效。通过实践发现，治疗不寐，须重用酸枣仁。刘老多从 30 g 起，逐渐增量，病重者可由 60 g 开始。最大剂量曾用至 100 g，未见明显不良反应。并且服药后既无乏力、头昏等现象，亦无药物依赖性，临床应用颇为安全。

关于其适应证，本草药志中多指出酸枣仁不得用于有实邪、肝旺者。如《得配本草》云："肝旺烦躁，肝强不眠，心阴不足，致惊悸者，俱禁用。"《本草经疏》谓："凡肝、胆、脾三经有实热者勿用，以其收敛故也。"但刘老认为，其性味甘、平，实无敛邪之弊，且在临床中根据辨证配伍用于实性、虚性之不寐证，均见良好效果，亦可为证。

刘老认为酸枣仁为种仁类药物，内含油脂，有滑肠作用，故脾虚者当慎用，可减少用量，另用其他安神药物如三七、茯神等替代。

现代药理研究指出：酸枣仁含有皂苷类、黄酮类、生物碱类、脂肪酸、阿魏酸等化学成分。不仅有镇静催眠作用，还有镇痛止惊之效。酸枣仁总皂苷对神经细胞、神经递质、受体均有作用，是镇静催眠的主要活性物质。酸枣仁总黄酮有较好的抗焦虑、抗抑郁作用。酸枣仁油还有抗炎作用。刘老在辨证论治的前提下，结合现代医学研究成果，并与辨病相结合，广泛地运用酸枣仁治疗烦躁、失眠、多梦、惊悸、多汗等病症。

【注意事项】

凡有实邪郁火及患有滑泄症者慎服。

【基　　原】

本品为氧化物类矿物尖晶石族磁铁矿。

【功能主治】

味咸，性寒。归肝、心、肾经。平肝潜阳，聪耳明目，镇惊安神，纳气平喘。主治惊悸失眠、心神不宁、癫痫、头晕目眩、视物昏花、耳鸣耳聋等心脑疾病，还可治疗虚喘、关节痛等症。

【用法用量】

内服：煎汤，9～30 g，宜打碎先煎；或入丸、散。外用：研末掺或调敷。

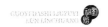
【刘老经验】

刘老指出磁石入肝肾二经，补益肝肾，有聪耳明目之功，可用于肝肾不足、虚阳上亢之头晕目眩、耳聋耳鸣、视物模糊等症。磁石味咸质重，性主沉降，能潜降上亢之肝阳，为治阴虚阳亢、头晕目眩所常用。常与白芍、生地黄、天麻等同用，以滋阴潜阳、平肝熄风。若温热病后，肾虚精亏而耳聋耳鸣者，亦可用磁石与熟地黄、山茱萸、石菖蒲、五味子配用，以滋阴益肾。磁石质重能安神镇惊，与朱砂同用更佳，亦常与茯神、酸枣仁、远志等养心安神之药同用。小儿惊痫用之，既可安神，亦可镇惊。

现代药理研究指出：磁石主要成分为四氧化三铁，并含有多种微量元素。本品具有镇静、抗惊厥、抗炎、镇痛、止血等作用。磁石炮制后镇静及抗惊厥作用明显增强。用炮制后的100%磁石溶液按照 15 g/kg 的用量给小鼠灌胃，能显著延长异戊巴比妥钠睡眠时间。对士的宁引起的小鼠惊厥有对抗作用，使惊厥潜伏期明显延长。刘老在辨证论治的前提下，结合现代医学研究成果，并与辨病相结合，广泛地运用磁石治疗惊悸失眠、癫痫、神志不宁、眩晕、头昏、视物不清、耳鸣、耳聋、心悸等心脑疾病。

【注意事项】

本品吞服后不易消化，如入丸散，故不可多服，脾胃虚弱者慎服。

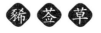

【基　　原】

本品为菊科植物腺梗豨莶、豨莶或毛梗豨莶的全草。

【功能主治】

味辛、苦，性寒。归肝、肾经。祛风湿，利筋骨，解毒。主治半身不遂及脑动脉硬化症、短暂性脑缺血发作、血栓性脑梗死、腔隙性脑梗死、脑出血、皮质下动脉硬化性脑病、坐骨神经痛、多发性周围神经炎、急性感染性多发性神经根神经炎，亦用于风湿痹痛，筋骨无力，腰膝酸软，四肢麻痹，风疹湿疮等病症。

【用法用量】

内服：煎汤，9～12 g，捣汁或入丸、散。外用：捣敷、研末撒或煎水熏洗。

【刘老经验】

《本草经疏》记载：豨莶草为祛风除湿，兼活血之要药。刘老认为其辛散苦燥，能祛筋骨间风湿，通经络，利关节。临床上治疗高血压所致头痛头晕者，配桑寄生、臭梧桐、牛膝；中风后遗症见偏瘫、口㖞、语言謇涩者，配五加皮、当归、红花；肢体麻木者，配白芥子、红花、丝瓜络；手足拘挛者，配络石藤、伸筋草、蝉蜕。

刘老指出，豨莶草生用或制用，均可祛风湿、舒筋活络。豨莶草生用善于清热解毒，化湿热，用于风湿热痹、关节红肿以及风疹等症；但炮制品之辛散温通之力强，且酒蒸制后祛风湿中寓有补肝肾之功，用于风湿四肢麻痹、筋骨疼痛、中风半身不遂等症状。

现代药理研究指出：豨莶草主要含有生物碱，酚性成分，豨莶苷等化学物质，有改善微循环、降压、抗炎、镇痛、抗血栓形成等功效。有实验表明，豨莶草注射液对小鼠肠系膜微循环障碍后血流恢复有显著促进作用。

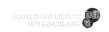
【注意事项】

阴血不足者忌服。

【基　　原】

本品为蝉科昆虫黑蚱的若虫羽化时脱落的皮壳。

【功能主治】

味甘，性寒。归肺、肝经。散风除热，利咽透疹，退翳，解痉。主治惊风抽搐、震颤及偏头痛、丛集性头痛，亦用于风热感冒、咽痛、暗哑、麻疹不透、风疹瘙痒、疔疮肿毒、目赤翳障等病症的治疗。

【用法用量】

内服：煎汤，3~6 g；或入丸、散。外用：煎水洗或研末调敷。

【刘老经验】

刘老根据蝉性善鸣、取象比类、开音利喉，以及蝉性轻清疏透、通络利窍等特点，灵活配伍，广泛应用于临床，常显疗效。蝉蜕常与薄荷配伍，用于风热头痛；配制白附、僵蚕，用于治疗面瘫；配龟甲、鳖甲，用于手足震颤；配全蝎、僵蚕、地龙等，用于癫痫及破伤风出现四肢抽搐者；配钩藤，用于惊风、小儿夜啼。

现代药理研究证实：蝉蜕主要含有甲壳质、蛋白质、氨基酸、有机酸类、酚类、黄酮类、甾体类等化学物质。小鼠扭体实验表明蝉蜕有明显镇痛作用，蝉蜕的醇提取物或煎剂灌胃都能显著减少惊厥小鼠的死亡数，表明蝉蜕有抗惊厥作用。此外，蝉蜕亦具有降低毛细血管通透性、镇痛等功效。

【注意事项】

孕妇慎服。

【基　　原】

本品为蚕蛾科昆虫家蚕4~5龄的幼虫感染白僵菌而致死的干燥全虫。

【功能主治】

味辛、咸，性平。归肝、肺、胃经。祛风止痉、化痰散结、解毒利咽。主治三叉神经痛、高脂血症、惊痫抽搐、破伤风、中风口眼㖞斜、风热头痛等心脑疾病，还可以治疗咽喉肿痛、风疹瘙痒、痰核瘰疬等病症。

【用法用量】

内服：煎汤，3~10 g；研末，1~3 g；或入丸、散。外用：适量，煎水洗；研末撒或调敷。

【刘老经验】

刘老认为，僵蚕归肝、肺、胃经，可治疗肝风内动、惊风、癫痫、中风、破伤风等风证，又因其性平和，实风、虚风均可应用。如属肝风内动之中风偏瘫偏麻、口舌㖞斜、痉挛抽搐者，缘其入肝经及平肝熄风功效，常与天麻、钩藤、全蝎等配伍。如属风痰上扰之惊痫、头痛眩晕者，常与胆南星、法半夏等配伍。如属脾虚慢惊风抽搐等虚风证，常与天麻、党参、白术配伍同用。

另外，刘老指出：僵蚕内服可致过敏反应，若出现痤疮样

121

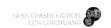
皮疹及过敏性皮疹，停药后均能消失。少数患者有口咽干燥、恶心、食欲减少、困倦等反应。由于僵蚕有抗凝作用，故血小板减少、凝血机制障碍及有出血倾向患者应慎用。

现代药理研究表明：僵蚕主要活性成分包括氨基酸、酶类、蛋白质、脂肪、草酸铵、少量微量元素等。具有抗惊厥、催眠、抗凝、抗血栓、抗菌、抗癌等作用。还有研究表明，僵蚕提取物能对抗兴奋性氨基酸诱导的神经毒性，从而保护海马神经元，降低脑缺血及其他神经损害导致的神经损伤。刘老在辨证论治的前提下，结合现代医学研究成果，并与辨病相结合，广泛运用僵蚕治疗三叉神经痛、癫痫、破伤风、中风、面神经炎、偏头痛、脑瘤等病症。

【注意事项】

心虚不宁、血虚生风者慎服。有出血倾向者慎用。

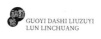

第四章

心脑疾病常用方剂

第一节　古方应用心悟

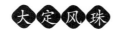

【方　　源】

《温病条辨》。

【处方组成】

白芍 18 g，阿胶 9 g，生龟甲 12 g，生地黄 18 g，火麻仁 6 g，五味子 6 g，生牡蛎 12 g，麦冬 18 g，甘草（炙）12 g，鸡子黄（生）2 个，生鳖甲 12 g。

【应用方法】

水煎服。

【功效主治】

滋阴熄风。主治温病后期之阴虚风动证，症见神倦瘛疭，时时欲脱，舌质绛苔少，脉气虚弱。

【处方分析】

方中鸡子黄、阿胶为血肉有情之品，填补真阴，平熄虚风，共为方中之君药。白芍、生地黄、麦冬滋阴柔肝，共为方中之臣药。龟甲、鳖甲、生牡蛎潜镇熄风；火麻仁养阴润燥；五味子酸收敛阴，共为方中之佐药。甘草既与白芍相配，酸甘化阴；又能调和诸药，为方中之佐使药。全方以滋阴熄风为主，故适宜于阴虚风动证。

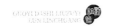

【刘老经验】

刘老认为此方为温病后期和颤证阴虚风动证的主方，常用于流行性乙型脑炎、流行性脑脊髓膜炎、病毒性脑炎、原发性高血压、脑萎缩、帕金森病、小舞蹈病、扭转痉挛、维生素 D 缺乏性手足搐搦症等病。

若兼气喘者，加人参；自汗者，加龙骨（煅）、浮小麦、人参；心悸者，加茯神、人参、浮小麦。若用于流行性乙型脑炎后期以抽搐为主症，兼痰多者，加天竺黄、川贝母；低热者，加白薇、地骨皮；肢体瘫痪者，加丹参、鸡血藤。用于帕金森病，症见肢体颤动、消瘦烦热、头晕耳鸣、行走不稳、舌质红苔少者，加全蝎、蜈蚣；若心烦易怒者，加知母、连翘、郁金；痴呆健忘者，加石菖蒲、何首乌（制）。

阴液虽亏但邪热犹盛者不宜应用。

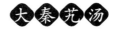

【方　　源】

《素问病机气宜保命集》。

【处方组成】

秦艽 9 g，川芎 6 g，独活 6 g，当归 6 g，白芍 6 g，石膏 6 g，羌活 3 g，防风 3 g，白芷 3 g，黄芩 3 g，白术 3 g，茯苓 3 g，生地黄 3 g，熟地黄 3 g，细辛 1.5 g，甘草 6 g。

【应用方法】

共研为粗末。1 次 30 g，水煎服。

【功效主治】

祛风清热，养血活血。主治中风之风中经络证，症见手足不能运动，口舌㖞斜，舌强不能言语，恶寒发热，头身疼痛，神志清楚，大便不干，脉浮。

【处方分析】

方中用秦艽祛风清热，通经活络；川芎活血化瘀，祛风通络，两者互相配合，祛风以祛邪，活血以通络，含血行风自灭之意，共为方中之君药。独活、羌活助秦艽以增强祛散风邪之力；当归、白芍助川芎以增强养血活血之功，四者共为方中之臣药。防风、白芷、细辛温散风寒；熟地黄、白术、茯苓益气养血；生地黄、石膏、黄芩清热散邪，六者共为方中之佐药。甘草养胃和中，调和诸药，为方中之佐使药。全方以祛风散邪为主，兼以益气养血，活血清热，故适宜于正虚邪袭之风中经络证。

【刘老经验】

刘老认为此方为中风之风中经络证的主方，常用于面神经炎、短暂性脑缺血发作、脑梗死、臀上皮神经损伤综合征、坐骨神经痛等病。若治疗脑梗死之因受凉后诱发而伴寒热身痛者，去石膏、黄芩、生地黄，加红花、僵蚕、全蝎、白附子；若有风热表证而发热汗出者，去羌活、防风、白芷、当归，加桑叶、菊花、薄荷；颈项拘紧麻木者，加葛根、桂枝。

此方阳亢风动者不宜用。

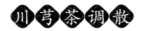

川芎茶调散

【方　　源】

《太平惠民和剂局方》。

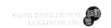
【处方组成】

川芎 12 g，荆芥 12 g，白芷 6 g，羌活 6 g，细辛 3 g，防风 4.5 g，薄荷 24 g，甘草 6 g。

【应用方法】

共研为细末。1 次 6 g，清茶调服。

【功效主治】

疏风散寒止痛。主治头痛之外感风寒证，症见偏正头痛或巅顶作痛，目眩鼻塞，恶寒发热，舌苔薄白，脉浮。

【处方分析】

方中川芎祛风活血，"主中风入脑头痛"（《神农本草经》），"能引人身清轻之气上至于脑，治脑为风袭头疼、脑为浮热上冲头疼、脑部充血头疼"（《医学衷中参西录》），故为方中之君药。羌活、白芷以疏风止痛，用于太阳头痛（后脑牵连项痛）、阳明头痛（前额及眉心痛），为方中之臣药。细辛散寒止痛，用于少阴头痛；防风疏风散邪，为治风之要药；薄荷、荆芥疏风解表，清利头目，以上四药共为方中之佐药。甘草益气和中，调和诸药，为方中之佐使药。全方以疏风散寒为主，兼活血散寒，故适宜于头痛之外感风寒证。

【刘老经验】

刘老认为此方为中医治疗头痛之外感风寒证之主方，常用于偏头痛、紧张性头痛、创伤后脑综合征、脑动脉硬化症等病之因外感风寒而诱发者。若巅顶痛甚者，加藁本、蔓荆子；枕部痛甚者，加葛根；恶寒明显者，加紫苏叶、生姜；风热为患者，去羌活、细辛，加蔓荆子、菊花；头痛日久不愈者，加全蝎、红花；颈项部僵硬疼痛、受寒加重者，加葛根、威灵仙、全蝎；痛涉及肩背者，加姜黄、桂枝；伴鼻塞、流涕者，加辛夷、苍耳子。

若因气虚、血虚、肝肾阴虚、肝阳上亢等引起的头痛不宜单独应用。

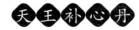

天王补心丹

【方　　源】

《摄生秘剖》。

【处方组成】

酸枣仁9g，柏子仁（炒）9g，当归身9g，天冬9g，麦冬9g，生地黄12g，人参5g，丹参5g，玄参5g，茯苓5g，五味子5g，远志（炙）5g，桔梗5g。

【应用方法】

共研为细末，制成蜜丸，朱砂为衣。1次9g，温开水送服。

【功效主治】

滋阴养血，补心安神。主治阴虚血少、心神不安证，症见心悸失眠，虚烦健忘，神疲梦遗，口舌生疮，手足心热，大便干结，舌质红苔少，脉细数。

【处方分析】

方中用生地黄滋阴养血，"安魂定魄，治惊悸"（《日华子本草》），为方中之君药。天冬、麦冬滋阴清热；当归身补血润燥；酸枣仁、柏子仁养心安神，共为方中之臣药。人参补气以生血，安神以宁志；五味子"主滋肾水，收肺气，除烦止渴生津，补虚益气强阴"（《药鉴》）；茯苓、远志养心安神，交通心肾；玄参滋阴降火；丹参清心活血，宁心安神；朱砂镇心安神，共为方中之佐药。桔梗载药上行，为方中之使药。全方以滋阴养血、补心安神为主，故适宜于阴虚血少、心神不安证。

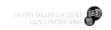
【刘老经验】

刘老认为此方为阴虚血少、心神不安证的主方，常用于失眠症、精神分裂症、低血压、冠心病、病毒性心肌炎等病。若失眠较甚者，加龙眼肉、首乌藤、龙骨、磁石；心悸较甚者，加龙齿、磁石；烦躁不安、口舌生疮者，加黄连、淡竹叶、川木通；遗精滑泄者，加莲须、芡实、牡蛎；抑郁善太息者，加龙骨、磁石、合欢花、石菖蒲、郁金。

脾胃偏虚、胃纳欠佳者不宜长期服用。

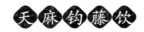

【方　　源】

《中医内科杂病证治新义》。

【处方组成】

天麻 9 g，钩藤 15 g，石决明 30 g，栀子 6 g，黄芩 6 g，川牛膝 12 g，杜仲 15 g，益母草 15 g，桑寄生 15 g，夜交藤 15 g，茯神（朱砂拌）9 g。

【应用方法】

水煎服。

【功效主治】

平肝熄风，清热安神，补益肝肾。主治阳亢风动证，症见头痛，眩晕，失眠，舌质红、苔黄，脉弦。

【处方分析】

方中天麻平肝熄风，通络止痛；钩藤清热平肝，熄风镇痉，两药相须为用，以平肝阳之亢、熄内风之动为主，共为方中之君药。石决明重镇潜阳，清热明目；川牛膝活血利水，引血下行，均能增强君药平肝之力，共为方中之臣药。杜仲、桑寄生补肾益肝，以助肝风的平熄；栀子、黄芩清肝降火，以折阳亢的化热；夜交藤、茯神宁心安神，心神静则肝魂宁；益母草活血利水，以增臣药川牛膝之力，以上七药共为方中之佐药。全方以平肝熄风为主，兼以清热安神，补益肝肾，故适宜于阳亢风动证。

【刘老经验】

刘老认为此方为阳亢风动证的主方，常用于原发性高血压、高血压脑病、脑出血、脑梗死、后循环缺血、良性阵发性位置性眩晕、偏头痛、脑震荡、脑挫裂伤、梅尼埃病等病。

若用于原发性高血压，症见晕痛口苦、舌质红、脉弦者，加夏枯草、地龙、蒺藜、苦丁茶；烦躁失眠明显者，加珍珠母、磁石、白芍；肢体麻木者，加豨莶草、丹参；痛剧而面红、便结者，加龙胆、夏枯草；恶心、麻木、手足震颤者，加龙骨、牡蛎、珍珠母。用于脑出血，症见偏瘫言謇、舌质红脉弦、神志清醒者，加丹参、葛根、豨莶草、地龙、全蝎；若语言不利者，加石菖蒲、远志、胆南星、天竺黄；大便干结者，加大黄。用于偏头痛，症见头部胀痛跳痛、口苦脉弦者，加蔓荆子、苦丁茶、全蝎。用于梅尼埃病，若偏于风盛者，加龙骨、牡蛎；偏于火盛者，加龙胆、牡丹皮。

方中茯神所拌的朱砂不宜多服、久服。

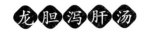

【方　　源】

《医方集解》。

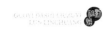
【处方组成】

龙胆（酒炒）6 g，黄芩（炒）9 g，栀子（酒炒）9 g，泽泻 9 g，木通 6 g，当归（酒炒）3 g，生地黄（酒炒）6 g，柴胡 6 g，车前子 6 g，甘草 6 g。

【应用方法】

水煎服。

【功效主治】

泻肝胆实火，清下焦湿热。主治肝胆实火或肝胆湿热证，前者症见头痛目赤，胁痛口苦，耳聋耳肿，舌质红苔黄，脉弦数有力；后者症见阴肿，阴痒，阴汗，小便淋浊，或妇女带下黄臭，舌质红苔黄腻，脉滑数有力。

【处方分析】

方中龙胆大苦大寒，归肝胆经，上清肝胆实火，下泻下焦湿热，为方中之君药。黄芩、栀子苦寒，归肝胆三焦经，清热泻火，燥湿解毒，共为方中之臣药。车前子、木通、泽泻利湿清热，能导湿热下行，从水道而去，使邪有出路；生地黄养阴，当归补血，监制诸药使之祛邪而不伤正；柴胡疏肝利胆，理气解郁，利于诸邪的清泄，以上五药，共为方中之佐药。甘草益胃和中，既监制诸药以免苦寒伤胃，又可调和诸药，为方中之佐使药。全方以泻肝胆实火，清下焦湿热为主，故适宜于肝胆实火或肝胆湿热证。

【刘老经验】

刘老认为此方为肝胆实火和肝胆湿热证的主方，常用于偏头痛、神经症、癫痫、精神分裂症、原发性高血压、疱疹后神经痛等病。若实火较甚者，去木通、车前子，加黄连；湿重热轻者，去黄芩、生地黄，加滑石、薏苡仁；大便秘结者，加大黄、芒硝；疱疹疼痛者，加板蓝根、薏苡仁、全蝎；失眠烦躁、目赤口苦者，加磁石、龙齿；胸闷胁胀、善太息者，加香附、郁金、枳壳。

方中木通宜用川木通，不宜用关木通。宜中病即止，不宜多服、久服

归脾汤

【方　源】

《严氏济生方》。

【处方组成】

白术 9 g，茯神 9 g，黄芪 12 g，龙眼肉 12 g，酸枣仁（炒）12 g，人参 6 g，木香 6 g，当归 9 g，远志 6 g，甘草（炙）3 g。

【应用方法】

共研为粗末。1 次 12 g，加生姜 5 g，大枣 1 枚，水煎服。

【功效主治】

健脾养心，益气补血。主治心脾两虚证，症见心悸怔忡，健忘失眠，多梦易惊，虚热盗汗，体倦食少，面色萎黄，舌质淡苔薄白，脉细弱。

【处方分析】

方中用人参、黄芪健脾益气，气旺则血生，为方中之君药。白术健脾，当归补血，酸枣仁宁心安神，为方中之臣药。龙眼肉养血宁心；茯神、远志宁心安神；木香理气醒脾，既复中焦运化，又监制诸药之滋腻；大枣、生姜调和脾胃，共为方中之佐药。甘草益胃和中，调和诸药，为方中之佐使药。全方共奏健脾益气、养血宁心之效，故适宜于心脾两虚证。

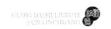
【刘老经验】

刘老认为此方为中医心脾两虚证的主方，常用于创伤后脑综合征、神经症、失眠症、注意缺陷障碍、心律失常、后循环缺血、梅尼埃病、眼轮匝肌抽搐等病。若兼食滞者，加山楂、麦芽、神曲；脘胀、纳呆者，加砂仁、枳壳、陈皮；盗汗者，加龙骨、牡蛎、浮小麦；劳神过度所致眩晕者，加半夏、天麻；多梦易醒者，加五味子、合欢花、龙骨、牡蛎；神思涣散、注意力不集中者，加益智仁、龙骨。

生 脉 散

【方　　源】

《医学启源》。

【处方组成】

人参 9 g，麦冬 9 g，五味子 6 g。

【应用方法】

水煎服。

【功效主治】

益气生津，敛阴止汗。主治气阴两虚证，症见汗多神疲，体倦乏力，气短懒言，口干咽渴，或干咳少痰，舌质干红苔少，脉虚数。

【处方分析】

方中用人参甘温，大补元气，健脾益肺，生津安神，为方中之君药。麦冬甘寒，清心润肺，养胃生津，为方中之臣药。五味子酸温，敛肺益肾，生津止渴，为方中之佐药。三药合用，一补一润一敛，共奏益气养阴、敛阴止汗之效，故适宜于气阴两虚证。

【刘老经验】

刘老认为此方为气阴两虚证的主方，常用于冠心病、病毒性心肌炎、心肌病、心脏瓣膜病、心律失常、心力衰竭、休克、神经症、自主神经功能紊乱、自发性多汗症等病。若伴胸闷胸痛者，加丹参、三七；心悸不宁者，加龙齿、甘松；干咳、气短、舌质红者，加苦杏仁、款冬花、百合；失眠、心烦者，加酸枣仁、柏子仁；盗汗、烦热者，加浮小麦、煅牡蛎。

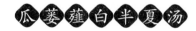

瓜蒌薤白半夏汤

【方　　源】

《金匮要略》。

【处方组成】

瓜蒌实24g，薤白9g，半夏12g，酒适量。

【应用方法】

水煎服。

【功效主治】

通阳散结，祛痰宽胸。主治胸痹之胸阳不振、痰阻气滞证，症见胸中满痛彻背，背痛彻胸，不能安卧。

【处方分析】

方中用瓜蒌实甘寒，化痰润燥，宽胸散结，《神农本草读》言"《金匮》取治胸痹，《伤寒论》取治结胸，盖以能开胸之结也"，故为方中之君药。薤白辛苦性温，通阳散结，行气

135

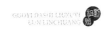
导滞，为方中之臣药。半夏辛温，燥湿化痰，消痞散结，降逆止呕，为方中之佐药。加酒温通，通经活络，为方中之佐使药。全方共奏通阳散结、祛痰宽胸之效，故适宜于胸痹之胸阳不振、痰阻气滞证。

【刘老经验】

刘老认为此方为胸痹胸阳不振、痰阻气滞证的主方，常用于冠心病、心绞痛、病毒性心肌炎、肋间神经痛等病。若心绞痛，加丹参、葛根、降香、川芎；胸中窒塞者，加桂枝、枳实；背胀痛者，加姜黄、白芥子；肥胖者，加荷叶、山楂；咳唾痰涎者，加生姜、陈皮、苦杏仁、茯苓。

脾虚泄泻者慎用。

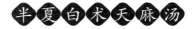

【方　　源】

《医学心悟》。

【处方组成】

半夏 9 g，天麻 6 g，茯苓 6 g，陈皮 6 g，白术 15 g，甘草 3 g，生姜 1 片，大枣 2 枚。

【应用方法】

水煎服。

【功效主治】

燥湿化痰，平肝熄风。主治风痰上扰证，症见眩晕头痛，胸闷呕恶，舌苔白腻，脉弦滑。

【处方分析】

方中半夏燥湿化痰，降逆止呕，"治太阴痰厥头痛，非此不能除"（《医学启源》）；天麻平肝熄风，通络止痛，"眼黑头旋，风虚内作，非天麻不能除"（《脾胃论》），两药相须为用，共为方中之君药。白术、茯苓健脾渗湿，杜生痰之源，为方中之臣药。陈皮理气化痰，气顺则痰消；生姜、大枣调和脾胃，并监制半夏的毒性，共为方中之佐药。甘草益胃和中，调和诸药，为方中之佐使药。全方共奏燥湿化痰、平肝熄风之效，故适宜于风痰上扰证。

【刘老经验】

刘老认为此方为风痰上扰证的主方，常用于梅尼埃病、后循环缺血、颈椎病、原发性高血压、直立性低血压、脑动脉硬化症、脑卒中、脑震荡、脑挫裂伤、癫痫等病。若湿痰偏盛而舌苔白滑者，加泽泻、桂枝；痰蕴化热而口苦、舌苔黄腻者，去白术，加黄芩、竹茹、枳实；兼肝阳偏亢而头胀心烦者，加钩藤、赭石；兼气虚而神疲气少者，加黄芪、党参；眩晕较甚者，加胆南星、僵蚕；脘闷不食者，加豆蔻仁、砂仁；耳鸣重听者，加石菖蒲、生葱。若用于梅尼埃病之见眩晕、呕恶者，加泽泻、蒺藜、龙骨、牡蛎、葛根；用于头痛型癫痫者，加蔓荆子、蒺藜、石菖蒲、远志、全蝎、石决明、珍珠母；用于原发性高血压之以头晕头胀、呕恶舌苔腻为主症者，加钩藤、蔓荆子、苦丁茶、地龙、蝉蜕；用于后循环缺血之见眩晕、头重如蒙、恶心者，加泽泻、车前子、赭石。

地黄饮

【方　　源】

《圣济总录》。

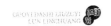
【处方组成】

熟地黄 30 g，巴戟天 30 g，山茱萸 30 g，石斛 30 g，肉苁蓉 30 g，附子（制）30 g，五味子 30 g，肉桂 30 g，茯苓 30 g，麦冬 15 g，石菖蒲 15 g，远志 15 g。

【应用方法】

共研为粗末。1 次 9 g，加生姜 3 片，大枣 2 枚，水煎服。

【功效主治】

滋肾阴，补肾阳，开窍化痰。主治喑痱之阴阳两虚证，症见舌强不能言，足废不能行，口干不欲饮，足冷面赤，脉沉细弱。

【处方分析】

方中用熟地黄滋阴补肾，填精补髓；巴戟天温肾壮阳，"强筋骨，安五脏，补中，增志益气"（《神农本草经》），共为方中之君药。山茱萸、五味子滋肾；肉苁蓉温肾，可增强君药滋阴温阳之功，共为方中之臣药。附子、肉桂温补下元，引火归元；石斛、麦冬滋养肺胃，益金生水；石菖蒲、远志、茯苓开窍化痰，交通心肾，共为方中之佐药。生姜、大枣养胃和中，调和诸药，为方中之佐使药。全方以补肾之阴阳为主，兼以开窍化痰，故适宜于喑痱之阴阳两虚证。

【刘老经验】

刘老认为此方为喑痱阴阳两虚证的主方，常用于脑动脉硬化症、原发性高血压、中风后遗症、脑萎缩、癫痫、帕金森病、慢性进行性舞蹈病、小儿病毒性脑炎、脊髓炎、脊髓痨、脊髓空洞症、进行性肌营养不良症、肌萎缩性侧索硬化症等病。若用于中风后遗症，症见偏瘫、语言謇涩、足冷、舌质淡者，加全蝎、僵蚕、鸡血藤、木蝴蝶、桔梗；舌质偏红者，去肉桂、附子，加何首乌（制）、桑椹；痰多者，加法半夏、胆南星、天竺黄；神疲气少者，加党参、黄芪。用于小儿病毒性脑炎继发癫痫者，去附子，加全蝎、地龙、天麻、钩藤、龙齿。用于脊髓痨，症见肢体疼痛、腰膝酸软、舌质红者，去肉桂、附子，加土茯苓、忍冬藤。

肝阳偏亢者禁用。

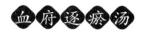

血府逐瘀汤

【方　源】

《医林改错》。

【处方组成】

桃仁 12 g，红花 9 g，当归 9 g，生地黄 9 g，川芎 6 g，赤芍 6 g，牛膝 9 g，桔梗 5 g，柴胡 3 g，枳壳 6 g，甘草 3 g。

【应用方法】

水煎服。

【功效主治】

活血祛瘀，行气止痛。主治胸中血瘀证，症见胸痛、头痛日久不愈，痛处固定，痛如针刺，唇暗或两目暗黑，舌质暗红或有瘀斑点，脉涩或弦紧，或呃逆不止，或内热烦躁，或心悸失眠，或胁痛日久，或入暮潮热。

【处方分析】

方中桃仁活血化瘀，行滞润燥，治"心脾诸痛"（《得配本草》）；红花活血祛瘀，"少用可活血引经，多用能破血通瘀"（《景岳全书》），共为方中之君药。赤芍、川芎活血以增强君药之力；牛膝活血通经，化瘀止痛，引血下行，共为方中之臣药。当归活血养血；生地黄养阴清热；柴胡疏肝解郁，行气以

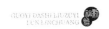
助行血；枳壳理气宽胸，共为方中之佐药。桔梗宽胸并引诸药上行，甘草益胃且调和诸药，共为方中之佐使药。全方共奏行气活血之效，适宜于胸中血瘀证。

【刘老经验】

刘老认为此方是胸中血瘀证的主方，全方气血同治，气行则血行；攻补兼施，活血而不耗血，行气而不伤阴；升降共调，升清降浊，共调气机。常用于冠心病、心绞痛、风湿性心脏病、偏头痛、三叉神经痛、创伤后脑综合征、脑梗死、原发性高血压、高脂血症、抑郁症、精神分裂症、失眠症等病。若胸部刺痛、舌质紫暗者，加丹参、葛根、降香、郁金；头痛痛处固定者，加丹参、龙骨、蔓荆子、天麻、全蝎；急躁易怒者，加黄连、栀子；失眠多梦者，加酸枣仁、珍珠母；中风偏瘫者，加莪术、络石藤、全蝎。

孕妇忌用。

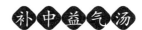

【方　　源】

《脾胃论》。

【处方组成】

黄芪 18 g，甘草（炙）9 g，人参 6 g，当归 3 g，陈皮 6 g，升麻 6 g，柴胡 6 g，白术 9 g。

【应用方法】

水煎服。

【功效主治】

补中益气，升阳举陷。主治脾胃气虚及气虚下陷证，前者症见饮食减少，体倦肢软，少气懒言，面色㿠白，大便稀溏，或发热自汗，渴喜热饮，舌质淡苔薄白，脉虚软无力；后者症见脱肛，子宫脱垂，眼睑下垂，久泻，久痢，久疟，崩漏。

【处方分析】

方中黄芪味甘微温，补中益气，升阳固表，为方中之君药。人参、白术健脾益气，增强君药补气之力，为方中之臣药。当归养血和营；陈皮理气和胃；升麻、柴胡升阳举陷，共为方中之佐药。甘草益胃和中，调和诸药，为方中之佐使药。全方共奏补中益气、升阳举陷之效，故适宜于脾胃气虚及气虚下陷证。

【刘老经验】

刘老认为此方为气虚下陷证的主方，常用于重症肌无力、直立性低血压、血管迷走性晕厥、后循环缺血、脑萎缩、神经症、功能性发热、肩胛综合征、梅尼埃病、冠心病等病。若兼腹痛者，加白芍、乌药；自汗多者，加五味子、浮小麦、牡蛎（煅）；兼湿而胸满体倦者，去当归，加苍术、木香；食滞不化者，加麦芽、山楂、神曲；兼恶风寒等表证者，加紫苏叶；眼睑下垂者，加千年健、枳实；两足痿软无力者，加牛膝、石斛；眩晕动则加重、神疲气少者，加蔓荆子、川芎、天麻、蝉蜕、葛根、丹参。若用于偏头痛，症见头痛而劳累诱发、气少脉弱者，加川芎、蔓荆子、细辛、全蝎；痛在巅顶者，加藁本；痛在两侧者，加白芍、天麻；痛在前额及面部者，加羌活、白芷；痛在枕部者，加葛根、羌活。

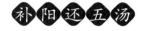

补阳还五汤

【方　　源】

《医林改错》。

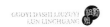
【处方组成】

黄芪 120 g，当归尾 3 g，赤芍 5 g，地龙 3 g，川芎 3 g，红花 3 g，桃仁 3 g。

【应用方法】

水煎服。

【功效主治】

补气，活血，通络。主治中风之气虚血瘀证，症见半身不遂，口舌㖞斜，语言謇涩，口角流涎，小便频数或遗尿失禁，舌质暗淡，脉缓无力。

【处方分析】

方中重用生黄芪，大补脾胃之元气，使气旺以促血行，祛瘀而不伤正，并助诸药之力，为君药。配以当归尾活血，有祛瘀而不伤血之妙，是为臣药。川芎、赤芍、桃仁、红花助当归尾活血祛瘀，则为佐药；地龙通经活络，为佐使药。诸药合用，使气旺血行，瘀祛络通，诸症自可渐愈。

【刘老经验】

刘老认为此方为气虚血瘀证的主方，心脑的各种疾病，只要符合气虚血瘀证候诊断者，都可依此加减。常用于冠心病、短暂性脑缺血发作、中风后遗症、脑震荡、脑挫裂伤、颅内血肿、创伤后脑综合征、脑脉管炎、多发性神经根神经炎、脊髓损伤、小儿麻痹症等病。

若兼畏寒肢冷者，加制附子；神疲便溏者，加党参、白术；口干便结者，加黄精、玉竹、沙参；痰多者，加法半夏、天竺黄；胸痹心痛者，加葛根、降香、瓜蒌皮；心悸明显者，加丹参、甘松、远志；偏瘫、舌质淡者，加丹参、鸡血藤、全蝎；上肢偏废为主者，加桑枝、桂枝；下肢瘫软为主者，加牛膝、续断、桑寄生、杜仲；兼语言不利者，加石菖蒲、远志；口舌喎斜者，加白附子、全蝎、僵蚕、葛根；肢体麻木者，加法半夏、胆南星、陈皮。

刘老认为，方中黄芪最初应用时宜先从小剂量开始，一般从 30~60 g 开始，逐渐加大剂量，并且在患者痊愈后还需继续服用一段时间，以防复发。

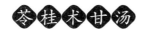

苓桂术甘汤

【方　　源】

《金匮要略》。

【处方组成】

茯苓 12 g，桂枝 9 g，白术 9 g，甘草 6 g。

【应用方法】

水煎服。

【功效主治】

温阳化饮，健脾利湿。主治痰饮之阳虚饮停证，症见胸胁支满，目眩心悸，或短气而咳，舌苔白滑，脉弦滑或沉紧。

【处方分析】

方中茯苓甘淡，健脾利水，渗湿化饮，为方中之君药。桂枝温阳化气，平冲降逆，与茯苓相须为用，为方中之臣药。白术健脾燥湿，以杜生痰之源，为方中之佐药。甘草既配合桂枝辛甘以化阳，又配合白术崇土以制水，还能调和诸药，为方中之佐使药。全方以温阳化饮、健脾化湿为主，故适宜于痰饮之阳虚饮停证。

【刘老经验】

刘老认为此方是阳虚痰饮证的主方，常用于冠心病、心力

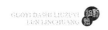
衰竭、梅尼埃病、心包积液等病。若咳喘痰多者，加法半夏、陈皮；心下痞或腹中有水声者，加枳实；脾虚气少者，加党参、黄芪；心力衰竭而见水肿、心悸、目眩、舌苔白腻者，加葶苈子、防己、丹参、车前子；冠心病伴室性期前收缩者，加丹参、人参须、瓜蒌皮、石菖蒲、郁金、降香、法半夏；梅尼埃病之以眩晕、恶心呕吐、舌苔白腻、脉滑为主症者，加泽泻、党参、蒺藜、法半夏、葛根、石决明。

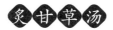

炙甘草汤

【方　　源】

《伤寒论》。

【处方组成】

甘草（炙）12 g，生姜9 g，桂枝9 g，人参6 g，生地黄50 g，阿胶6 g，麦冬10 g，火麻仁10 g，大枣10枚。

【应用方法】

水煎服。

【功效主治】

滋阴温阳，益气养血，复脉定悸。主治心悸之气阴两虚证，症见脉结代，心动悸，虚羸少气，舌质光红苔少，脉虚数。

【处方分析】

方中用甘草（炙）健脾益气，缓急和中，故"和诸药之性而复其脉"（《本经逢原》）；生地黄滋阴养血，"补五脏内伤不足，通血脉"（《名医别录》），两药相配，气阴双补，复脉定悸，共为方中之君药。人参健脾以增益气之效，阿胶补血以增养阴之功，桂枝温通以增复脉之力，三者同为方中之臣药。麦冬、火麻仁滋养阴液，生姜、大枣调和脾胃，共为方中之佐药。全方以滋阴温阳，益气养血为主，故适宜于心悸之气阴两虚证。

【刘老经验】

刘老认为此方为心悸气阴两虚证的主方，常用于心律失常（心律不齐、期前收缩）、冠心病、风湿性心脏病、病毒性心肌炎、低血压等病。若大便溏者，去火麻仁；失眠者，加酸枣仁（炒）、首乌藤；心悸明显者，加龙齿、磁石；伴下肢水肿者，加茯苓、车前子；阳虚自汗、形寒肢冷者，加附子；若有室性期前收缩者，加丹参、酸枣仁、五味子、石菖蒲、龙齿、珍珠母。若用于病毒性心肌炎，症见心悸、脉结代者，加大青叶、丹参、酸枣仁、黄精、珍珠母；若伴胸闷不舒者，加郁金、枳壳；口渴引饮者，加天花粉、石斛；畏寒肢冷者，加黄芪、附子、细辛；伴阴虚者，合生脉散；脉急促者，加龙齿、珍珠母、紫石英。用于病态窦房结综合征，症见胸闷、肢冷、脉结代者，去生地黄、火麻仁、阿胶，加附子（制）、降香、细辛、丹参。

心力衰竭、下肢水肿明显者慎用。

【方　　源】

《医学心悟》。

【处方组成】

半夏（姜汁炒）6 g，天麻6 g，川贝母6 g，茯苓6 g，茯神6 g，胆南星3 g，石菖蒲3 g，全蝎3 g，僵蚕3 g，琥珀3 g，陈皮4.5 g，远志4.5 g，丹参12 g，麦冬12 g，朱砂2 g。

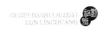
【应用方法】

共研为细末，用竹沥 25mL，生姜汁 12 g，甘草 24 g，煮膏和药为丸，朱砂为衣。1 次 6 g，1 日 2 次，温开水送服。

【功效主治】

涤痰熄风。主治痫证之肝风痰热证，症见忽然发作眩仆倒地，不省人事，甚则抽搐，目斜口㖞，痰涎直流，叫喊作声。

【处方分析】

方中用胆南星清热化痰，熄风解痉；天麻平肝熄风，定惊止痉，两药痰热、风痉并治，共为方中之君药。半夏燥湿化痰；川贝母、竹沥清热化痰；全蝎、僵蚕熄风止痉，共为方中之臣药。陈皮、茯苓理气和中；石菖蒲、远志、茯神祛痰开窍，宁心安神；丹参清心安神；琥珀、朱砂镇心安神；麦冬养阴润燥，监制诸药之燥烈；生姜汁温胃化痰，以防诸药伤胃，以上共为方中之佐药。甘草调和诸药，为方中之使药。全方以涤痰熄风清热为主，故适宜于肝风痰热证。

【刘老经验】

刘老认为此方为痫证肝风痰热证的主方，常用于各型癫痫之全身性强直-阵挛发作。若伴大便秘结者，加大黄、芒硝；抽搐不止者，加蜈蚣、钩藤、羚羊角；颈项强直者，加钩藤、石决明；烦躁不安者，加黄连、栀子、淡竹叶；头痛剧烈者，加龙胆、蔓荆子、苦丁茶；久病频发者，加人参。

【方　　源】

《医学衷中参西录》。

【处方组成】

山药 30 g，牛膝 30 g，代赭石 24 g，生龙骨 18 g，生牡蛎 18 g，生地黄 18 g，白芍 12 g，柏子仁 12 g。

【应用方法】

磨取铁锈浓水煎服。

【功效主治】

平肝潜阳，养阴安神。主治肝阳上亢证，症见头晕耳鸣，目胀目眩，心悸健忘，烦躁，失眠多梦，脉弦硬有力。

【处方分析】

方中用生地黄、白芍、牛膝滋养阴液、柔肝熄风；辅以代赭石、生龙骨、生牡蛎重镇潜阳；柏子仁养心安神；山药健脾和胃，防止肝病有传脾之虞。全方以育阴潜阳为主，肝阳得平，内风得熄，诸证不复。

【刘老经验】

刘老认为此方为肝阳上亢证的主方，常用于原发性高血压、偏头痛等病。若治原发性高血压，加地龙、苦丁茶；目胀痛者，加菊花、夏枯草；大便秘结者，加决明子、龙胆；大便溏者，加薏苡仁、莲子；舌质紫暗者，加丹参、葛根、地龙。

孕妇慎用。

牵正散

【方　　源】

《杨氏家藏方》。

【处方组成】

白附子 6 g，僵蚕 6 g，全蝎 3 g。

147

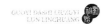
【应用方法】

共研为细末。1次3g，热酒调服。

【功效主治】

祛风化痰，通络止痉。主治风痰阻络证，症见口眼㖞斜。

【处方分析】

方中白附子辛温归胃经，祛风化痰，"治面上百病……驱诸风冷气，解中风失音"（《本草蒙筌》），为方中之君药。僵蚕咸辛平归肺肝经，熄风解痉，化痰散结，"散浊逆结滞之痰，口噤失音者必用"（《药鉴》），为方中之臣药。全蝎辛平归肝经，熄风解痉，祛风止痛，疗"中风半身不遂，口眼㖞斜语涩，手足抽掣"（《开宝本草》），为方中之佐药。热酒宣通血脉，引药入络，为方中之佐使药。全方以祛风化痰，通络止痉为主，故适宜于风痰阻络证。

【刘老经验】

刘老认为此方为风痰阻络证的主方，常用于面神经炎、三叉神经痛、偏头痛、脑卒中等病。若治面神经炎，初起者，加白芷、防风、紫苏叶；日久不愈者，加红花、丹参；口眼瞤动者，加天麻、钩藤、石决明；面痛者，加白芍、延胡索；中风失语者，加石菖蒲、木蝴蝶。

气虚血瘀及阴虚风动者不宜单独用。

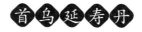

【方　　源】

《世补斋医书》。

【处方组成】

何首乌（制）2.16 kg，豨莶草（蒸）500 g，桑椹 500 g，黑芝麻 500 g，金樱子 500 g，墨旱莲 500 g，菟丝子（酒制）500 g，杜仲（炒）240 g，牛膝 240 g，女贞子 240 g，桑叶 240 g，忍冬藤 120 g，生地黄 120 g。

【应用方法】

共研为细末，制成蜜丸。1 次 9 g，温开水送服。

【功效主治】

滋补肝肾，填精养血。主治肝肾阴虚证，症见头晕眼花，耳鸣重听，四肢酸麻，腰膝无力，夜尿频数，须发早白。

【处方分析】

方中用何首乌、桑椹、黑芝麻、墨旱莲、女贞子、生地黄滋补肝肾，填精益髓；金樱子、菟丝子补肾摄精；杜仲、牛膝补肾壮腰；豨莶草通经活络；忍冬藤、桑叶清热通络。全方以滋阴补肾为主，适宜于肝肾阴虚证。

【刘老经验】

刘老认为此方为肝肾阴虚证的主方，常用于脑动脉硬化症、高脂血症、围绝经期综合征、神经症等病。若眼目干涩者，加麦冬、天冬；五心烦热者，加地骨皮、牡丹皮；肢体麻木者，加丝瓜络、鬼箭羽；舌质紫暗者，加丹参、葛根、红花；大便溏者，加山药、茯苓；治神经症，症见失眠心悸者，加酸枣仁、远志。

脾虚便溏者不宜用。

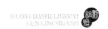

【方　　源】

《伤寒论》。

【处方组成】

茯苓 9 g，白芍 9 g，白术 6 g，生姜 9 g，附子（制）9 g。

【应用方法】

水煎服。

【功效主治】

温阳利水。主治阳虚水泛证，症见小便不利，四肢沉重疼痛，腹痛下利，或肢体浮肿，口不渴，舌苔白，脉沉；或太阳病发汗太过而汗出不解，仍发热，心下悸，头眩，身𣗕动，振振欲擗地。

【处方分析】

方中附子大辛大热，回阳救逆，温肾暖脾，化气行水，为方中之君药。茯苓甘淡，利水渗湿，引水邪从小便而出；白术苦甘性温，健脾燥湿，加强水湿的运化，共为方中之臣药。白芍苦酸微寒，既能"利小便"（《神农本草经》）、"去水气"（《名医别录》），又能柔肝缓急止痛，还能敛阴舒筋止颤，并可监制附子温热伤阴；生姜温散，其温可辅助附子之温阳散寒，其散可促使水邪从体表而宣发，故共为方中之佐药。全方以温阳利水为主，主要适宜于阳虚水泛证。

【刘老经验】

刘老认为此方为阳虚水泛证的主方，常用于心力衰竭、梅尼埃病、肺源性心脏病、心包积液等病。若咳者，加干姜、五味子、细辛；腹泻较重者，去白芍，加干姜；呕吐者，加法半夏、吴茱萸。若用于心力衰竭，症见下肢浮肿、心悸气短、肢冷舌苔白者，加丹参、车前子、红参、葶苈子、桂枝、甘草；水肿势剧者，加万年青根；发绀明显者，加北五加皮、红花。用于梅尼埃病，症见眩晕、恶心呕吐、舌苔白腻脉滑者，加泽泻、党参、法半夏、葛根、石决明；背冷、四肢不温者，加川椒、细辛。

方中附子用量宜根据患者阳虚的程度进行调整，对于久病阳虚较甚者，可逐渐增量至 30 g，并宜久煎。

【方　　源】

《太平惠民和剂局方》。

【处方组成】

柴胡 9 g，白芍 9 g，白术 9 g，茯苓 9 g，当归 9 g，甘草（炙）4.5 g。

【应用方法】

共研为粗末，1 次 6 g，加生姜 3 片，薄荷 3 g，水煎服。

【功效主治】

疏肝解郁，养血健脾。主治肝郁血虚脾弱证，症见两胁作痛，头痛目眩，口干咽燥，神疲便溏，或往来寒热，或月经不调，乳房胀痛，脉弦虚。

【处方分析】

方中用柴胡疏肝解郁，条达肝气，为方中之君药。白芍养

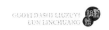
血敛阴，柔肝缓急；当归养血和血，为血中之气药，两者共为方中之臣药。白术、茯苓健脾益气，促进营血生化；薄荷疏散气郁，生姜降逆和中，共为方中之佐药。甘草调和诸药，为方中之使药。全方以疏解肝气为主，兼养肝之血以柔肝，健脾之气以防肝病传脾，故适宜于肝郁血虚脾弱证。

【刘老经验】

刘老认为此方是肝郁脾虚证的主方，肝主藏血，"其性疏泄而不能屈抑"（《内经博议》），并且"凡脏腑十二经之气化，皆必藉肝胆之气化以鼓舞之，始能调畅而不病"（《读医随笔·平肝者舒肝也非伐肝也》）。故心脑的各种疾病，尤其是各种神志病，如抑郁症、精神分裂症、失眠症等，以及与情志有关的偏头痛、紧张性头痛等，只要因气机郁滞所致，符合肝郁脾虚证候诊断者，都可用此方加减。

若头胀痛者，加香附、川芎；胸闷痛者，加降香、瓜蒌皮；失眠多梦者，加合欢花、首乌藤、酸枣仁、珍珠母；耳鸣耳聋者，加蔓荆子、石菖蒲、香附。

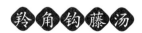

【方　　源】

《重订通俗伤寒论》。

【处方组成】

羚羊角 4.5 g，钩藤 9 g，桑叶 6 g，菊花 9 g，生地黄 15 g，白芍 9 g，川贝母 12 g，竹茹 15 g，茯神木 9 g，甘草 2.4 g。

【应用方法】

水煎服。

【功效主治】

凉肝熄风，养肝舒筋。主治热盛动风证，症见高热不退，躁扰不安，手足抽搐，发为痉厥，甚则神昏，舌质绛而干，脉弦数。

【处方分析】

方中羚羊角咸寒归肝经，清热平肝熄风，"最能清大热，兼能解热中之大毒。且既善清里，又善透表，能引脏腑间之热毒达于肌肤而外出……又善入肝经以治肝火炽盛"（《医学衷中参西录》）；钩藤甘微寒，归肝、心包经，清热平肝，熄风镇痉，两者相须为用，共为方中之君药。桑叶、菊花清热平肝，为方中之臣药。生地黄、白芍养阴凉血，以防风火耗阴劫液，且白芍又能柔肝舒筋；川贝母、竹茹清热化痰，以防邪热炼液生痰；茯神木宁心安神，心宁则肝平，五者共为方中之佐药。甘草既益胃而配白芍酸甘化阴，又调和诸药，为方中之佐使药。全方共奏凉肝熄风之效，故适宜于热盛动风证。

【刘老经验】

刘老认为此方为热盛动风证的主方，常用于流行性脑脊髓膜炎、流行性乙型脑炎、脑出血、高血压脑病、妊娠高血压综合征、小儿高热惊厥等病。若兼神志昏迷者，合紫雪或安宫牛黄丸；痰鸣、抽搐者，加竹沥、天竺黄、全蝎、蜈蚣；大热、大汗、大渴者，加石膏、知母；肌衄者，加水牛角、赤芍、牡丹皮；眩晕、血压增高者，加天麻、蒺藜、牛膝、石决明；偏瘫口喝者，加天麻、僵蚕、石菖蒲、远志、全蝎、石决明；大便干结者，加大黄。

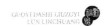

【方　　源】

《三因极一病证方论》。

【处方组成】

半夏 6 g，竹茹 6 g，枳实（麸炒）6 g，陈皮 9 g，甘草（炙）3 g，茯苓 4.5 g。

【应用方法】

共研为粗末。1 次 12 g，加生姜 5 g，大枣 1 枚，水煎服。

【功效主治】

理气化痰，清胆和胃。主治胆胃不和、痰热内扰证，症见胆怯易惊，虚烦不宁，失眠多梦，呕吐呃逆，癫痫。

【处方分析】

方中半夏辛温，燥湿化痰，消痞散结，和胃止呕，"主消心腹胸中膈痰热满结"（《名医别录》），为方中之君药。竹茹味甘微寒，清热化痰，除烦止呕，"以竹之脉络而通人之脉络"（《本草崇原》）；枳实味苦微寒，行气除满，化痰导滞，"其功皆能利气，气下则痰喘止，气行则痞胀消，气通则痛刺止，气利则后重除"（《本草纲目》），共为方中之臣药。陈皮辛苦温，理气行滞，燥湿化痰；茯苓健脾渗湿，杜生痰之源；生姜、大枣调和脾胃，监制半夏之毒性，四药共为方中之佐药。甘草益胃和中，调和诸药，为方中之佐使药。全方共奏理气化痰、清胆和胃之效，故适宜于胆胃不和、痰热内扰证。

【刘老经验】

刘老认为此方为胆胃不和、痰热内扰证的主方，常用于神经症、失眠症、后循环缺血、梅尼埃病、精神分裂症、抑郁症等病。若兼烦热不安者，加黄连、麦冬；口干舌燥者，去半夏，加麦冬、天花粉；咽喉不利者，加桔梗、紫苏梗、海浮石、海蛤壳、射干；呕吐者，加黄连、紫苏叶；兴奋不安、语无伦次者，加黄连、胆南星、石菖蒲、郁金、青礞石、生铁落；失眠头重、胸闷口苦者，加黄连、栀子；心悸惊惕不安者，加龙齿、珍珠母、磁石、百合；食少嗳腐者，加神曲、莱菔子；病毒性心肌炎之见胸闷心悸者，加人参、黄连、瓜蒌皮、石菖蒲、郁金；颈椎病之见眩晕、呕吐者，加葛根、威灵仙、天麻、姜黄、蝉蜕、羌活。

【方　　源】

《医学心悟》。

【处方组成】

白附子（制）30 g，石菖蒲 30 g，远志 30 g，天麻 30 g，全蝎 30 g，羌活 30 g，胆南星 30 g，木香 15 g。

【应用方法】

共研为细末，面糊为丸。1 次 9 g，温开水或薄荷 6 g 煎汤送服。

【功效主治】

祛风除痰，宣窍通络。主治中风之风痰阻络证，症见舌强言謇，肢体麻木，脉弦滑。

【处方分析】

方中白附子辛温，祛风痰，逐寒湿，"主中风失音，一切

冷风气，头面百病"（《药性解》），为方中之君药。胆南星苦凉，化痰熄风定惊；全蝎辛平，熄风解痉，祛风散结，共为方中之臣药。石菖蒲、远志化痰开窍；天麻平肝熄风，通络止痛；木香行气止痛，共为方中之佐药。羌活祛风湿，"能散肌表八风之邪，善理周身百节之痛"（《药鉴》），为"手足太阴表里引经之药，而又入足少阴、厥阴二经"（《本草蒙筌》），故为方中之佐使药。全方共为祛风除痰、宣窍通络之剂，故适宜于风痰阻络证。

【刘老经验】

刘老认为此方为中风风痰阻络证的主方，常用于中风后遗症、血管性痴呆等病。若脑梗死后遗症，加丹参、葛根、红花；阴虚而见头晕口干者，加桑椹、枸杞子、沙苑子；气虚而神疲便溏者，加黄芪、党参；痰盛而胸闷苔腻者，加法半夏、佩兰。

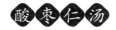

【方　　源】

《金匮要略》。

【处方组成】

酸枣仁 15~30 g，茯苓 6 g，知母 6~9 g，川芎 6 g，甘草 3 g。

【应用方法】

水煎服。

【功效主治】

养血安神，清热除烦。主治肝血不足、阴虚内热证，症见失眠心悸，虚烦不安，眩晕口干，舌质红，脉细数。

【处方分析】

方中酸枣仁甘酸性平，归心肝经，养血益肝，宁心安神，此药"专补肝胆"（《本草备要》）而"主治烦心不得眠"（《名医别录》），为方中之君药。茯苓甘淡，健脾宁心；知母苦寒，滋阴清热除烦，共为方中之臣药。川芎辛散，调肝血以补其体，疏肝气以展其用，为方中之佐药。甘草益胃和中，调和诸药，为方中之佐使药。全方共奏养血安神、清热除烦之效，故适宜于肝血不足、阴虚内热证。

【刘老经验】

刘老认为此方为肝血不足、阴虚内热证的主方，全方酸甘苦辛相配，体现《金匮要略·脏腑经络先后病脉证第一》"夫肝之病，补用酸，助用焦苦，益用甘味之药调之"和《素问·藏气法时论》"肝欲散，急食辛以散之"理论，常用于神经症、失眠症、阵发性心动过速、原发性高血压、围绝经期综合征、自主神经功能紊乱等病。若偏血虚而舌质不红者，加当归、龙眼肉；偏阴虚而舌苔少者，加生地黄、麦冬；热较重而口苦者，加栀子；伴盗汗者，加五味子。

舌苔厚腻者不宜用。

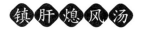

镇肝熄风汤

【方　　源】

《医学衷中参西录》。

【处方组成】

牛膝 30 g，生赭石 30 g，生龙骨 15 g，生牡蛎 15 g，生龟甲 15 g，白芍 15 g，玄参 15 g，天冬 15 g，川楝子 6 g，生麦芽 6 g，

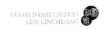
茵陈6g，甘草4.5g。

【应用方法】

水煎服。

【功效主治】

镇肝熄风，滋阴潜阳。主治阴虚阳亢证，症见眩晕耳鸣，脑部热痛，面红目胀，心中烦热，或肢瘫口歪，或昏仆移时始醒，或醒后不能复原，脉弦长有力。

【处方分析】

方中重用牛膝入血分而引血下行，且能补益肝肾，为方中之君药。生赭石镇肝降逆；生龙骨、生牡蛎平肝潜阳，镇肝熄风；生龟甲、白芍滋水涵木，潜阳熄风，共为方中之臣药。玄参、天冬养阴清热；茵陈清利湿热；川楝子理气清热；生麦芽益胃和中，共为方中之佐药。甘草调和诸药，为方中之使药。全方以镇肝熄风、滋阴潜阳为主，故适宜于阴虚阳亢证。

【刘老经验】

刘老认为此方为阴虚阳亢证的主方，常用于原发性高血压、脑出血、脑梗死、短暂性脑缺血发作、偏头痛、丛集性头痛等病。若心中烦热较重者，加石膏、栀子；喉中痰多者，加远志、胆南星；头晕头痛较重者，加夏枯草、蔓荆子；尺脉重按无力者，加熟地黄、山茱萸。若用于原发性高血压，症见头晕头痛、面红目胀、脉弦者，加钩藤、夏枯草、地龙、蒺藜；肢体麻木者，加豨莶草、丹参；腰膝酸软、夜尿多者，加杜仲、桑寄生。用于偏头痛，若头部胀痛跳痛、心烦脉弦者，加蒺藜、全蝎；头痛初发者，加蔓荆子、钩藤、白芷；久痛不止者，加丹参、蜂房、川芎。用于脑出血，症见偏瘫言謇、舌质红、脉弦、神志清醒者，加丹参、葛根、钩藤、豨莶草、地龙、全蝎；若语言不利者，加石菖蒲、远志、天竺黄、胆南星；喉中痰鸣者，加胆南星、川贝母、竹沥；头痛较重者，加石决明、夏枯草；大便干结者，加大黄；失眠多梦者，加龙齿、酸枣仁。

第二节　刘老经验方集粹

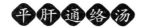

【处方组成】

白芍 30 g，石决明（布包，先煎）30 g，天麻（另包，蒸兑）10 g，钩藤 12 g，丹参 15 g，川芎 10 g，蒺藜 15 g，全蝎 5 g，延胡索（醋制）15 g，山楂 30 g，甘草 10 g。

【用　　法】

水煎服。

【功　　效】

平肝熄风，通络止痛。

【主　　治】

头痛肝风血瘀证，症见头痛呈跳痛、搏动或如锥刺样痛，痛有定处，多因心情不畅、精神紧张、暴怒等因素诱发，女性多在经前发作或加剧，伴头昏或晕，心烦易怒，口干苦，失眠。舌质黯红、苔薄黄，脉弦（滑）或细涩。常见于偏头痛、紧张性头痛、三叉神经痛等病。

【处方分析】

头痛之论治有从六经辨、从气血辨者。李东垣执简驭繁，将头痛分为外感、内伤两端。刘老认为，内伤头痛之实证多因

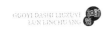
肝失所养，经脉绌急，致风阳上扰、脑络不通所致，故《内经》将此病又称为"首风""脑风"，治疗可从平肝熄风、通络止痛入手。方中白芍、石决明入肝经，平抑肝阳，为方中之君药。天麻、钩藤平肝熄风，助君药以平上扰之风阳；丹参、川芎活血通络，使风阳上扰所致瘀滞之脑络得以疏通，共为方中之臣药。蒺藜、全蝎熄风通络；山楂、延胡索活血止痛，共为方中之佐药。甘草得白芍酸甘化阴，濡养经脉，缓急止痛，又能调和诸药，为佐使药。诸药配合，使肝风熄，脑络通，经脉缓，则头痛可止。其中，山楂除有活血作用外，还可消食和中，因刘老临证时尤其注重患者胃气盛衰，意在强壮胃气，防止药食伤中，故患者虽无脾胃不和之证亦常用之。正如华佗所言："胃者，人之根本也。胃气壮，五脏六腑皆壮。"

【加　　减】

巅顶痛，加蔓荆子、藁本；前额痛，加白芷；疼痛明显者，可增加川芎、延胡索用量；寐差多梦者，加酸枣仁、首乌藤；经前发作明显者，加柴胡、郁金。

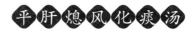

【处方组成】

天麻（蒸兑）10 g，钩藤（后下）10 g，法半夏10 g，白术10 g，泽泻15 g，酸枣仁（炒）30 g，三七粉（兑）5 g，生龙骨30 g，生牡蛎30 g，山楂10 g。

【用　　法】

水煎服。

【功　　效】

平肝熄风，和胃化痰。

【主　　治】

梅尼埃病肝胃不和证，症见发作性旋转，睁目时更甚，伴恶心呕吐，纳差，耳鸣，入寐难，舌苔白，脉细。

【处方分析】

肝为风木之脏，其性主升主动。若因生活不顺，情志郁结，肝气失于条达，肝阳郁勃不畅，乃化风上扰清空，加之肝木横逆犯胃，胃失和降，气逆于上，故发斯病。方中天麻、钩藤平肝阳而熄风定眩；法半夏、白术、泽泻健脾且化痰祛饮；佐以酸枣仁、三七粉养心安神，镇静定眩；生龙骨、生牡蛎潜上亢之肝阳，助熄风止眩之功；另入山楂理气助化，与三七粉同用，助其活血化瘀之功。诸药配伍，风阳得以平熄，眩晕即止。

【加　　减】

兼脾虚而大便稀溏者，加党参、茯苓；头重如裹者，加苍术、荷叶；恶心呕吐明显者，加竹茹。

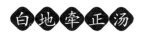

白地牵正汤

【处方组成】

制白附（先煎）9 g，僵蚕 10 g，全蝎 5 g，生地黄 15 g，丹参 15 g，葛根 30 g，川芎 10 g，丝瓜络 10 g。

【用　　法】

水煎服。

【功　　效】

祛风化痰，止痉除偏。

【主　　治】

面瘫风痰阻络证及面肌痉挛阴虚风动证，症见口眼㖞斜，闭目、鼓腮不能，或面肌抽搐，伴头面或耳后麻木或疼痛。舌质淡黯或紫黯、苔白，脉细或兼涩。常见于特发性面神经炎，中耳炎或乳突炎所致周围性面瘫，脑血管病变所致中枢性面瘫，面肌痉挛。

【处方分析】

此方由牵正散加活血通络药物组成。刘老指出，面瘫之证，多由外风引动内风所致，兼夹痰浊上犯，阻滞经脉，偏侧络脉不荣，功能失常，则见口眼歪㖞斜。刘老常以牵正散为主，祛风化痰，平肝通络，但由于风痰阻滞，气血不畅，则加用活血化瘀之品，亦取"血行风自灭"之意。药选生地黄、丹参、川芎活血化瘀兼清瘀热，配伍丝瓜络以助通经活络、消肿之功，方中加入葛根解肌散寒、活血升清。诸药相合，共奏祛风、化痰、通络之效。

【加　　减】

初起恶风寒，或头面疼痛受风冷则加重者，去生地黄，加羌活、桂枝；乳突炎，见耳后疼痛者，加板蓝根、连翘；口眼㖞斜日久不愈者，加黄芪；口角流涎者，加胆南星、法半夏；面肌痉挛者，去白附子，加白芍。

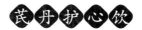

芪丹护心饮

【处方组成】

黄芪 30 g，生晒参 10 g，葛根 30 g，丹参 30 g，郁金 10 g，降香 10 g，水蛭 10 g，山楂 30 g。

【用　　法】

水煎服。

【功　　效】

益气活血，通络止痛。

【主　　治】

胸痹心痛之气虚瘀阻证，症见心胸疼痛，痛有定处，劳累或活动后明显，伴神疲懒言，乏力自汗，心悸不宁。舌质淡黯、苔薄，脉细涩。常见于冠心病、心肌病、病毒性心肌炎、心力衰竭、心律失常等病。

【处方分析】

胸痹心痛之病虚实互见者尤多，是以《金匮要略》明示其病机为"阳微阴弦"。刘老认为，心主血脉，气为血之帅，故此病以气虚血瘀为基础病机，治宜益气活血、通络止痛。方中黄芪大补元气；丹参活血通脉，气血同调，益气以助行血，共为方中之君药。生晒参益气，葛根活血，合用能增强君药作用，共为方中之臣药。气虚瘀滞则胸阳不展，故予郁金、降香行气开郁；水蛭深入络脉，逐瘀通经，三者共为方中之佐药。脾胃运化为气血生化之源，山楂助化消食，又兼活血化瘀、调和诸药之效，为方中之佐使药。全方配伍得宜，气血并治，胸痹可解。本方为刘老治疗冠心病基础方，临床加减运用，除可有效改善心绞痛症状外，坚持服用，还有软化斑块的作用。

【加　　减】

心悸气短者，合生脉散；胸脘闷胀者，去生晒参，加法半夏、陈皮、薤白；形寒怕冷者，加附子、桂枝。

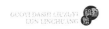
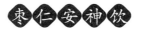

【处方组成】

酸枣仁（捣碎，炒）30 g，首乌藤30 g，三七10 g，延胡索 15 g，龙齿 15 g。

【用　　法】

水煎服。

【功　　效】

养心安神。

【主　　治】

不寐心神失养证，症见不易入睡，多梦易醒，神疲乏力，触事易惊或反复思虑。舌质黯、苔薄，脉细或兼弦。常用于失眠症及焦虑状态、抑郁状态、脑疲劳等所致多种睡眠障碍。

【处方分析】

方中酸枣仁宁心安神之效颇佳，为治不寐要药，方中重用之，故为君药。首乌藤配酸枣仁，滋心阴，宁心神，为方中之臣药。三七、延胡索疏肝活血，因不寐患者常有肝气郁、肝血瘀证，魂舍不净，则心烦难寐，多梦寐浅，且药理研究表明两药有镇静作用，可助酸枣仁入静定志之效，为方中之佐药。龙齿引药入心、肝经，且有潜阳镇静、清热除烦之功，为方中之佐使药。诸药协同，养心阴、行肝血、潜浮阳，可达宁心安神、镇静定志之用，使阴阳平和，则寤寐有度。本方为刘老治疗不寐的基本方，加味后运用于虚证、实证之不寐均有良好疗效，且能缓解焦虑、抑郁症状，确为安神定志之良方。

【加　　减】

早醒者，去首乌藤，加合欢花；因心脾两虚而见纳差、便溏者，加白术、党参、茯神、龙眼肉；因肝气郁结而见心烦易怒、脉弦者，加柴胡、白芍、郁金；正值绝经期而见心神不安者，加菟丝子、覆盆子、牡蛎；胃不和则卧不安者，加半夏、麦芽；大便溏者，加山楂。

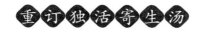

【处方组成】

独活 12 g，桑寄生 30 g，青风藤 15 g，威灵仙 30 g，防己 15 g，寻骨风 10 g，狗脊 15 g，牛膝 10 g。

【用　　法】

每日一剂，水煎，早、晚分服。

【功　　效】

祛风除湿，通痹止痛，益肾强腰。

【主　　治】

风湿痹阻型腰痛，症见腰痛急起，行走困难，甚则卧床不起，伴下肢窜痛、麻木，舌质淡黯、苔白或腻，脉弦缓。常用于腰椎间盘突出症、腰肌劳损等病。

【处方分析】

本方用于急起之腰痛疗效颇佳。腰为肾之府，肾虚致腰痛固不待言，但风寒湿诸邪痹阻经脉，不通而痛，为急起腰痛的关键病机。故刘老治疗本病，常用祛风除湿、益肾强腰之法。方中独活通行下半身之经脉，辛以祛风，温可散寒；桑寄生益肝肾，祛风湿，二者共为君药。青风藤、防己通利小便，祛风渗湿；威灵仙、寻骨风祛风湿，止痹痛，共为臣药。狗脊、牛膝益肝肾，强腰膝，且牛膝能引药下行，共为佐使药。全方共奏祛风利湿，强腰止痛之效。

【加　　减】

腰膝冷痛，得温则缓，遇寒则加者，加制川乌、桂枝；腰重痛，舌苔白腻者，加薏苡仁；腰腿刺痛、麻木，舌质紫黯者，加土鳖虫、乌梢蛇；疼痛明显者，加三七、延胡索；乏力神疲者，加黄芪。

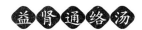

【处方组成】

生黄芪 30 g，淫羊藿 15 g，枸杞子 15 g，山茱萸 10 g，沙苑子 10 g，葛根 15 g，丹参 15 g，川芎 10 g，生蒲黄 10 g，石菖蒲 10 g，郁金 10 g，五味子 10 g，山楂 10 g。

【用　　法】

水煎，分两次服用。或依法制成颗粒剂。口服，每次 6 g，每日 3 次，温开水冲服，或遵医嘱。

【功　　效】

益肾补髓，通络醒神。

【主　　治】

肾虚血瘀证，多因瘀久伤正，由实转虚，而致虚实夹杂。症见头昏沉而痛，或空痛，伴记忆力下降，耳鸣，腰酸足软。舌质淡黯、苔薄，脉细弦。常见于血管性痴呆、脑震荡后期、脑萎缩、阿尔茨海默病、大脑发育不全所出现的头昏、头痛及健忘、痴呆等。

【处方分析】

刘老认为，肾虚络阻是血管性痴呆、脑外伤后期、脑萎缩、阿尔茨海默病等的重要病机。肾主骨生髓，而脑为髓海，肾之气虚，则清阳不能上充，肾之精亏，则髓海失养，皆致"髓海不足，则脑转耳鸣"。因虚而生瘀，血行不畅，脏腑失养，精明不灵，则见痴呆、健忘等症。故治疗以益肾填精、活血醒神为法。方中生黄芪益气升清阳，淫羊藿、枸杞子温肾填精，共为君药。山茱萸、沙苑子益肾阴，补精气，助君药淫羊藿、枸杞子以补髓益脑；葛根、丹参、川芎、生蒲黄活血化瘀，且配生黄芪有益气行血之效，使清气、营血上承，则脑髓得养，同为臣药。石菖蒲、郁金化痰活血，开窍醒神；五味子滋肾涩精，加强全方补肾益髓之力，均为佐药。山楂活血助化，为使药。诸药相伍，扶正祛瘀并进，使肾中精气复盛，瘀血渐消，则诸症可痊。

【加　　减】

头痛甚者，加全蝎、延胡索；失眠多梦者，加酸枣仁、首乌藤、龙骨、牡蛎；纳少脘胀者，加佛手、麦芽；夜尿多者，加仙茅、巴戟天、益智仁；头目作胀、烦躁、脉弦者，加天麻、钩藤。

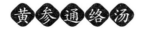

黄参通络汤

【处方组成】

黄芪 30 g，丹参 15 g，生蒲黄（布包）15 g，川芎 10 g，延胡索 10 g，酸枣仁（炒）15 g，首乌藤 30 g，白芍 15 g，钩藤

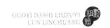
15 g，生龙骨（布包，先煎）30 g，生牡蛎（布包，先煎）30 g，全蝎（研末兑入）5 g，山楂10 g。

【用　　法】

水煎，分两次服用。或依法制成颗粒剂。口服，每次6 g，每日3次，温开水冲服，或遵医嘱。

【功　　效】

益气活血，宁神熄风。

【主　　治】

头痛气虚血瘀证，症见头痛如刺，痛有定处，或头痛反复发作，遇劳加重，或夜间为甚，神疲乏力，失眠多梦，舌质淡黯或紫黯或有瘀斑点，脉细弱或涩。常用于脑震荡、脑动脉硬化症、血管性头痛。

【处方分析】

方中黄芪益气扶正，丹参活血通络，二药相合，气旺则血行有力，血脉通畅，通则不痛，共为君药。生蒲黄、川芎、延胡索助君药以活血通络，并可止痛；酸枣仁、首乌藤养心宁神，又有镇静止痛之效；白芍、钩藤养血柔肝，平肝熄风，共为臣药。生龙骨、生牡蛎、全蝎潜阳宁神，平肝通络而止痛，为佐药。山楂活血助化，为使药。全方气血同治，形神俱调，心肝同治，共奏益气活血、平肝安神、通络止痛之效。

【加　　减】

乏力、便溏者，去白芍，加党参、白术；入睡难者，增加酸枣仁用量；头痛经久不愈，瘀血证候明显者，加土鳖虫、蜈蚣；血压偏低者，加人参、玉竹。

#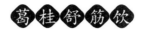

【处方组成】

葛根 40 g，桂枝 12 g，姜黄 12 g，威灵仙 30 g，鹿衔草 10 g，露蜂房 10 g，桑枝 30 g，甘草 7 g。

【用　　法】

每日一剂，水煎，分两次服。

【功　　效】

温经解肌，通络止痛。

【主　　治】

寒凝经脉之项痹、肩凝，症见颈肩板紧不适，甚则疼痛，臂痛肢麻，受寒则加，得温稍缓，舌质淡、苔白，脉细涩或弦紧。常见于颈椎病、肩关节周围炎等所致颈肩不适诸症。

【处方分析】

刘老认为，颈肩不适诸症多为太阳经脉之病。颈项为足太阳膀胱经循行部位，易受风寒侵袭，致经气不利，寒湿搏结，故而作痛，治宜温经解肌，通络止痛。药选葛根、桂枝，取葛根汤意以散寒解肌，且桂枝入血分，可通络止痛，共为君药。姜黄行气活血；威灵仙、鹿衔草祛风湿，通经络，助君药以止痛除痹，共为臣药。配伍露蜂房入络散邪而止痛，桑枝引药走于上肢，为佐使药。诸药相伍，寒凝得解，经气复利，则其症可消。

【加　　减】

痛甚者，加白芍、青风藤；气血不足者，加黄芪、党参、

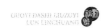
当归；外受风寒者，加麻黄、羌活；眩晕者，加天麻、半夏、泽泻。

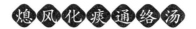

【处方组成】

天麻（另包，蒸兑）10 g，钩藤 12 g，蒺藜 12 g，生龙骨（布包，先煎）30 g，生牡蛎（布包，先煎）30 g，法半夏 10 g，茯苓 15 g，泽泻 15 g，白术 10 g，葛根 15 g，丹参 15 g，酸枣仁（炒）10 g，山楂 30 g。

【用　　法】

水煎服。

【功　　效】

平肝熄风，化痰通络。

【主　　治】

眩晕风痰瘀阻证，症见头晕，如坐舟车，头部转摇不能，头胀痛或重，恶心呕吐，或伴耳鸣、重听、心烦、寐差等。舌质黯、苔白，脉弦滑。可用于颈椎病、后循环缺血、脑动脉硬化症、梅尼埃病等所致眩晕。

【处方分析】

《素问·至真要大论》云："诸风掉眩皆属于肝"，朱丹溪谓"无痰不作眩"，故通常认为眩晕以肝风上扰、痰浊中阻为主要病机。但刘老从临床实践中得出，眩晕患者不仅有风、痰见症，而且常有面色晦黯、舌质黯等瘀血证候表现，加用活血化瘀药后疗效明显提高，因而推知瘀血阻络亦是主要病机。故临床以熄肝风、化痰浊、通血脉为治。因肝性条达，其体阴而用阳，其为病易形成阳热在上、郁滞、阳亢之证，故方中平熄肝风，采用凉肝、疏肝、镇肝三法。方中天麻平肝熄风，钩藤凉肝定风，共为君药。蒺藜疏肝熄风，生龙骨、生牡蛎潜镇熄风，法半夏燥湿化痰，泽泻、茯苓渗利痰湿，共为臣药。白术运脾化湿，丹参、葛根、山楂活血通络，酸枣仁养血安神，共为佐药。其中酸枣仁之用，一以养心助眠，一以安神镇静，因刘老认为，晕、痛诸症均与神志不宁有关，治疗宜形神共调，故在方中常配入此药，可增定眩、止痛之力。

【加　　减】

颈项、肩背胀痛者，加威灵仙、姜黄；头胀痛甚、血压高者，加杜仲、川芎；耳鸣不适者，加蝉蜕、柴胡；急躁易怒、口苦者，加黄芩；便溏者，去酸枣仁，加麦芽；入睡困难、多梦者，加首乌藤、三七。

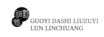

第五章

常见心病证治

◎冠状动脉粥样硬化性心脏病

冠状动脉粥样硬化性心脏病，简称冠心病，是一种在冠状动脉粥样硬化使血管阻塞的基础上，冠脉循环改变，致使冠脉血流和心肌需求之间不平衡，从而导致心肌损害所引起的，以心绞痛、心肌梗死、心力衰竭、心律失常、心搏骤停、心电图和酶学改变、运动心电图阳性等为主要表现的心脏疾患。

诊断要点

（1）病史：多见于 40 岁以上有动脉粥样硬化者。

（2）临床表现：冠心病的典型症状有以下五类。①心绞痛：劳累性心绞痛（由运动或其他增加心肌需氧量的情况所诱发的短暂胸痛发作，休息或舌下含服硝酸甘油后，疼痛常可迅速消失）和自发性心绞痛（胸痛发作与心肌需氧量的增加无明显关系，其痛一般持续时间较长，程度较重，且不易为硝酸甘油缓解）。②心肌梗死：急性心肌梗死的典型症状是出现严重而持久的胸痛，有时症状不典型，疼痛可以轻微甚或没有，可以主要为其他症状。③心力衰竭。④心律失常。⑤猝死。

（3）辅助检查：①血清高脂蛋白血症/血糖增高等。②急性心肌梗死的肯定性改变包括血清酶浓度的序列变化，或开始升高和继发降低。这些变化，必须与特定的酶以及症状发作和采取血样的时间间隔相联系。③心绞痛心电图呈 T 波低平、倒置及 ST 段下移，特别是水平型和下斜型下移更有意义；急性心肌梗死心电图的肯定改变是出现异常、持久的 Q 波或 QR 波，以及持续 1 天以上的演进性损伤电流。④B 超可有左室室壁节

175

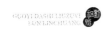

段性运动障碍；平板运动试验常阳性；同位素心肌扫描（ECT）可出现心肌缺血性改变；24小时心电图（Holter）监测运动时出现缺血性改变；冠状动脉造影是诊断冠心病的金标准。

刘老经验

刘老认为本病属于中医胸痹、心痛、真心痛范畴，其发病起于心气亏虚，成于脉络瘀滞，有阴阳痰水风之变，其治疗宜以益气通络贯穿始终，刘老擅用芪丹护心饮加减，取得了很好的临床疗效。

心主血脉，有主持血液、脉管和推动血液在脉管中运行三方面的作用，正如《医学入门·脏腑》所谓："人身动则血行于诸经……心乃内运行之，是心主血也。"血液丰盈，脉管通畅，血液在脉管中运行的动力旺盛，全身能得到充足的血液濡养，则身体健康，心脏自然无病。一旦血液不足以充盈脉管，或脉管狭窄甚至闭塞，血行不畅，则疾病蜂起，冠脉病变也就难以避免了。因此刘老提出从心主血脉到冠心病的发生，存在三个主要环节，即起始于心气亏虚，成病于脉络瘀滞，有阴阳痰水风之变。

在冠心病诊断成立之时，冠脉早已出现病变，要溯其源，追踪冠脉出现病变的起始阶段，乃起病于心气亏虚。如果心气旺盛，自然能化生血液，使之充盈冠脉，自然能推动血液在脉管中运行，使之冠脉血行流畅，此即"气能生血"（《读医随笔·气能生血血能藏气》）、"气行乃血流"（《黄帝内经素问·五脏生成篇》王冰注）之意。同时冠脉也因为心气的充盈，"正气存内，邪不可干"（《黄帝内经素问遗篇·刺法论》），祛邪防病能力得以上升，冠心病也就难以发生。一旦心气不足，生血不足则致血液难以充盈冠脉，行血无能则令冠脉血流不畅，祛邪无力亦使诸邪易犯冠脉为病，逐渐引起冠心病，从而成为本病的起始因素。这是冠心病发病的第一个环节。

冠心病以胸痛为主症，《灵枢·经脉》曰："心主手厥阴心包络之脉，起于胸中，出属心包络。"若心脉充盈、通畅，则心得其养，胸中无痛，一旦心脉因虚而不能充盈或因邪而失于通畅，则心失所养，出现胸痛，此即《素问·藏气法时论》所谓"心病者，胸中痛"之意。因此刘老认为：只要确立了冠心病的诊断，就一定存在脉络瘀滞这一发病机制。冠脉通畅，则病情好转；冠脉失畅，则病情加重，这是本病发病的第二个环节。

冠心病发病机制，可以有阴阳痰水风等变化。所谓阴阳痰水风，分别指阴虚、阳虚、痰浊、水饮和内风。指在冠心病的发病过程中，可能出现合并阴虚、阳虚，兼夹痰浊、水饮、内风等病机变化。阴虚和阳虚通常与患者体质有关，亦可因气虚而损及阴阳所致；痰浊和水饮乃心气亏虚而水津不化、脉络瘀滞而津液留滞所致，常见于肥胖患者；内风与阴虚阳亢的体质有关，此五者乃冠心病发病的第三个环节。

正因为刘老认为冠心病的发病机制起始于心气亏虚，成病于脉络瘀滞，有阴阳痰水风之变，其病机关键在于气虚络瘀，因此在治疗中主张以益气通络为主，通常用自拟方芪丹护心饮贯穿于整个治疗过程之中，再根据所合并的阴虚、阳虚，所兼夹的痰浊、水饮、内风等病情变化进行辨治。

论治特色

1. 心气亏虚脉络瘀滞证

【主症】心胸疼痛，痛有定处，劳累或活动后明显，伴少气懒言，神疲乏力，自汗，心悸不宁，舌质淡黯、苔薄，脉细涩。此乃冠心病的基本证候和最常见证候。

177

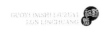

【治法】益气活血，蠲痹通络。

【方药】刘老自拟方芪丹护心饮加减。

黄芪 30 g，生晒参 10 g，葛根 30 g，丹参 30 g，郁金 10 g，降香 10 g，水蛭 10 g，山楂 30 g。

【加减】胸痛明显者，加生蒲黄、川芎；胸脘痞闷者，加石菖蒲、佛手；纳食减少者，加鸡内金、麦芽。

2. 气阴两虚脉络瘀滞证

【主症】胸闷而痛，心悸气少，心烦易怒，口干苦，大便干，舌质黯红、苔薄白，脉细弦数。多见于气阴两虚体质和合并各种期前收缩及原发性高血压的患者。

【治法】益气养阴，活血通络。

【方药】生脉散合芪丹护心饮加减。

黄芪 30 g，生晒参 6 g，葛根 30 g，丹参 30 g，郁金 10 g，降香 10 g，水蛭 10 g，麦冬 10 g，五味子 10 g，山楂 30 g。

【加减】若头胀痛者，加天麻、钩藤；心悸不宁者，加灵芝。

3. 阳气亏虚脉络瘀滞证

【主症】卒然心痛，背痛彻心，或感寒痛甚，心悸气短，形寒肢冷，舌质淡暗而胖、苔薄白，脉沉细而迟。常见于阳虚体质和合并心动过缓、房室传导阻滞的患者。

【治法】温阳益气，活血通络。

【方药】桂枝甘草汤合芪丹护心饮加减。

桂枝 10 g，黄芪 30 g，丹参 30 g，郁金 10 g，水蛭 10 g，降香 10 g，山楂 10 g，甘草 5 g。

【加减】形寒肢冷明显者，加红参、附子。

4. 心气亏虚痰瘀阻络证

【主症】胸闷而痛，痛有定处，形体肥胖，痰多气短，舌质黯红、苔厚腻，脉弦滑。常见于痰湿偏重的肥胖体质和合并高脂血症、脂肪肝的患者。

【治法】益气化痰，活血通络。

【方药】瓜蒌薤白半夏汤合芪丹护心饮加减。

黄芪 30 g，丹参 30 g，降香 10 g，郁金 10 g，瓜蒌皮 10 g，法半夏 10 g，薤白 10 g，甘草 5 g。

【加减】若肥胖痰多者，加山楂；胸痛明显者，加川芎、三七粉；胸脘痞闷者，加石菖蒲、佛手。

5. 心气亏虚瘀水互结证

【主症】心悸而痛，胸闷气短，动则更甚，下肢水肿，舌质淡暗、苔滑腻，脉细弦。常见于冠心病合并心力衰竭的患者。

【治法】益气活血，化气利水。

【方药】苓桂术甘汤合芪丹护心饮加减。

桂枝 6 g，茯苓 30 g，白术 10 g，黄芪 30 g，丹参 30 g，降香 10 g，山楂 10 g，甘草 5 g。

【加减】小便量少者，加车前子、泽泻；难以平卧者，加葶苈子；形寒肢冷者，加红参、附子。

6. 气虚络瘀阳亢风动证

【主症】胸闷而痛，头晕而眩，劳累后更甚，心烦气少，舌质暗、苔薄，脉弦细。常见于冠心病合并原发性高血压的患者。

【治法】益气活血，平肝熄风。

【方药】天麻钩藤饮合芪丹护心饮加减。

天麻 10 g，钩藤 15 g，白芍 15 g，龙骨 30 g，丹参 30 g，黄芪 30 g，葛根 30 g，蒺藜 10 g，山楂 10 g。

【加减】若气虚症状不明显者，去黄芪；气坠脱肛者，加升麻；阳痿早泄者，加淫羊藿、韭菜子。

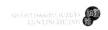

临证实录

1. 心气亏虚脉络瘀滞案（刘老亲诊医案）

患者兰某，男，62 岁，长沙市人。

【初　诊】

1990 年 9 月 21 日。

【主诉】胸前区刺痛反复 7 年，加重 2 个月。

【病史】患者近 7 年经常在活动后出现胸前区刺痛，多次在多家省级医院就诊，心电图示左前分支传导阻滞，ST - T 改变，诊断为心绞痛，经用硝酸甘油治疗，能很快缓解症状，但活动后仍经常发作，近 2 个月发作频繁。

【现在症】平时胸闷，活动后出现胸前区刺痛，休息后缓解，伴心悸难寐，头时胀痛，纳差，大小便可，容易感冒。

【查体】舌质淡暗、苔薄，脉细涩。

【诊断】西医诊断：心绞痛；中医诊断：胸痹，心气亏虚脉络瘀滞证。

【治法】益气活血，蠲痹通络。

【选方】芪丹护心饮加减。

【用药】黄芪 30 g，丹参 15 g，生蒲黄（布包）15 g，石菖蒲 10 g，川芎 10 g，佛手 10 g，山楂 10 g，鸡内金 10 g，麦芽 30 g。7 剂。

【二　诊】

9 月 28 日。胸闷减轻，胸痛减少，精神已好，余同前。效不更方，用上方去川芎、石菖蒲，改黄芪 40 g，山楂 15 g，加益母草、酸枣仁各 10 g，首乌藤 15 g，续服 7 剂。

【三　诊】

10 月 5 日。胸痛未发，余均可，用首诊方改山楂为 15 g，加党参、白术、益母草各 10 g，续服 7 剂。

【四 诊】

11 月 19 日。患者间断服上方，胸闷不明显，胸痛未发作，夜尿多，舌质淡红、苔薄，脉细。用首诊方去生蒲黄、川芎，改黄芪为 50 g，丹参 30 g，加西党参、淫羊藿各 15 g，益智仁、枸杞子各 10 g，续服 14 剂。

【五 诊】

1991 年 11 月 30 日。仍间断服上方，一直病情稳定，胸闷胸痛不明显，但容易感冒，脉细。用首诊方去生蒲黄、石菖蒲，改黄芪为 50 g，丹参 30 g，加党参 10 g，桂枝、益母草各 10 g，甘草 3 g，大枣 5 枚。续服 7 剂以善后。

【按】

本案乃因心气亏虚、脉络瘀滞所致。所谓气虚者，以其症见胸痛而活动后出现，休息后缓解，心悸纳差、容易感冒、舌质兼淡、脉兼细也，乃因"气主煦之"（《难经·二十二难》）、"劳则气耗"（《素问·举痛论》）之故，心气因劳而虚者更虚，不能温养心肌则痛悸时作，不能卫外则容易感冒，不能充盈脉管则脉象兼细；所谓瘀滞为患者，以其胸部刺痛、其脉兼涩也，乃因"脉者，血之府也……涩则心痛"（《素问·脉要精微论》）之故。其治疗宜用黄芪补气，气旺则推动有力，配合佛手行气，气行有助于运血，乃因"运血者即是气"（《血证论·阴阳水火气血论》）之故；丹参、生蒲黄、川芎活血通络；石菖蒲宽胸蠲痹；山楂、鸡内金、麦芽和胃助运。诸药配合，以益气、行气、活血、通络为主，络通而心宁痹止。

2. 气阴两虚脉络瘀滞案（刘老亲诊医案）

患者徐某，男，49 岁，长沙市人。

【初　诊】

1989 年 3 月 9 日。

【主诉】胸闷心悸反复 5 年。

【病史】患者近 5 年经常胸闷心悸，活动后为甚，多次去多家医院就诊，曾在某医学院附属二医院因运动平板试验阳性而诊断为冠心病，在胸闷发作时，服用硝酸甘油或休息后症状可以缓解。

【现在症】活动后胸闷，偶左肩及左上肢内侧痛，气短心悸，疲乏无力，纳可，口干，大小便可，眠可。

【查体】舌质淡暗、苔薄，脉细。

【诊断】西医诊断：心绞痛；中医诊断：胸痹，气阴两虚脉络阻滞证。

【治法】益气养阴，活血通络。

【选方】生脉散合芪丹护心饮加减。

【用药】黄芪 30 g，党参 12 g，丹参 15 g，生蒲黄（布包）15 g，川芎 10 g，麦冬 10 g，五味子 6 g，山楂 12 g，甘草 7 g。7 剂。

【二　诊】

3 月 20 日。诉服药期间未发心悸，胸闷减少，左肩及左上肢内侧痛减轻，余均可，效不更方，守上方去川芎，加桂枝 7 g，续服 14 剂。

【三　诊】

4 月 6 日。胸闷心悸均不明显，左肩及左上肢内侧痛未发作，守前法，用复诊方加石菖蒲、川芎各 10 g，续服 14 剂。

【结　果】

后患者间断服用上方以巩固疗效，1 年后随访，症状未复发。

【按】

本案辨证为气阴两虚、脉络瘀滞所致，乃因其在气短、疲乏等气虚见症和胸痛、舌暗等络瘀见症的基础上，又有口干等阴虚征象，故合用生脉散，取效明显。

3. 阳气亏虚脉络瘀滞案（刘老亲诊医案）

患者徐某，男，48 岁，长沙市人。

【初　诊】

1989 年 9 月 15 日。

【主诉】胸闷痛反复 7 年。

【病史】患者近 7 年因胸闷痛多次在多家省级医院就诊，心电图示窦性心动过缓，心肌缺血改变；超声心动图符合冠心病诊断，左心功能正常。有颈椎病、脑动脉硬化症等病史。

【现在症】胸闷明显，劳累后出现短暂胸痛，休息后缓解，头部有空虚感，易疲劳，纳可，大小便正常，腰痛阳痿，形寒肢冷。

【查体】舌质淡、苔薄白，脉迟弦。心率 56 次/min。

【诊断】西医诊断：心绞痛。中医诊断：胸痹，阳气亏虚脉络瘀滞证。

【治法】益气温阳，活血通络。

【选方】桂枝甘草汤合参附汤合芪丹护心饮加减。

【用药】党参 15 g，附子（制，先煎）7 g，桂枝 10 g，黄芪 50 g，麦冬 10 g，五味子 7 g，石菖蒲 10 g，丹参 15 g，三七粉（分冲）3 g，山楂 15 g，甘草 10 g。7 剂。

【二　诊】

9 月 29 日。症状稍有减轻，仍守前法，用上方加山茱萸 10 g，续服 7 剂。

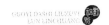
【三　诊】

10 月 13 日。胸闷明显减轻，胸痛减少，效不更方，用首诊方去三七粉、山楂，改附子为 10 g，加生蒲黄（布包）10 g，枸杞子、淫羊藿各 15 g，续服 14 剂。

【四　诊】

10 月 27 日。症状明显减轻，仅昨晚胸痛发作 1 次，舌质淡红、苔薄，脉弦缓。用三诊方去生蒲黄，加鹿角霜（先煎）15 g，续服 14 剂。

【五　诊】

1990 年 1 月 12 日。一直用上方加减服用，诉胸闷不明显，但在劳累、情绪激动和天气变化时偶感胸痛，头不痛，腰及下肢酸胀，阳痿，起床小便后出冷汗，余可，舌质淡红、苔薄，脉弦。心率 62 次/min。仍守温阳活血之法，药用：党参 15 g，附子（制，先煎）10 g，桂枝 10 g，黄芪 60 g，麦冬 10 g，五味子 10 g，丹参 10 g，益母草 10 g，枸杞子 15 g，仙茅 15 g，锁阳 15 g，韭菜子（炒）10 g，续服 14 剂。

【六　诊】

11 月 30 日。间断服上方，胸不痛，仅存劳累后胸闷，仍守前法，药用：党参 15 g，附子（制，先煎）5 g，桂枝 10 g，黄芪 50 g，石菖蒲 10 g，丹参 15 g，淫羊藿 15 g，仙茅 15 g，锁阳 10 g，山楂 10 g。续服 7 剂。

【七　诊】

1992 年 4 月 10 日。仅在劳累后偶见胸闷，余均可，脉弦。守六诊方去附子、仙茅、锁阳，加川芎、枸杞子各 15 g，五味子 10 g，续服 14 剂以善后。

【按】

本案辨证为阳气亏虚脉络瘀滞之证，以其有明显的形寒肢冷、阳痿等阳虚见症也。其治疗先后两年半，均从温阳益气、活血通络入手，见效明显，可见刘老辨证之准确与守方之独到。

4. 气虚络瘀阳亢风动案（弟子周慎应用刘老经验医案）

患者陈某，女，68 岁，新邵县人。

【初　诊】

1989 年 6 月 3 日。

【主诉】头晕、胸痛反复 10 年，加重半个月。

【病史】患者年轻时血压偏低，近 10 年体检发现血压增高，曾在多家医院就诊，诊断为高血压、冠心病，长期服用西药降压片和消心痛，能很好控制症状。近半个月头晕、胸痛明显加重，曾加服天麻钩藤饮，症状反有加重趋势，并出现子宫脱垂。患者有反复脱肛、子宫脱垂病史。

【现在症】头胀而晕，有不平稳欲倒感，在多言时明显，头竖不起，胸闷时痛，乏力明显，心烦易怒，口苦时干，纳可，大便数日未行，足冷不痛。

【查体】舌质淡暗、苔薄剥，脉弦细。血压 190/100 mmHg。

【诊断】西医诊断：心绞痛，原发性高血压；中医诊断：风眩、胸痹，气虚血瘀脉络瘀滞证。

【治法】益气升阳，平肝活血。

【选方】补中益气汤合芪丹护心饮加减。

【用药】黄芪 30 g，西党参 12 g，白术 10 g，柴胡 5 g，当归 10 g，白芍 10 g，天麻 10 g，石决明 15 g，生牡蛎 15 g，夏枯草 10 g，丹参 30 g，葛根 30 g，人参 5 g，甘草 3 g。3 剂。

【二　诊】

6 月 8 日。头胀显减，头竖不起已缓解，胸闷痛缓解，但仍疲乏无力，血压 135/85 mmHg。守上方，加蒺藜 12 g，升麻 3 g。续服 3 剂。

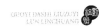

【结　果】

随访至 2009 年，一直间断服用上方，胸痛未发，血压平稳。

【按】

本案的特殊之处在于同时具有明显的气虚下陷、阳亢风动、脉络瘀滞见症，其治疗益气升阳不利于亢奋之阳，平肝潜阳不利于下陷之气，颇为棘手。后思及刘老的气虚血瘀阳亢风动证，并结合李东垣的谷气下流、阴火上冲学说，遂用补中益气汤升阳举陷，配合用白芍、天麻、石决明、生牡蛎、夏枯草平肝潜阳，两者一升一降，既互为其用，又互相监制，使其升陷而不影响阳亢，潜降而不影响气陷，药证相符，其效甚捷。

◎风湿性心脏病

　　风湿性心脏病（简称风心病）是一种因风湿热影响心内膜，使心脏瓣膜因炎症、变性、粘连而发生急性或慢性狭窄和（或）关闭不全，引起心脏血液向前流动障碍和（或）反流，以心脏瓣膜区杂音、心悸、气喘、咯血、水肿为主要表现的心脏病。

诊断要点

　　（1）病史：多发生于20~40岁青中年，其中2/3为女性，多数有风湿热病史。

　　（2）临床表现：轻者无症状，重者可以有劳力性呼吸困难、发绀、咯血及咳嗽、乏力、心悸、心绞痛、眩晕，少数患者可发生急性肺水肿。左房室瓣狭窄可有左房室瓣面容，心尖区可听到局限、低调、隆隆样舒张中、晚期杂音，呈递增型，并有收缩期前增强，可伴舒张期细震颤，心尖部第一心音亢进，左房室瓣开放拍击音和肺动脉瓣区第二心音亢进，有时分裂。左房室瓣关闭不全在心尖区有一响亮、粗糙、音调高、时限较长的全收缩期吹风样杂音，向左腋下或背部传导，杂音常掩盖第一心音；心尖部常伴有亢进的第三心音；肺动脉瓣区第二心音分裂；严重的左房室瓣关闭不全患者，心尖区常有短促低调的舒张中期杂音。主动脉瓣关闭不全在主动脉瓣第二听诊区有音调高、响度递减的吹风样舒张早期杂音，向心尖区传导；主动脉瓣区第二心音减弱或消失；严重主动脉瓣关闭不全可在心尖区听到低调舒张中期隆隆样杂音，吸入亚硝酸异戊酯后杂音消失；重症者尚有水冲脉、毛细血管搏动、动脉枪击音等体征。

187

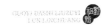

主动脉瓣狭窄在主动脉瓣区听到响亮粗糙的收缩期喷射性杂音，向两侧颈部及锁骨下动脉传导，常伴有收缩期细震颤，轻、中度主动脉瓣狭窄者在主动脉瓣区有时可听到收缩早期喷射音；主动脉瓣区第二心音减弱并有逆分裂；左侧心力衰竭时，在心尖区可听到第四音奔马律；重度者心率常缓慢，脉搏细弱，收缩压降低，脉压差变小。

（3）辅助检查：①X线检查：左房室瓣狭窄有左心房增大，肺动脉段突出，右心室增大，肺门阴影增加，主动脉结变小。左房室瓣关闭不全有左心房、左心室增大及肺瘀血征象。主动脉瓣关闭不全有左房室增大，主动脉弓突出并有显著搏动。主动脉瓣狭窄有左心室增大，升主动脉有主动脉瓣狭窄后扩张现象。②心电图：左房室瓣狭窄有左房瓣P波，右心室肥厚，部分伴有心房纤颤。左房室瓣关闭不全有左心房肥大，左心室肥厚和劳损。主动脉瓣关闭不全有左心室肥厚和劳损。主动脉瓣狭窄有左心室肥厚及劳损。③超声心动图：左房室瓣狭窄可显示瓣口狭窄程度、瓣膜活动度及增厚情况，左心房及右心室内径增大。左房室瓣关闭不全示左心房增大，左心室壁增厚及内径增大，左房室瓣增厚及关闭不全。主动脉瓣关闭不全显示主动脉瓣关闭不全，主动脉根部内径及左心室内径增大。主动脉瓣狭窄显示瓣膜增厚、开放幅度变小和开放速度减慢，主动脉根部活动幅度降低，左心室壁增厚。

刘老经验

刘老认为本病相当于中医病名国家标准的心痹，亦属于心悸、喘证、水肿、咳血等病症范畴。其发病乃因素体气阴两虚，加之湿热之邪反复侵入，阻滞脉络，内舍于心所致。其病位在心，影响及肺、脾、肾；其病性为本虚标实，发病早期以实邪伤正为主，实多湿热，虚在气阴，中期以气虚血瘀为主，后期有阳虚、瘀滞、水停之变。

关于本病的治疗，刘老主张分期论治，早期重在清利湿热以祛其邪，益气养阴以扶其正，调和营卫以宁其心；中期尚未并发心力衰竭、心律失常，其治疗重在补气活血；后期已伴发各种并发症，应针对并发症所出现的阳虚、瘀滞、水停之变进行治疗。

论治特色

1. 湿热内蕴证

【主症】低热，关节肿痛，心悸自汗，胸闷烦乱。舌质红、苔腻，脉细滑数。见于发病早期，风湿热痹阻经络的临床表现仍然存在。

【治法】利湿清热，益气养阴，调营宁心。

【方药】土茯苓汤合桂枝汤合防己黄芪汤加减。

土茯苓 15 g，忍冬藤 30 g，桂枝 6 g，白芍 15 g，黄芪 30 g，生地黄 15 g，鸡血藤 30 g，甘草 6 g。

【加减】若口干口苦者，加麦冬、蒲公英；多汗明显者，加浮小麦；皮肤红斑者，加牡丹皮、紫草；胸痛时作者，加丹参。

2. 气虚络瘀证

【主症】两颧紫红，唇甲青紫，心悸怔忡，疲乏气少，活动后加重，时作胸痛，甚则咯血。舌质淡紫或见瘀斑，脉细数或结代。见于风湿性心脏病中期，外无风湿热见症，内无明显心力衰竭、心律失常并发症。

【治法】益气活血，化瘀通络。

【方药】补阳还五汤加减。

黄芪 30 g，川芎 10 g，当归 10 g，赤芍 12 g，党参 10 g，丹

参 15 g，石菖蒲 10 g，酸枣仁 15 g，甘草 6 g。

【加减】若口干咽燥者，加麦冬、五味子；胸闷明显者，加瓜蒌皮；腹胀纳呆者，加砂仁、麦芽。

3. 阳虚络瘀证

【主症】面唇青紫，心悸怔忡，胸痛时作，形寒肢冷。舌质淡或见瘀斑、苔薄，脉沉细缓或结代。常见于合并缓慢心律失常者。

【治法】益气温阳，活血通络。

【方药】桂枝甘草汤合补阳还五汤加减。

桂枝 6 g，黄芪 30 g，当归 10 g，川芎 10 g，丹参 15 g，党参 10 g，甘草 6 g。

【加减】若气少而头汗出者，加人参、附子；心悸明显者，加五味子。

4. 阳虚水泛证

【主症】面唇青紫，心悸怔忡，喘咳倚息、动则加剧，畏寒肢冷，全身水肿或有腹水，舌质淡苔薄或见瘀斑，脉沉细或结代。见于合并心力衰竭者。

【治法】温阳化瘀，利水消肿。

【加减】参附汤合苓桂术甘汤加减。

人参 6 g，制附子 6 g，桂枝 6 g，白术 10 g，茯苓 30 g，丹参 30 g，车前子 30 g，甘草 6 g。

【加减】若喘促不能平卧者，加葶苈子。

临证实录

湿热内蕴案（刘老亲诊医案）

患者吴某，女，13 岁，长沙市人。

【初　诊】

1994 年 9 月 23 日。

【主诉】 发热后心悸反复 2 个月。

【病史】 患者 2 个月前因发热后关节痛、心悸住入某医学院附属医院，检查发现血沉增高、左房室瓣狭窄，出院诊断为急性风湿热、风湿性心脏病。

【现在症】 多汗心悸明显，无明显发热，无关节痛，纳可，口干苦，大小便正常。

【查体】 舌质红苔少，脉细滑数。心尖区可听到隆隆样舒张中、晚期杂音。

【诊断】 西医诊断：风湿性心脏病，左房室瓣狭窄。中医诊断：心痹，湿热内蕴证。

【治法】 清热利湿，益气养阴，调和营卫。

【选方】 土茯苓汤合桂枝汤合防己黄芪汤加减。

【用药】 桂枝 6 g，白芍 10 g，土茯苓 15 g，蒲公英 15 g，忍冬藤 20 g，黄芪 30 g，生地黄 15 g，鸡血藤 10 g，甘草 7 g。7 剂。

【二　诊】

9 月 30 日复诊，汗出减少，心悸减轻，余无不适。用上方改白芍 12 g，甘草 5 g，加地骨皮、白扁豆各 10 g，浮小麦 15 g，续服 7 剂。

【三　诊】

10 月 7 日。诉无明显不适，舌质淡红、苔薄，脉细。守前法，用首诊方改桂枝、甘草各 5 g，白芍 15 g，加地骨皮 10 g，续服 7 剂。

【四　诊】

10 月 14 日。无明显不适，但月经已 50 天未潮。用首诊方

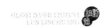
去白芍、蒲公英、鸡血藤，改桂枝、甘草各 5 g，加当归 15 g，川芎、益母草各 10 g，续服 7 剂。

【五 诊】

11 月 18 日。月经已潮，无明显不适，改用益气养血，清热宁心法以善后，药用：黄芪 30 g，当归 15 g，川芎 10 g，益母草 10 g，桂枝 10 g，白芍 10 g，忍冬藤 30 g，蒲公英 15 g，丹参 15 g，佛手 10 g，甘草 5 g，续服 7 剂。

【按】

《素问·痹论》曰："风寒湿三气杂至，合而为痹也……以夏遇此者为脉痹……脉痹不已，复感于邪，内舍于心……心痹者，脉不通，烦则心下鼓，暴上气而喘，嗌干善噫，厥气上则恐。"本案即心痹之病，乃因风寒湿邪郁遏化热，阻滞于经络、关节，内舍于心脏瓣膜所致。患者起病于夏季，且有发热、关节痛等症状，显系风寒湿邪郁而化热所致；心悸相当于心下鼓，乃邪舍于心之明证；多汗、口干苦、舌质红、脉细滑数，是湿热留恋未清之故；苔少乃伤阴之征。其治用土茯苓、蒲公英、忍冬藤清利湿热以祛其邪，黄芪、生地黄、鸡血藤益气养阴以扶其正，桂枝、白芍、甘草调和营卫以宁其心，邪祛则正安，故心痹可宁。

◎原发性高血压

原发性高血压是一种病因目前尚不完全清楚，多认为是遗传与环境因素长期相互作用的结果，其发病机制与中枢神经失调和交感神经机能亢进、血流动力学平衡失调、肾素-血管紧张素系统异常、细胞膜离子转运功能障碍及肾脏作用、遗传、血管内皮功能、胰岛素抵抗等因素有关的，以收缩压≥140 mmHg和（或）舒张压≥90 mmHg为主要表现的心血管病。

诊断要点

（1）病史：多见于中老年，多有家族史。无慢性肾炎、慢性肾盂肾炎、肾动脉狭窄、嗜铬细胞瘤、原发性醛固酮增多症、妊娠高血压综合征、大动脉炎等病史。

（2）临床表现：可无症状，亦可有头痛、眩晕、气急、疲劳、心悸、耳鸣等症状。收缩压≥140 mmHg和（或）舒张压≥90 mmHg。可听到主动脉瓣第二心音亢进。

刘老经验

刘老认为本病相当于中医病名国家标准的风眩，亦属于头痛、眩晕、肝风等病症范畴。其发病乃因情志失调、饮食不节、劳逸过度、禀赋不足与体质偏盛偏衰，引起脏腑阴阳气血失调，气机升降失常，风火内生，痰瘀交阻所致。其病位在肝、肾，与心、脾有关；其病性为本虚标实，虚在肝、脾、肾，实在风、火、痰、气、瘀。提出本病以阳亢风动与脉络瘀滞为基本病机，在不同的发病阶段有兼痰、化火、气虚、肾虚等不同的病机变

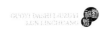

化。其治疗宜潜阳熄风与活血通脉并重，并重视养心安神，再根据标本虚实缓急的不同和虚实相互兼夹的多少，采取相应的治疗方法。

论治特色

1. 阳亢化风脉络瘀滞证

【**主症**】头目作胀，时作头晕，心烦难寐，口干稍苦，大便偏干，小便黄赤。舌质暗红、苔黄，脉弦滑。此乃原发性高血压的基本证候和最常见证候，最常见于无明显临床症状的高血压患者。

【**治法**】平肝潜阳，活血通脉，养心安神。

【**方药**】天麻钩藤饮合丹参饮加减。

天麻10 g，白芍12 g，钩藤15 g，酸枣仁15 g，首乌藤15 g，生龙骨15 g，生牡蛎15 g，丹参15 g，生蒲黄15 g，山楂10 g。

【**加减**】若晕痛目胀明显者，加夏枯草、地龙、蒺藜、苦丁茶；胸闷胸痛者，加葛根、三七；形体肥胖者，加泽泻、玉米须；大便干结者，加决明子。

2. 阳亢化火脉络瘀滞证

【**主症**】头晕头痛，烦躁易怒，面红目赤，口干口苦，溲黄便秘。舌质暗红、苔黄，脉弦数。常见于有明显热象的高血压患者。

【**治法**】平肝泻火，活血通脉，宁心安神。

【**方药**】龙胆泻肝汤合天麻钩藤饮加减。

龙胆6 g，泽泻10 g，天麻10 g，钩藤15 g，白芍15 g，石决明30 g，夏枯草10 g，丹参30 g，生蒲黄15 g，酸枣仁30 g，首乌藤30 g，山楂15 g。

【**加减**】若胸闷刺痛者，加郁金、延胡索；大便秘结者，加大黄（酒制）、决明子；腰膝酸软者，加杜仲、桑寄生、牛膝。

3. 肝风痰浊脉络瘀滞证

【**主症**】眩晕目胀，恶心呕吐，胸闷心悸，食少。舌质暗、苔白腻，脉弦或弦滑。常见于以眩晕恶呕为主要症状的高血压患者。

【**治法**】平肝化痰，活血通脉。

【**方药**】熄风化痰通络汤加减。

天麻 10 g，钩藤 15 g，生龙骨 30 g，生牡蛎 30 g，法半夏 10 g，泽泻 6 g，丹参 30 g，葛根 30 g，蒺藜 10 g，山楂 15 g。

【**加减**】若呕吐较甚者，加旋覆梗、代赭石、竹茹；胸闷食少者，加麦芽、石菖蒲。

4. 阴虚阳亢脉络瘀滞证

【**主症**】头晕头痛，头重脚轻，心烦失眠，手足心热，耳鸣心悸。舌质尖红、苔薄白，脉细弦数。常见于阴虚体质和伴动脉粥样硬化的高血压患者。

【**治法**】滋阴潜阳，活血通脉。

【**方药**】杞菊地黄丸合天麻钩藤饮加减。

熟地黄 15 g，枸杞子 30 g，桑椹 15 g，菊花 10 g，天麻 10 g，钩藤 15 g，生龙骨 15 g，生牡蛎 15 g，丹参 30 g，首乌藤 30 g，山楂 15 g。

【**加减**】若面红目胀者，加夏枯草、地龙、蒺藜；肢体麻木者，加豨莶草、鬼箭羽；腰膝酸软、夜尿多者，加杜仲、桑寄生。

5. 气虚风动脉络瘀滞证

【**主症**】眩晕以上午为甚，劳累后尤为明显，神疲心烦。舌质淡，脉濡。常见于气虚体质的高血压患者。

【**治法**】益气升清，熄风通络。

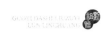

【方药】补中益气加减汤加减。

生黄芪30g，党参10g，当归10g，白术10g，天麻10g，钩藤15g，陈皮6g，升麻6g，生龙骨30g，生牡蛎30g，甘草3g。

【加减】若眩晕明显者，加葛根、蒺藜、蔓荆子；胸部刺痛者，加红花、川芎；目涩眼花者，加黄精、何首乌（制）；失眠多梦者，加五味子、酸枣仁；大便不实者，加山药、茯苓。

6. 阳虚风动脉络瘀滞证

【主症】头痛头晕，耳鸣，视物昏花，腰膝酸软，劳累则气短，畏寒足冷，夜尿增多。舌质淡、苔白，脉沉弦或沉细。常见于阳虚体质和围绝经期的高血压患者。

【治法】温阳熄风，活血通络。

【方药】二仙汤加减。

仙茅15g，淫羊藿15g，当归10g，巴戟天10g，杜仲25g，桑寄生30g，天麻10g，钩藤15g，丹参30g，生龙骨30g，山楂15g。

【加减】若有时畏寒、有时烘热者，加地骨皮、墨旱莲、黄柏、知母；夜尿频多者，加山茱萸、桑螵蛸。

临证实录

1. 阳亢风动脉络阻滞案（刘老亲诊医案）

患者张某，男，59岁，长沙市人。

【初　诊】

1990年2月22日。

【主诉】头晕胸闷反复12年、加重半个月。

【病史】患者曾因头晕胸闷在多家省级医院就诊，已确诊为原发性高血压、冠心病。半个月前在某医学院附属医院就诊，血液流变学示中风预报+++；超声心动图示左房大，主动脉弹性减退，左室顺应性差。

【现在症】头晕，胸闷隐痛，心悸口干，纳可，时脘胀，大便偏干，小便可，眠差。

【查体】舌质暗红、苔薄，脉弦。血压 160/95 mmHg。

【诊断】西医诊断：原发性高血压，冠心病。中医诊断：风眩，胸痹，阳亢风动脉络阻滞证。

【治法】平肝潜阳，熄风通络，养心安神。

【选方】天麻钩藤饮合丹参饮加减。

【用药】白芍 12 g，钩藤 15 g，酸枣仁 15 g，首乌藤 15 g，生龙骨（布包先煎）15 g，生牡蛎（布包先煎）15 g，三七粉（分冲）1.5 g，丹参 15 g，生蒲黄（布包）15 g，佛手 10 g，山楂 10 g，麦芽 30 g。7 剂。

【二 诊】

3 月 2 日。头不晕，胸闷痛减轻，夜间有恐惧感，效不更方，用上方去钩藤、生龙骨、生牡蛎，改首乌藤 30 g，加葛根、合欢皮各 15 g，龙齿（先煎）30 g，鸡内金 10 g，续服 7 剂。

【三 诊】

3 月 9 日。胸不痛，但夜间有闷感，心悸明显减轻，只在受惊后偶见，脘不胀，时有灼热，大小便可，眠可，舌质淡暗、苔薄黄，脉弦细。血压 140/90 mmHg。用二诊方去白芍、龙齿，加龙胆 5 g，续服 7 剂。

【四 诊】

4 月 13 日。胸不闷，偶头晕，仍脘中灼热，用三诊方去龙胆、合欢皮、三七粉、山楂，加益母草、败酱草各 10 g，钩藤 15 g，续服 14 剂。

【五 诊】

6 月 15 日。症状本已缓解，但近 2 日因工作劳累又出现胸

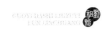
闷心悸，脘中无灼热感，大小便可，舌质淡暗、苔白，脉细弦。血压 135/85 mmHg。用四诊方去败酱草，续服 14 剂。

【结　果】

1991 年 2 月 22 日因劳累而症状复发，仍用五诊方改葛根 30 g，加薏苡仁 30 g，续服 7 剂以巩固疗效。

【按】

《临证指南医案·眩晕门》华岫云按曰："《经》云：诸风掉眩，皆属于肝。头为诸阳之首，耳目口鼻皆系清空之窍。所患眩晕者，非外来之邪，乃肝胆之风阳上冒耳，甚则有昏厥跌仆之虞。"此与该患者之病机甚为吻合。患者素体肝阳偏旺，阳亢于上而化风，风阳阻滞于脑络，脑络阻滞而失其用，故头晕眠差；心络不通而失其养，故胸闷、隐痛、心悸；风阳属热，阴津被阳热所伤，失于上承润下，故口干、大便干；本案肝阳偏旺，有侮脾之虞，故时作腹胀；舌质暗红、苔薄、脉弦，乃阳亢风动、脉络阻滞之象。其治用白芍、钩藤平肝潜阳以熄内风；丹参、生蒲黄、三七粉活血化瘀以通脉络；酸枣仁、首乌藤、生龙骨、生牡蛎养心潜镇以安心神；佛手、山楂、麦芽和胃助运以实脾土。全方以熄风、通络、安神为主，内风熄、脉络通、心神安则诸症自愈。

2. 阳亢化火脉络瘀滞案（刘老亲诊医案）

患者李某，男，47 岁，长沙市人。

【初　诊】

1991 年 5 月 24 日。

【主诉】头胀痛反复 2 年。

【病史】患者近 2 年因头痛去多家医院就诊，发现血压增高，最高达 160/110 mmHg，服西药降压药（不详）后血压可以降至正常，但停药又再升高。

【现在症】头部胀痛，面热目胀，口苦烦躁，纳食可，大便偏干，眠差多梦。

【查体】舌质暗红、苔黄，脉弦数。血压 155/100 mmHg。

【诊断】西医诊断：原发性高血压。中医诊断：风眩，阳亢化火脉络瘀滞证。

【治法】平肝潜阳，清热降火，活血通络。

【选方】天麻钩藤饮合龙胆泻肝汤加减。

【用药】白芍 15 g，钩藤 30 g，石决明（布包先煎）30 g，夏枯草 7 g，丹参 30 g，生蒲黄（布包）15 g，酸枣仁 30 g，首乌藤 30 g，延胡索（醋制）15 g，龙胆 7 g，泽泻 15 g，山楂 15 g。7 剂。

【二　诊】

7 月 12 日复诊，诉服药期间及停药 1 个月血压都稳定在正常范围，但近 5 日因情绪不好血压又升高，症见头胀痛，目胀，心烦易怒，口苦，大小便可，舌质暗红、苔薄，脉细弦而数。血压 150/105 mmHg。用上方去夏枯草，加生龙骨（布包先煎）30 g，续服 7 剂以巩固疗效。

【按】

本案亦起病于阳亢风动、脉络瘀滞，故有头部胀痛、目胀、舌质暗红、脉弦数等症状，但本案有明显的面热、口苦烦躁、大便干、苔黄，显系化火所致，此即《医述·眩晕》所引朱震亨言"肝枯木动，复挟相火上踞高巅而作眩晕，所谓风胜则地动，火得风而焰旋也"。其治宜用白芍、钩藤、石决明、夏枯草平肝潜阳熄风；龙胆、泽泻清肝泻火，引热下行；丹参、生蒲黄、延胡索活血通脉；酸枣仁、首乌藤养心安神；山楂和胃助运，并防肝病传脾。全方以潜阳、降火、通脉为主，与本案病机丝丝入扣，故见效甚捷。

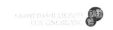
◎病毒性心肌炎

病毒性心肌炎是一种在上呼吸道或消化道感染后3周内，出现以心悸、气促、心前区不适或隐痛、剧痛、心律失常、心脏扩大、双份血清特异性病毒抗体阳性为主要表现的心脏病。

诊断要点

（1）病史：发病前3周内有上呼吸道感染、腹泻等病毒感染病史。

（2）临床表现：不能用一般原因解释的感染后严重乏力、胸闷、头晕。第一心音明显减弱，舒张期奔马律，心包摩擦音，心脏扩大，充血性心力衰竭或阿-斯综合征等。

（3）辅助检查：①心电图：上述感染后3周内出现的各种心律失常或心电图改变，如窦性或房性、交界性心动过速，多源、成对室性期前收缩，阵发或非阵发心房颤动，房室传导阻滞、窦房阻滞或束支传导阻滞，两个以上导联ST段呈水平型或下斜型下移≥0.05mV，或多个导联ST段异常抬高或有异常Q波。②心肌损伤依据：病程中血清心肌肌钙蛋白、心肌酶学增高。③超声心动图：心腔扩大或室壁活动异常。④无创心功能检查：左室收缩或舒张功能减弱。⑤病原学依据：双份血清中同型病毒抗体滴度4倍增高，病毒特异性IgM阳性，血中肠道病毒核酸阳性，心内膜、心肌、心包或心包穿刺液中有肠道病毒或其他病毒基因片段。

刘老经验

　　刘老认为本病相当于中医病名国家标准的心瘅，亦属于中医心悸、胸痹、喘证、虚劳、温病等病症范畴。其主要病机为邪毒伤正，由实渐虚，论治重在虚实兼顾，以平为期。

　　心主血，藏神，心血充盈，则心神安宁无病。若心血亏虚，或气虚无以生血，血亏则舍空，外邪易乘虚而入，扰乱心神使之失宁，心瘅乃发，惊悸乃生。此即《小儿药证直诀·脉证治法》"心主惊……虚则卧而悸动不安"及《证治准绳·幼科》"心藏神肝藏魂，二经皆主于血，血亏则神魂失宁，而生惊悸"之谓。因此刘老提出，从心主血、藏神、主惊，到本病的发生、迁延，这是一个邪毒伤正、由实渐虚的过程。

　　刘老认为：本病患者在疾病诊断成立之前，早已存在气阴两虚。《黄帝内经素问遗篇·刺法论》云："正气存内，邪不可干。"心之气血充盈，五脏及全身机体得其所养，神魂安宁，正气充足，能拒外侮，风热、湿热等外邪侵袭，以致机体伤风感冒，但淫心无门，本病无由而发。若先有禀赋不足或病后失养导致心之气阴两虚者，当外邪入侵机体之际，邪毒内淫于已虚之处，损害心肌，扰乱心神，神魂失守，故发心瘅，而有惊悸怔忡等症。亦正如《黄帝内经素问遗篇·评热病论》所云"邪之所凑，其气必虚"。所以，气阴两虚是本病发病的病理基础。

　　本病在邪毒淫心之前，先有心之气阴两虚；当邪毒乘虚淫心之时，邪毒盛，正虚少，而为七实三虚之候；在邪毒淫心过程中，又因"壮火食气"，进一步消耗心之气阴，心之气阴渐虚，此时正邪交争，乃为虚实各半之候；病情进一步发展，邪毒渐退，正虚更显，则为三实七虚之候。在正邪交争之际，若能得到正确治疗，或正气来复，使邪毒渐去，病情减轻，则由急性期进入恢复期，形成七虚三实之正虚邪恋之候。当外来之

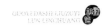
邪毒渐尽时，又衍生内生之瘀痰，成为气阴两虚、痰瘀阻络之候，或阳虚络阻之候。在本病病情进展过程中，如失于调摄，两感于邪，或伤于乳食，积热内生，则邪毒再次淫心，已虚之气阴更加无力祛除淫心之邪，而令虚者更虚，如此反复发病，令邪气更盛，正气日衰。故正邪交争是本病发病的动态过程。

在本病的恢复期和后遗症期，淫心之邪毒渐趋清散，但已损之正气难于恢复，且因已损之正气导致了新的病理产物（痰瘀）的形成。这种阳邪（外来之风热、湿热邪毒）散，阴邪（内生之痰、瘀）生的病理机转，以及阴邪的缠绵之性，复损其正，更令病邪迁延难愈。故刘老认为，正损难复，是本病迁延难愈的根本原因。

现代医学认为，病毒性心肌炎的发生，乃感染各种病毒，通过直接侵犯心肌，导致心肌纤维溶解、坏死、水肿及炎性细胞浸润，或通过免疫变态反应，生成抗心肌抗体，从而引起心肌损伤。这种病毒直接侵犯心肌到最终引起心肌损伤的过程，即与刘老所认为的"邪毒淫心伤正，由实渐虚"的病理转机颇为一致。

正因为刘老认为本病的发病机制，以气阴两虚为病理基础，正邪交争为发病的动态过程，正损难复是迁延难愈的根本原因，其病机关键在于正邪交争，初病以邪盛为主，久病以正虚为主，因此在治疗中主张虚实兼顾，以平为期，在初病，以祛邪为主，兼顾其虚；在久病，以扶正为主，兼祛余邪。

论治特色

1. 热毒淫心证

【主症】发热恶寒，咳嗽咽痛，汗出口干，胸闷时痛，心悸不宁。舌尖红、苔薄黄，脉浮数或细数。见于急性期，一般伴上呼吸道感染症状。

【治法】清热透表，益心安神。

【方药】银翘散合丹参饮加减。

金银花 30 g，连翘 10 g，薄荷 10 g，荆芥 10 g，丹参 30 g，降香 10 g，桔梗 10 g，淡竹叶 6 g，甘草 6 g。

【加减】邪热炽盛者，加黄芩、石膏；胸闷胸痛者，加三七、红花；心悸、脉结代者，加五味子、柏子仁；腹痛腹泻者，加木香、广藿香；口渴舌质红者，加生地黄、麦冬。

2. 湿热侵心证

【主症】寒热起伏，全身肌肉酸痛，恶心呕吐，腹痛腹泻，心慌胸闷，肢体乏力。舌质红、苔黄腻，脉濡数或结代。见于急性期，一般伴肠道病毒感染症状。

【治法】清热化湿，解毒透邪。

【方药】葛根黄芩黄连汤合丹参饮加减。

葛根 30 g，黄芩 10 g，黄连 5 g，甘草 6 g，木香 6 g，石菖蒲 10 g，丹参 30 g，降香 10 g，山楂 15 g。

【加减】胸闷气憋者，加瓜蒌、薤白、甘松；肢体酸痛者，加独活、羌活；心慌、脉结代者，加柏子仁、龙骨。

3. 邪伤气阴证

【主症】胸部憋闷，心悸气短，多汗，咽干口苦，大便干，舌质红、苔少，脉细数或结代。多见于急性期和恢复期，邪毒渐解，气阴受损，虚实夹杂者。

【治法】益气养阴，清热解毒。

【方药】生脉散合五味消毒饮加减。

西洋参 6 g，麦冬 10 g，五味子 6 g，金银花 30 g，蒲公英 30 g，丹参 30 g，降香 10 g。

【加减】若气虚明显者，加党参、黄芪；胸部憋闷明显者，

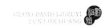
加旋覆花、紫苏梗；胸痛者，加红花、川芎；大便干者，加玄
参、火麻仁；心悸不宁者，加灵芝、酸枣仁；脉细数或结代者，
加炙甘草。

4. 气阴两虚证

【主症】心悸气短，头晕，胸闷，全身乏力，少寐多梦，
多汗，口干，劳则加重，舌质淡红、苔薄白，脉细数无力或结
代。多见于恢复期和后遗症期。

【治法】益气养阴，宁心通络。

【方药】生脉散合芪丹护心饮加减。

黄芪 30 g，生晒参 6 g，葛根 30 g，丹参 30 g，郁金 10 g，
降香 10 g，麦冬 10 g，五味子 6 g，山楂 15 g。

【加减】若心脏扩大、心力衰竭者，加桂枝、葶苈子、附
子；心悸、心律失常者，加龙骨、牡蛎、苦参、北五加皮。

5. 阳虚络瘀证

【主症】胸闷气短，心悸不安，面色㿠白，形寒肢冷，或见
下肢浮肿，舌质淡体胖，脉沉弱无力或沉细迟。多见于后遗
症期。

【治法】温补心阳，活血通络。

【方药】桂枝甘草汤合芪丹护心饮加减。

桂枝 6 g，黄芪 30 g，丹参 30 g，郁金 10 g，降香 10 g，山
楂 15 g，甘草 6 g。

【加减】形寒肢冷明显者，加红参、附子；面色晦暗者，
加红花、三七；胸痛较剧者，加细辛、鹿角片、花椒；汗出不
止者，加山茱萸、煅龙骨、煅牡蛎；若烦躁不安、心悸不寐、
脉虚数者，加生龙骨、生牡蛎、五味子。

临证实录

1. 邪伤气阴案（刘老亲诊医案）

患者罗某，男，3 岁半，长沙市人。

【初　诊】

1992 年 10 月 16 日。

【主诉】心悸反复 2 个月。

【病史】患者在 2 个月前因感冒后心悸而在某医学院附属医院住院，经各种检查发现心脏扩大、室上性心动过速、ST-T 改变，诊断为病毒性心肌炎。

【现在症】因心悸而不愿活动，口干，纳可，大小便可，咽红。

【查体】舌质偏红、苔黄，脉细数。

【诊断】西医诊断：病毒性心肌炎，室上性心动过速。中医诊断：心瘅，邪伤气阴证。

【治法】清热解毒，益气养阴，养心安神。

【选方】生脉散加味。

【用药】板蓝根 10 g，蒲公英 10 g，黄芪 15 g，太子参 15 g，麦冬 8 g，五味子 8 g，酸枣仁 10 g，首乌藤 10 g，丹参 10 g，珍珠母（布包先煎）15 g，山楂 10 g，甘草 3 g。7 剂。

【二　诊】

10 月 30 日。心悸已不明显，活动自如，口不干，咽不红，舌质偏红、苔薄，脉细。仍用上方去蒲公英，加麦芽 10 g，续服 7 剂以善后。

【按】

心为人身之所主，心藏神，心之所养者血，心血虚则神气失守，而生惊悸，故《小儿药证直诀》云："心主惊……虚则

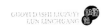

卧而悸动不安"，本案患儿心悸而不愿活动，口干、咽红、舌质偏红、脉细数，为邪毒淫心，损伤气阴之故；舌苔黄，为温热邪毒羁留之征。故用板蓝根、蒲公英清热解毒；黄芪、太子参、麦冬、五味子、丹参益气养阴，酸枣仁、首乌藤、珍珠母、山楂养心安神；甘草调和诸药。清热毒则淫邪能去，无由损心；益气阴则心神得养，悸动能平，药证相符，故获显效。

2. 气阴两虚案（刘老亲诊医案）

患者赵某，女，52 岁，长沙市人。

【初　诊】

1990 年 6 月 23 日。

【主诉】胸闷心悸反复 15 日。

【病史】患者于 2 周前因感冒后胸闷心悸住入某医学院附属医院，心电监护示室性期前收缩呈二联律，超声心动图示左房大，左室高值，以心肌病变可能性大，诊断为病毒性心肌炎，经用美西律、地西泮等治疗，症状未能控制。

【现在症】胸闷心悸，活动后加重，口稍干，纳少，脘腹不胀，大小便可，寐差多梦。

【查体】舌质红、苔薄，脉细促。心律不齐，期前收缩约 8 次/min。

【诊断】西医诊断：病毒性心肌炎，心律失常。中医诊断：心瘅，气阴两虚证。

【治法】益气养阴，宁心安神。

【选方】生脉散合芪丹护心饮加减。

【用药】黄芪 30 g，麦冬 10 g，五味子 7 g，熟地黄 10 g，酸枣仁 15 g，丹参 15 g，首乌藤 15 g，佛手 10 g，山楂 15 g，鸡内金 10 g，麦芽 30 g，甘草 10 g。7 剂。

【二　诊】

1991 年 1 月 8 日。服上方胸闷心悸缓解，后间断续服上方，一直病情稳定，1 周前因感冒而旧症复作，现又感活动后胸闷心悸，睡眠不安，舌质偏红、苔薄，脉细促。期前收缩约5 次/min。守前法，用上方去熟地黄、丹参、首乌藤、山楂，改黄芪40 g，加党参15 g，三七粉（分冲）6 g，桂枝7 g，石菖蒲10 g，生龙骨（布包先煎）、生牡蛎（布包先煎）各30 g，续服7 剂。

【三　诊】

1 月19 日。心悸未发，脉律整齐。守二诊方去三七粉、桂枝，改黄芪50 g，续服7 剂。

【四　诊】

2 月9 日。稍感胸闷，未发心悸。效不更方，用三诊方去麦冬、五味子、石菖蒲，改党参、酸枣仁各10 g，加首乌藤30 g，葛根、薤白、丹参各15 g，续服10 剂。

【五　诊】

3 月5 日。病情稳定，未发胸闷心悸，用四诊方去葛根、丹参、甘草，加五味子7 g，续服14 剂。

【六　诊】

4 月26 日。因感冒而心悸又发，睡眠不安，用五诊方去酸枣仁、鸡内金、薤白，改黄芪60 g，加薏苡仁、丹参各15 g，续服14 剂以善后。

【按】

本案有明显的气阴两虚见症，因无咽痛、舌苔黄等热象，故刘老判定温邪已退，乃正伤未复、瘀邪渐生之候，故用生脉散加熟地黄益气养阴为主，配合丹参活血通络，酸枣仁、首乌藤、甘草养心定悸，佛手、山楂、鸡内金、麦芽和胃助运。药证相符，见效甚捷。

3. 阳虚络瘀案（刘老亲诊医案）

患者刘某，男，10 岁，某医学院职工家属。

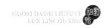
【初　诊】

1989 年 6 月 2 日。

【主诉】心动过缓 5 年。

【病史】患者在 5 年前因感冒后出现心动过缓，在某医学院附属一医院诊断为病毒性心肌炎并窦性心动过缓，服阿托品后心率可达 60 次/min 以上，但停药则低于 55 次/min。

【现在症】时有头晕眼花，纳食可，大小便可。

【查体】舌质淡暗、苔薄，脉细迟。

【诊断】西医诊断：病毒性心肌炎后遗症，窦性心动过缓。中医诊断：心瘅，阳虚阻络证。

【治法】温阳益气，活血通络。

【选方】桂枝甘草汤合芪丹护心饮加减。

【用药】桂枝 7 g，甘草 7 g，黄芪 30 g，党参 15 g，丹参 10 g，附子（制，先煎）5 g，人参叶 5 g，麦冬 10 g，五味子 7 g，石菖蒲 7 g。7 剂。

【二　诊】

7 月 14 日。服药时心率达 60 次/min 以上，但停药后心率又减慢，白天 56 次/min 左右，夜间 46 次/min 左右，无明显不适，舌质淡、苔薄，脉细迟。仍守前法，用上方去党参、丹参，加当归 10 g，仙鹤草、龙眼肉各 15 g，续服 7 剂。

【三　诊】

8 月 11 日。心率已在 64 次/min 左右，稍有口干，无其他不适，用复诊方去石菖蒲、当归，加党参 10 g，生地黄 12 g，续服 7 剂以善后。

【按】

本例患儿病程长达 5 年，病久心阳受损，阳气虚弱，鼓动无力，故心动过缓；头目失荣，故头晕眼花；心阳虚弱则胸阳不振，心脉阻滞，故脉细而迟；舌质淡暗、苔薄，皆阳虚络阻之征。故用桂枝、甘草辛甘化阳，党参、附子扶元气而能振奋心阳；黄芪、人参叶甘温益气，麦冬、五味子养心阴而可阴中求阳；丹参活血通络，石菖蒲通心窍又兼祛痰化浊。诸药相合，共奏温阳益气，活血通络之功，阳气足，胸阳振，则推动有力而心动过缓能治；瘀痰化，心脉通，故经络调畅而心悸舌暗可疗。

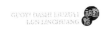

◎心律失常

心律失常是一种主要与窦房结功能异常、传导异常、折返形成、自律性异常增高及触发效应等因素有关的，以心悸、胸闷、头晕、晕厥、乏力、心跳频率和（或）节律异常为主要表现的心脏综合征。

诊断要点

（1）病史：多见于中老年人。可有各种器质性心脏病病史，其中以冠状动脉粥样硬化性心脏病、心肌病、心肌炎及心脏瓣膜病为多见，亦见于基本健康者和自主神经功能失调者。

（2）临床表现：症状轻重不一，可无明显症状，发作频繁时可感心悸，有时出现心跳不规则或心跳暂停感，部分患者可伴胸闷、气短、乏力、胸痛等症状，严重心律失常可引起反复晕厥或抽搐，持续发作较久者可出现休克、心力衰竭。根据心律失常的不同，其体征有明显差异，有的表现为心率每分钟小于60次或大于90次，有的为心律不规则或呈联律出现，有时为心音强弱不等、心律绝对不规则及脉搏短绌。

（3）辅助检查：心电图可有期前收缩（有房性期前收缩、交界性期前收缩、室性期前收缩之分）、阵发性心动过速、非阵发性心动过速、心房颤动、心房扑动、房室传导阻滞、室内传导阻滞、预激综合征、病态窦房结综合征等不同表现。

刘老经验

刘老认为本病相当于中医病名国家标准的心动悸，亦属于心悸、怔忡、胸痹、眩晕等病症范畴。其发病乃因外邪、情志、饮食及年老体衰，引起邪扰于心，血脉不利，或耗伤气血阴阳，心失所养所致。其病位在心，与脾、肾、肝有关；其病性有虚实之分，虚指气血阴阳的亏虚，实指热、郁、痰（饮）、瘀，两者可以互相转化兼夹。其治疗重在辨别正虚与邪实，要注意辨别虚与实的互相转化与兼夹，在治疗中再根据虚实的这种转化、兼夹结果，及时调整治疗方法。

论治特色

1. 热毒淫心证

【主症】心悸出现于感冒之后，有时胸闷而痛，伴发热恶寒，咳嗽咽痛，汗出口干。舌尖红，苔薄黄，脉浮数或细数。因病毒性心肌炎急性期所致者，一般仍伴有上呼吸道感染症状。

【治法】清热透表，益心定悸。

【方药】银翘散合丹参饮加减。

金银花 30 g，连翘 10 g，薄荷 10 g，荆芥 10 g，丹参 30 g，降香 10 g，桔梗 10 g，淡竹叶 6 g，甘草 6 g。

【加减】心悸、脉结代者，加五味子、柏子仁；胸闷胸痛明显者，加三七、红花；腹痛腹泻者，加木香、广藿香；口渴舌质红者，加生地黄、麦冬。

2. 邪伤气阴证

【主症】感冒后心悸不宁，伴胸闷气短，多汗，咽干口苦，大便干。舌质红、苔少，脉细数或结代。多见于此病因病毒性心肌炎急性期和恢复期所致者。

【治法】益气养阴，清热解毒。

【方药】生脉散合五味消毒饮加减。

西洋参 6 g，麦冬 10 g，五味子 6 g，金银花 30 g，蒲公英

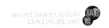
30 g，丹参 30 g，降香 10 g。

【加减】若心悸不宁明显者，加灵芝、酸枣仁；气虚明显者，加党参、黄芪；胸部憋闷明显者，加旋覆花、紫苏梗；胸痛者，加红花、川芎；大便干者，加玄参、火麻仁；脉细数或结代者，加炙甘草。

3. 肝郁扰心证

【主症】心悸每因精神抑郁而诱发，善太息，胸闷，嗳气，或两胁胀满疼痛。舌质淡红、苔薄白，脉弦。常见于此病因自主神经功能紊乱所致者。

【治法】疏肝理气，宁心定悸。

【方药】逍遥散合丹参饮加减。

柴胡 10 g，白芍 15 g，郁金 10 g，当归 10 g，茯苓 15 g，酸枣仁 15 g，白术 10 g，丹参 15 g，龙齿 30 g，炙甘草 10 g。

【加减】胸胁胀痛者，加延胡索、生蒲黄；失眠多梦者，加首乌藤、合欢花；心悸不宁明显者，加灵芝；胸闷明显者，加瓜蒌皮、法半夏。

4. 瘀阻心脉证

【主症】心悸不宁，时作胸痛，痛如针刺，伴胸闷。舌质紫暗或有瘀斑，脉弦涩或结。常见于此病因冠心病所致者。

【治法】活血通脉，养心定悸。

【方药】丹参饮加减。

丹参 30 g，葛根 30 g，益母草 10 g，珍珠母 30 g，磁石 30 g，酸枣仁 15 g，首乌藤 30 g，山楂 10 g，甘草 10 g。

【加减】若心悸不宁明显者，加苦参；胸痛明显者，加三七粉、生蒲黄、薤白；气短自汗者，加人参、黄芪。

5. 气虚络瘀证

【主症】心悸不宁，时作胸痛，痛有定处，劳累或活动后明显，伴神疲懒言，乏力自汗。舌质淡黯、苔薄，脉细涩。常见于此病因冠心病所致者。

【治法】益气活血，通络定悸。

【方药】自拟方芪丹护心饮加减。

黄芪 30 g，生晒参 10 g，葛根 30 g，丹参 30 g，郁金 10 g，降香 10 g，水蛭 10 g，酸枣仁 30 g，龙齿 30 g，山楂 30 g。

【加减】若心悸不宁明显者，加苦参、灵芝；胸痛明显者，加生蒲黄、川芎；胸脘痞闷者，加石菖蒲、佛手；纳食减少者，加鸡内金、麦芽。

6. 气阴两虚证

【主症】心悸不宁，时作胸闷痛，气少懒言，心烦口干，大便偏干。舌质黯红、苔薄白，脉细数。为此病的最常见证候和基本证候，最常见于气阴两虚体质和各种期前收缩查无明显原因者。

【治法】益气养阴，活血通络。

【方药】生脉散合芪丹护心饮加减。

黄芪 30 g，生晒参 6 g，葛根 30 g，丹参 30 g，郁金 10 g，降香 10 g，水蛭 10 g，麦冬 10 g，五味子 10 g，山楂 30 g。

【加减】若头胀痛者，加天麻、钩藤；心悸不宁者，加灵芝。

7. 阳虚络瘀证

【主症】心悸不宁，时作心痛气短，形寒肢冷。舌质淡暗而胖、苔薄白，脉沉细而迟。常见于阳虚体质和各种缓慢心律失常，如心动过缓、房室传导阻滞等。

【治法】温阳益气，活血通络。

【方药】桂枝甘草汤合芪丹护心饮加减。

桂枝 10 g，黄芪 30 g，丹参 30 g，郁金 10 g，水蛭 10 g，降

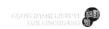
香 10 g，酸枣仁 30 g，龙齿 30 g，山楂 10 g，甘草 5 g。

【加减】形寒肢冷明显者，加红参、附子。

临证实录

1. 瘀阻心脉案（刘老亲诊医案）

患者罗某，女，40 岁，长沙市人。

【初　诊】

1990 年 11 月 9 日。

【主诉】阵发性心悸 1 个月。

【病史】患者近 1 个月因经常心悸发作而在多家省级医院就诊，发作时心电图示窦性心律不齐，频发室性期前收缩，ST－T改变。

【现在症】心悸每日发作 1~2 次，持续 10 多分钟后自然缓解，发作时伴胸闷胸痛，平时疲乏口苦，纳可，大小便可，眠差。

【查体】舌质暗红、苔薄，脉细涩。心率 72 次/min，不齐。

【诊断】西医诊断：心律失常，室性期前收缩。中医诊断：心悸，瘀阻心脉证。

【治法】活血通脉，养心安神。

【选方】丹参饮加减。

【用药】丹参 30 g，葛根 50 g，薤白 15 g，三七粉（分冲）6 g，益母草 10 g，珍珠母（布包先煎）30 g，磁石（布包先煎）30 g，酸枣仁 15 g，首乌藤 30 g，山楂 10 g，甘草 7 g。7 剂。

【二　诊】

11 月 16 日。心悸明显减少，仍胸闷时痛，口不苦，眠好。效不更方，用上方加瓜蒌皮 10 g，续服 6 剂。

【三 诊】

11 月 30 日。近半个月心悸发作 1 次，午后有时胸闷，夜间口干不苦，纳可，大便偏溏，舌质淡红体胖、苔薄腻，脉细。用首诊方去甘草，加川芎、鸡内金各 10 g，麦芽 30 g。续服 7 剂。

【四 诊】

12 月 7 日。心悸未作，胸闷不明显，用三诊方去川芎，加黄芪 30 g，续服 7 剂。

【五 诊】

1991 年 2 月 22 日。诉间断服用上方，病情稳定，心悸一直未发作，胸闷亦少，拟用益气通络之法以善后。药用：黄芪 50 g，丹参 15 g，生蒲黄（布包）15 g，三七粉（分冲）3 g，葛根 30 g，酸枣仁 15 g，首乌藤 30 g，龙齿（布包先煎）30 g，麦芽 15 g，续服 7 剂以巩固疗效。

【按】

本案虽然发病只 1 个月，但有胸痛、舌质暗、脉涩等瘀血为病之象，考虑乃瘀血阻滞心脉，脉络不通，气血因难以运达心肌而不能养心，心失所养故致斯症，此与清代王清任《医林改错》所论述的瘀血内阻导致心悸怔忡，应用血府逐瘀汤治疗获效的医理是一致的。其治用丹参、葛根、三七粉、益母草活血化瘀，通脉活络；薤白通阳豁痹；珍珠母、磁石、酸枣仁、首乌藤养心安神，镇心定悸；山楂、甘草和胃宁心。全方以活血通脉、安神定悸为主，与此案证候相符，故取效甚捷。

2. 气阴两虚案（刘老亲诊医案）

患者王某，女，35 岁，岳阳市人。

【初 诊】

1988 年 12 月 9 日。

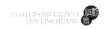
【主诉】心悸反复发作 12 年，加重 1 年。

【病史】患者近 12 年因经常心悸多次在当地及省城医院就诊，动态心电图诊断为窦性心动过速，已排除甲状腺功能亢进症。

【现在症】仍时作心悸，口干疲乏，不多汗，纳食可，大小便正常。

【体查】舌质偏淡、边有齿痕、苔薄，脉细数。心率 112 次/min，律齐。

【诊断】西医诊断：心律失常，窦性心动过速。中医诊断：心悸，气阴两虚证。

【治法】益气养阴，宁心安神。

【选方】生脉散合枣仁安神饮加减。

【用药】黄芪 15 g，太子参 30 g，麦冬 10 g，酸枣仁 10 g，首乌藤 15 g，丹参 12 g，珍珠母（布包先煎）15 g，仙鹤草 30 g，生龙骨（布包先煎）15 g，生牡蛎（布包先煎）15 g，佛手 10 g，山楂 10 g，麦芽 30 g。14 剂。

【二 诊】

12 月 30 日。症状减轻，心悸只在活动后才出现，口苦，大便偏干，舌质偏红、苔薄，脉细数。心率 94 次/min。仍守前法，增加养阴清热之药，药用：太子参 30 g，麦冬 10 g，白芍 10 g，女贞子 30 g，栀子 10 g，酸枣仁 15 g，首乌藤 30 g，丹参 12 g，生蒲黄（布包）12 g，珍珠母（布包先煎）15 g。续服 14 剂。

【三 诊】

1990 年 1 月 17 日。诉服上方后症状缓解，已停药 1 年，仍未复发，现无明显不适，舌质淡红、苔薄，脉细。心率 78 次/min。以二诊方去太子参、生蒲黄、白芍、珍珠母、栀子，加党参

10 g，生龙骨（布包先煎）、生牡蛎（布包先煎）各 30 g，续服 21 剂以巩固疗效。

【按】

本案乃因气阴两虚所致。气阴两虚，不能上奉于心，心失所养，故致心悸；口干而脉数，乃阴虚之征；疲乏而舌质淡，乃气虚之候。其治用黄芪、太子参、麦冬、仙鹤草健脾益气，益阴养血；酸枣仁、首乌藤、珍珠母、生龙骨、生牡蛎养心安神，镇心定悸；丹参养心通脉；佛手、山楂、麦芽和胃助运。全方益气阴以补其虚，宁心神以定其悸，虚补则病因祛，悸定则症状除。

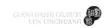

◎充血性心力衰竭

　　充血性心力衰竭（简称心衰）是一种在有适量静脉血回流的前提下，由于心脏收缩和（或）舒张功能障碍，心排血量不足，导致组织的血液灌注减少，从而引起肺循环或体循环静脉系统淤血，出现以劳力性呼吸困难、夜间阵发性呼吸困难和（或）睡眠时憋醒、尿量减少、体重增加、心率增快、颈静脉怒张或搏动增强、双肺底湿啰音和（或）呼吸音减退、胸腔积液、心脏扩大、急性肺水肿、交替脉、第三心音奔马律、肝颈静脉反流征阳性、淤血性肝大、下垂部位水肿为主要表现的心脏病。

诊断要点

　　（1）病史：多见于 45 岁以上中老年人。

　　（2）临床表现：轻者疲乏无力，慢性咳嗽，但一般体力活动不受限；重者出现劳力性或阵发性呼吸困难、腹胀、下垂部位水肿、尿少。可有舒张期奔马律及原发心脏病体征。当左心衰时两肺下部有湿性啰音；右心衰时有颈静脉怒张、肝大和下垂部位水肿。

　　（3）辅助检查：左心衰时 X 线检查可发现左心室或左心房扩大。单纯右心衰者，可见右心房及右心室扩大。心电图检查可发现心房、心室肥大，心律失常，心肌梗死等基础心脏病变。

刘老经验

　　刘老认为本病相当于中医病名国家标准的心衰，亦属于心悸、喘证、水肿等病症范畴。其发病乃因感受外邪、情志失调、先天禀赋不足或久病内伤，损伤心气、心阳，引起痰浊、水饮、瘀血内生所致。其病位在心，与肺、脾、肾有关；其病性为本虚标实，虚在气虚与阳虚，实在痰浊、水饮、瘀血。临证所见一般以虚实错杂为主，其中阳气亏虚和脉络瘀阻是慢性心衰的主要病理改变。其治疗宜温阳益气与活血利水相结合，温阳益气是基础，利水是重要环节，活血化瘀则贯穿治疗的始终。同时刘老强调本病每因劳累、情绪等因素而加重或复发，在治疗中还要重视心藏神和肾藏志的作用，心主神明，安神可以缓和情绪，减轻心衰的复发；肾为阴阳之根，补肾有助于全身阴阳的恢复，因此刘老在心衰的治疗中通常加用安神与补肾的药物。

论治特色

1. 气阴两虚脉络瘀滞证

【主症】胸部刺痛，面唇发绀，活动后心悸、气促，气少懒言，神疲多汗。舌质淡紫，脉细涩。常见于冠心病所致心衰的早期病情较轻者。

【治法】益气活血，通络。

【方药】芪丹护心饮加减。

黄芪 30 g，生晒参 10 g，麦冬 10 g，五味子 6 g，丹参 30 g，郁金 10 g，降香 10 g，山茱萸 10 g，龙骨（煅）15 g，山楂 15 g。

【加减】若胸痛明显者，加川芎；足肿者，加车前子、茯苓皮；纳食减少者，加鸡内金、麦芽。

2. 心气亏虚瘀阻水停证

【主症】心悸而痛，胸闷气短，动则更甚，下肢水肿。舌质淡暗、苔滑腻，脉细弦。常见于冠心病合并心衰病情较重者。

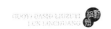
【治法】 益气活血，化气利水。

【方药】 苓桂术甘汤合芪丹护心饮加减。

桂枝 6 g，茯苓 30 g，白术 10 g，黄芪 30 g，丹参 30 g，降香 10 g，山楂 10 g，甘草 5 g。

【加减】 小便量少者，加车前子、泽泻；难以平卧者，加葶苈子；形寒肢冷者，加红参、附子。

3. 气阴两虚痰热水停证

【主症】 咳喘气短，痰多黄稠，胸憋闷不能平卧，面部及下肢水肿，尿少，口唇发绀，神疲多汗。舌质淡紫、苔黄，脉细数。常见于肺心病所致心衰。

【治法】 益气养阴，清热宣肺，利水消肿。

【方药】 生脉散合葶苈清肺饮加减。

人参 6 g，麦冬 10 g，五味子 6 g，麻黄（炙）6 g，射干 6 g，葶苈子 6 g，桑白皮 15 g，紫菀 10 g，重楼 30 g，大腹皮 15 g，甘草 6 g。

【加减】 若喘促明显者，加地龙、蝉蜕；水肿尿少明显者，加茯苓皮、生姜皮；发绀明显者，加丹参、桃仁。

4. 阳气亏虚瘀阻水停证

【主症】 面唇青紫，心悸怔忡，喘咳倚息动则加剧，畏寒肢冷，全身水肿或有腹水。舌质淡苔薄或见瘀斑，脉沉细或结代。见于心衰较重者。

【治法】 温阳化瘀，利水消肿。

【加减】 参附汤合苓桂术甘汤加减。

人参 6 g，制附子 6 g，桂枝 6 g，白术 10 g，茯苓 30 g，丹参 30 g，车前子 30 g，甘草 6 g。

【加减】 若口干多汗者，加麦冬、五味子；胸部刺痛者，加葛根、川芎；喘促不能平卧者，加葶苈子。

临证实录

阳气亏虚瘀阻水停案（刘老亲诊医案）

患者莫某，女，67 岁。

【初　诊】

2008 年 3 月 19 日。

【主诉】 胸闷、活动后气促反复 10 年余。

【病史】 患者 10 年多来，反复出现胸闷、心悸，走平路亦引起气促，伴背胀，颈肩胀，在多院多次就诊，皆诊断为冠心病、房颤、心力衰竭。本月曾发作房颤两次，每次持续约 4 小时。由家人搀扶前来就诊。

【现在症】 胸闷，左肩胛处痛，气促气短，乏力，有时大便干结；身形瘦弱，颧红如妆。

【查体】 舌质暗、苔白，脉细结。双下肢轻至中度凹陷性水肿。

【诊断】 中医诊断：心衰，阳气亏虚瘀阻水停证。

【治法】 益气养阴，温阳利水，活血通络。

【选方】 参附汤合芪丹护心饮加减。

【用药】 黄芪 15 g，人参 10 g，麦冬 10 g，五味子 10 g，桂枝 10 g，附子（制，先煎）6 g，葛根 30 g，丹参 30 g，水蛭 10 g，仙鹤草 30 g，龙眼肉 30 g，川芎 15 g，生龙骨 30 g，生牡蛎 30 g，山楂 30 g，甘草 7 g。7 剂。

【二　诊】

房颤发作减少，心悸减轻，胸闷稍舒，下肢仍肿，大便结。舌质淡、苔薄白，脉细结。仍守上法，用上方去水蛭、川芎、甘草，改附子（制，先煎）为 7 g，桂枝 12 g，加地龙、茯苓各 10 g，毛冬青、楤木各 20 g。续服 14 剂。

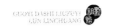
【三　诊】

心悸减轻，胸闷缓解，气促气短亦减轻，久坐则背肩胀，下肢水肿已不明显。舌质淡、苔薄白，脉细结。用首诊方去附子、生龙骨、生牡蛎、甘草，改黄芪 30 g，桂枝 15 g，加蜂房、威灵仙、鹿角霜各 15 g，桑枝 30 g。续服 14 剂。

【四　诊】

服上药后症状本已缓解，但停药半个月，房颤发作较多，胸闷背胀，纳差。舌质暗、苔白，脉细结。仍守上法，用首诊方去麦冬、五味子、生龙骨、生牡蛎、甘草，改附子（制，先煎）为 10 g，加鹿角霜、延胡索各 15 g，酸枣仁、龙齿各 30 g，三七粉（兑）3 g。续服 30 剂。

【五　诊】

曾住院安装心脏起搏器，但房颤并未减轻，仍继续拟用中药治疗。现心悸，胸闷，入睡难；舌质淡、苔薄白，脉沉细结。仍用首诊方去五味子、甘草，改附子为（制，先煎）10 g，加三七粉（兑）3 g，延胡索（醋制）15 g，酸枣仁 60 g。续服 30 剂。

【结　果】

患者以此方为基础加减调理至今，胸闷、心悸及气短等症明显缓解。服中药前，几乎每月均因病情加重，需要住院治疗，后因停药复发，继续复诊重新服药，服药稳定后住院安装心脏起搏器，以为可保不再服药，但不久房颤发作，较安装前无明显减轻，故再来就诊。此后坚持服中药，再未住院，现无明显短气乏力，且心悸少发，感冒亦减少，感冒后亦能较快恢复，偶感胸闷，来诊不再需要家人陪同。

【按】

本案乃因阳气亏虚瘀阻水停所致，并且以正虚、络瘀为病机关键，因此其治疗一直坚持以温阳益气、活血通脉为主，在水肿明显时才加用利水药物，体现治病求本的学术思想。并且本案的特别之处在于同时应用了安神和补肾药，因为刘老认为心主神明，安神可以缓和情绪，减轻心衰的复发；肾为阴阳之根，补肾有助于全身阴阳的恢复，这是重视中医整体观的具体体现。

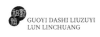
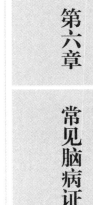

第六章

常见脑病证治

◎短暂性脑缺血发作

短暂性脑缺血性发作是一种由颅内血管病变引起的一过性或短暂性、局灶性脑或视网膜功能障碍。以反复发作的短暂性失语、瘫痪或感觉障碍为特点的神经功能缺损，每次发作持续数分钟，通常在 1 小时内完全恢复，最长不超过 24 小时。

诊断要点

（1）本病多发于中老年人，男性多于女性，患者多伴有动脉粥样硬化、高血压、糖尿病等脑血管病危险因素。起病急，局部脑或视网膜功能障碍历时短暂，最长不超过 24 小时，不留后遗症状。常反复发作，每次发作表现相似。

（2）颈内动脉系统症状：多表现为单眼（同侧）或大脑半球症状。视觉症状表现为一过性黑矇、雾视、视野中有黑点，或眼前有阴影、摇晃光线减少。大脑半球症状多为单侧面部或肢体的无力或麻木，可伴有言语困难（失语）和认知及行为功能的改变。

（3）椎-基底动脉系统症状：常有前庭-小脑症状（共济失调、眩晕、构音障碍等），眼球运动异常（复视）或双侧运动与感觉障碍，也可发生偏盲或双侧视力丧失。跌倒发作为脑干网状结构短暂性缺血所特有，表现为下肢突然失去肌张力而跌倒，常可较快自行站起，无意识障碍。短暂性全面遗忘为大脑后动脉颞支缺血导致边缘系统受累所致，表现为持续数分钟至数十分钟的短时记忆丧失。

（4）CT 或 MRI 检查大多正常。部分病例弥散加权 MRI 可

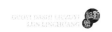

以在发病早期显示一过性缺血灶，缺血灶多呈小片状。CTA、MRA 及 DSA 检查有时可见血管狭窄、动脉粥样硬化改变。

刘老经验

刘老认为本病作为卒中发作的一种先兆，其病因病机与一般脑卒中的病因病机基本相同。但其以发作短暂、来去迅速、发作后不留任何症状和体征为临床特征，与卒中发作迅猛，发病后病程较长，恢复缓慢，且多留有后遗症的临床特征不同。刘老指出，短暂性脑缺血发作的临床特征有以下几点：①因短暂性脑缺血发作与衰老有关，故本病多见于老年。②发病急，旋见而旋止，症状持续时间短，易反复发作，表现为眩晕，偏身麻木，言语謇涩，晕厥等。③平素多有眩晕、耳鸣、健忘等症状。④脉象多弦，舌象以苔厚腻或质光绛为多见。

刘老指出本病的基本病因病机同卒中一样虚实夹杂，本虚标实。本虚以气虚、肝肾阴虚为主，标实以痰瘀为主。这种本虚标实的情况在一般情况下处于机体调节下的一种内稳态，也就是说相对"阴平阳秘"的状态。如遇到五志过极、忧思劳累、将息失宜等因素的影响，就会导致阴阳调节失衡，出现短暂急骤的发作，但又能很快被机体自身纠正，发作过后复趋于一种相对平衡的状态。这种平衡是一种相对弱势的阴阳平衡关系，本身存在着阴阳的相对不足和偏亢，极易被外界因素和自身病理因素所打破。因此本病的中医调治重点就在于发现这种阴阳间的相对不足和失衡，运用中医药的手段加以调整，消除阴阳失衡产生的病理产物以及潜在的影响阴阳失衡的因素，如痰浊、瘀血、气滞等，调整阴阳偏胜与不足，使阴阳重新达到正常生理状态下的"阴平阳秘"关系，这是治疗重点也是目的。

论治特色

1. 肝阳上亢证

【主症】平素头晕耳鸣，视物昏花，腰膝酸软，失眠多梦，五心烦热，口干咽燥，突然眩晕，或发作性偏身麻木，或一过性偏身瘫痪，短暂性语言謇涩，舌质红少苔，脉弦数或弦细数。

【治法】平肝潜阳，熄风通络。

【方药】天麻钩藤饮加减。

天麻 10 g，钩藤（后下）15 g，生石决明（先煎）15 g，栀子 5 g，黄芩 10 g，川牛膝 10 g，杜仲 15 g，益母草 15 g，桑寄生 15 g，首乌藤 15 g，朱茯神 10 g，牡丹皮 10 g，龙胆 6 g，甘草 3 g。

【加减】夹有痰浊，胸闷，恶心，苔腻者，加胆南星、郁金；头痛较重者，加羚羊角、夏枯草。

2. 阴虚阳亢证

【主症】平素头晕耳鸣，出现偏瘫失语，头重足轻，肢体麻木，腰膝酸软，舌质红少苔，脉细弦。

【治法】滋阴潜阳，熄风止眩。

【方药】建瓴汤加减。

生龙骨 30 g，生牡蛎 30 g，生地黄 15 g，白芍 12 g，山药 15 g，牛膝 10 g，天麻 10 g，女贞子 10 g，丹参 15 g，决明子 15 g，杜仲 10 g，桑寄生 10 g。

【加减】便溏者，加莲子；畏寒者，加黄芪、当归、甘草。

3. 痰湿内阻证

【主症】平素头重如蒙，胸闷，恶心，食少多寐，突然出现阵发性眩晕，发作性偏身麻木无力，舌苔白腻，脉象濡缓。

【治法】燥湿祛痰，健脾和胃。

【方药】熄风化痰通络汤加减。

法半夏 10 g，天麻 10 g，白术 15 g，茯苓 15 g，葛根 30 g，丹参 30 g，泽泻 6 g，神曲 15 g，焦山楂 15 g，大枣 10 g。

【加减】语言不清者，加菖蒲、远志；痰瘀交阻，舌质紫有瘀斑，脉细涩者，酌加桃仁、红花、赤芍。

4. 肾精不足证

【主症】平素精神萎靡，腰膝酸软或遗精滑泄，突然出现阵发性眩晕或短暂性语言謇涩，伴耳鸣，发落，齿摇，舌质嫩红、少苔或无苔，脉细涩。

【治法】补益肾精。

【方药】河车大造丸加减。

党参 15 g，茯苓 15 g，熟地黄 15 g，天冬 15 g，麦冬 15 g，紫河车粉（兑服）3 g，龟甲 15 g，杜仲 15 g，牛膝 10 g，黄柏 10 g，郁金 10 g，甘草 6 g。

【加减】腰膝酸软者，加续断、桑寄生、杜仲；胸中烦热者，加栀子、黄芩。

5. 气虚络瘀证

【主症】平素头晕，面色苍白，气短懒言，身倦嗜卧，突然出现短暂性言语謇涩，一过性偏身麻木无力，舌质紫暗或略淡、舌苔白或白腻，脉细涩或迟涩无力。

【治法】益气养血，化瘀通络。

【方药】补阳还五汤加减。

黄芪 30 g，当归尾 10 g，川芎 10 g，赤芍 10 g，桃仁 10 g，红花 10 g，地龙 10 g，白术 10 g，山药 15 g，远志 10 g，甘草 6 g。

【加减】日久效果不显著者，加水蛭、土鳖虫；偏寒者，加附子；脾胃虚弱者，加党参。

临证实录

阴虚阳亢兼血瘀案（刘老亲诊医案）

患者曾某，男，63 岁。

【初　诊】

2002 年 3 月 15 日。

【主诉】一过性肢体偏瘫 1 小时。

【病史】患者近 3 年来因原发性高血压而常头晕耳鸣甚至欲仆，服降压药可使头晕等减轻，但未正规服药。就诊前 1 日中午起床时突然发现左侧上下肢偏瘫，不能言语，因家人不在身边而未送医院，1 小时后偏瘫失语自动消失。

【现在症】现仍时有头晕耳鸣，头重足轻，肢麻，腰膝酸软。

【查体】舌质红、少苔，舌下络脉略紫，脉细弦。血压 140/80 mmHg（服降压药后），神清语利，四肢活动正常，叩颈征（-），巴宾斯基征（-）。

【诊断】西医诊断：短暂性脑缺血发作，原发性高血压；中医诊断：眩晕，中风先兆（阴虚阳亢兼血瘀证）。

【治法】滋阴潜阳，活血通络。

【选方】建瓴汤加减。

【用药】生龙骨 30 g，生牡蛎 30 g，生地黄 15 g，白芍 12 g，山药 15 g，牛膝 20 g，天麻（另包，蒸兑）10 g，女贞子 10 g，丹参 15 g，决明子 15 g，杜仲 10 g，桑寄生 10 g，生蒲黄 15 g（布包）。7 剂，每日 1 剂，水煎，早、晚分服。

【二　诊】

服上方后患者头晕耳鸣、头重足轻、肢麻等症消除，仍腰膝酸软，口稍干苦，血压正常；舌质红、少苔，脉细弦。再诊原方减少生龙骨、生牡蛎剂量，加制首乌、山茱萸各 15 g。继

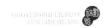

服 10 剂，医嘱同前。

【结　果】

6 个月后随访，患者病情平稳，中风先兆症状未作。

【按】

刘老指出，建瓴汤来源于张锡纯之《医学衷中参西录》，"建瓴"为成语"高屋建瓴"之省句，本方中重用生地黄、白芍、牛膝等滋养阴液、柔肝熄风之品，辅以生龙骨、生牡蛎等重镇潜阳之品，能使肝阳得平、内风得熄、诸证不复。本例患者服用本方后，其镇肝熄风之效，好像瓶水从高屋脊上向下倾倒，具有不可阻挡之势，故控制症状和预防再发等效果满意。刘老还指出，临床中有相当一部分患者中风发作前，均有中风先兆出现。如果中年以上患者，反复发作不同程度的眩晕、肢麻、短暂性肢体瘫软、语涩、晕厥等症状，必须引起重视并及时进行治疗和调养，能有效防止或延缓中风的发生，同时患者要注意清淡饮食，精神舒畅，适当活动，这也能预防中风的发作。

◎ 血栓性脑梗死

血栓性脑梗死是一种在脑动脉内膜病变基础上形成血栓，致使血管管腔狭窄或闭塞，血流受阻，引起脑组织缺血、软化的，以安静状态下缓慢出现的偏瘫、失语、感觉障碍为主要表现的急性缺血性脑血管病。

诊断要点

（1）本病任何年龄均可发病，但以 40 岁以上为多，男性稍多于女性。多数起病缓慢，逐渐进展，1~7 日内达到高峰，亦可急骤起病。

（2）头痛眩晕：在本病发作之先，少数患者有头痛、眩晕等先兆症状。发病之后，头痛可有可无，时轻时重，可以为满头痛，也可以是位于脑梗死区附近颅骨上面的局部疼痛。颅内高压时才出现严重的头痛。

（3）偏瘫、失语、感觉障碍：一般在安静或睡眠中发病，醒来后发现偏瘫。颈动脉系统脑梗死表现为对侧中枢性偏瘫，对侧中枢性面瘫，对侧感觉障碍，如病变在主侧半球可有失语。椎动脉系统脑梗死则表现为交叉性瘫痪，交叉性感觉障碍，颅神经麻痹和共济失调。

（4）一般无意识障碍，脑干梗死严重者可有昏迷。

（5）常伴见血压增高，即使既往无高血压病史者也可出现。

（6）一般脑脊液无色透明。在发病 24 小时后 CT 可显示低密度的梗死区。

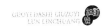
刘老经验

刘老认为，本病的不同时期分别属于中风、风痱、偏枯及中经络、肝风等病证范畴，乃由风、痰、瘀血阻滞经络或肝脾肾亏损、经络失养所致，其病位以脑络及心、脾、肝、肾四脏为主，与胃、大肠有关，其病性本虚标实，肝、脾、肾亏虚为本，风、痰、瘀血为标，急性期以标实为主，恢复期和后遗症期以虚、瘀为主。

在治疗上，刘老提出要重视活血化瘀，疏经活络，要将活血化瘀药物的应用贯穿到本病治疗的整个过程之中。同时提出本病治疗的三大关键：第一是重视疾病的分期，根据本病的不同分期选择不同的活血化瘀方法。急性期，以活血化瘀为主，兼顾熄风、化痰；恢复期，活血与补虚并重；后遗症期，以健脾、柔肝、补肾为主，兼顾活血、破血。第二是重视瘀血形成的原因，根据瘀血形成的不同原因选择不同的活血化瘀方法。因肝风挟痰浊上逆、阻塞脉络而形成瘀血者，选择熄风化瘀活血法；因气虚无力运血而形成瘀血者，选择益气活血法；因阴血亏虚、艰涩难行而形成瘀血者，选择养阴活血法。第三是重视多种活血方法的综合应用，通过中药不同制剂的口服、注射和离子导入，配合针灸、按摩、放血等活血化瘀、疏通经络方法，达到促使肢体功能恢复的目的。

论治特色

1. 血虚风乘证

【主症】平时手足麻木，肌肤不仁，突然半身不遂，口角㖞斜，语言不利，兼见肢体拘急，关节酸痛，但神志清楚，大小便正常，舌质淡红、苔白，脉濡弦。

【治法】养血祛风，通经活络。

【方药】大秦艽汤加减。

秦艽 6 g，防风 6 g，羌活 6 g，白芷 10 g，细辛 1.5 g，当归 10 g，川芎 6 g，赤芍 10 g，白术 10 g，全蝎（研末分冲）5 g，制白附子（先煎）6 g。

【加减】颈项拘急者，加葛根、桂枝；有风热表证者，去羌活、防风、当归，加桑叶、菊花、薄荷；烦渴苔黄者，加黄芩、石膏；呕逆苔腻者，加法半夏、胆南星、陈皮、茯苓；手足拘急者，加僵蚕、蜈蚣；言语謇涩者，加节菖蒲、郁金。

2. 肝风上扰证

【主症】平素头痛眩晕，耳鸣腰酸，突然发生半身不遂，患侧僵硬拘挛，口舌㖞斜，舌强语謇，面红口苦，舌质红、苔黄，脉弦滑。

【治法】育阴潜阳，熄风通络。

【方药】天麻钩藤饮或平肝通络汤加减。

天麻（蒸兑）10 g，钩藤 20 g，生石决明（布包先煎）30 g，珍珠母（布包先煎）30 g，杜仲 15 g，川牛膝 10 g，益母草 15 g，地龙 10 g，全蝎（研末分冲）5 g，丝瓜络 6 g。

【加减】心中烦热者，加栀子、黄芩；大便秘结者，加大黄、决明子；昏睡者，加安宫牛黄丸；口角流涎、喉中痰鸣者，加竹沥、僵蚕。

3. 痰热腑实证

【主症】半身不遂，口角㖞斜，舌强言謇，口角流涎，喉中痰鸣，大便干结，甚则昏睡、昏迷，舌质红、苔黄厚而燥，脉弦滑有力。

【治法】通腑泄热，化痰通络。

【方药】三化汤加减。

大黄（后下）10 g，枳实 10 g，厚朴 10 g，羌活 6 g，石菖

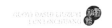

蒲 10 g，瓜蒌 6 g，胆南星 6 g，制远志 10 g，竹茹 10 g，地龙 10 g。

【加减】痰甚者，加浙贝母、竹沥；昏迷不醒者，加苏合香丸；抽搐者，加全蝎、蜈蚣、僵蚕。

4. 风痰阻络证

【主症】口舌㖞斜，或舌强言謇，神志清楚，肢体麻木，舌苔腻，脉弦滑。

【治法】祛风除痰，宣窍通络。

【方药】涤痰汤或牵正散合解语丹加减。

全蝎（研末分冲）5 g，僵蚕 10 g，制白附子（先煎）6 g，胆南星 6 g，制远志 10 g，石菖蒲 10 g，郁金 10 g，赤芍 10 g，桑枝 30 g。

【加减】伴半身不遂者，加丝瓜络、鸡血藤、地龙；眩晕头痛、面部肌肉跳动者，加天麻、钩藤、石决明。

5. 气虚血瘀证

【主症】半身瘫软无力，面色萎黄，舌质淡紫、苔薄，脉细。

【治法】益气活血通络。

【方药】补阳还五汤加减。

生黄芪 30 g，赤芍 10 g，川芎 10 g，当归 10 g，地龙 10 g，红花 5 g，鸡血藤 15 g，土鳖虫 6 g。

【加减】肢体痉挛疼痛者，加天麻、全蝎、僵蚕；兼口舌㖞斜者，加制白附、白芷；上肢偏废为重者，加姜黄、桑枝、桂枝；下肢瘫软为重者，加牛膝、桑寄生。

6. 肾虚精亏证

【主症】言暗失语，腰膝酸软无力，心悸气少，耳鸣健忘，舌质淡苔薄，脉沉细。

【治法】滋阴补肾。

【方药】地黄饮加减。

熟地黄 15 g，山茱萸 10 g，石斛 10 g，麦冬 10 g，五味子 10 g，石菖蒲 10 g，炙远志 10 g，肉苁蓉 10 g，巴戟天 10 g，木蝴蝶 6 g。

【加减】食少便溏者，加黄芪、白术；失眠多梦者，加酸枣仁、首乌藤；舌质淡暗者，加丹参、蒲黄；形寒肢冷者，加肉桂、制附子。

临证实录

1. 肝风上扰兼脑络瘀阻案（刘老亲诊医案）

患者伍某，女，66 岁。

【初　诊】

2010 年 4 月 12 日。

【主诉】左侧肢体偏瘫 2 日。

【病史】患者 2 日前晨起时发现左侧肢体乏力，活动不利，讲话吐词不清，在当地医院以中风为病服中西药物未效，今日来我院求诊。既往有高血压病史 5 年。

【现在症】现左侧肢体偏瘫，不能行走，语言不利，口角㖞斜，头晕且胀，烦躁不安，口干苦。

【查体】舌质红苔黄、舌下络脉青紫，脉弦。血压 140/90 mmHg（已服降压药）；神清，口角右㖞，伸舌偏左；左上肢肌力 1 级，左下肢肌力 2 级，左上下肢肌张力增强，左巴宾斯基征（+）。

【辅助检查】头部 CT 示右侧外囊区脑梗死。

【诊断】西医诊断：脑梗死，原发性高血压；中医诊断：中风（中经络，肝风上扰兼脑络瘀阻证），眩晕（肝阳上亢

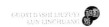
证）。

【治法】平肝潜阳，熄风通络。

【选方】平肝通络汤加减。

【用药】钩藤 15 g，决明子 25 g，天麻（另包蒸兑）12 g，栀子 10 g，地龙 12 g，丹参 25 g，胆南星 6 g，僵蚕 10 g，川芎 10 g，赤芍 10 g。7 剂。

配合针灸、理疗、脑循环仪治疗；吲达帕胺片（寿比山）2.5 mg/次，每日 1 次。

【二　诊】

服上方 7 剂后复诊，患者诸症明显好转，血压平稳，唯口干不减，于原方中加制首乌 15 g，天冬 10 g，滋养肝肾以善后。

【按】

诊断正确、辨证准确、用药精当是产生良好临床疗效的前提。中风患者要注意血压的调控，既不能太高，也不能降得过低，否则病情必然加重。早期进行运动和语言康复训练，以及必要的康复治疗有助于患者的各种功能的早日恢复，以便于减少残废率，提高患者的生存质量。

2. 风痰阻络案（刘老亲诊医案）

患者于某，男，53 岁。

【初　诊】

2010 年 6 月 12 日。

【主诉】右上肢乏力 2 日。

【病史】患者诉 2 日前晨起时发现右上肢乏力，未予重视。

【现在症】现仍不能握物，右上肢及口角发麻，口角流涎。

【查体】舌暗红苔黄腻，脉弦滑。血压 120/80 mmHg，右上肢肌力 3 级，肌张力正常。

【辅助检查】头部 CT 示左侧大脑腔隙性脑梗死。

【诊断】西医诊断：腔隙性脑梗死；中医诊断：中风（中经络，风痰阻络证）。

【治法】平肝熄风，化痰通络。

【选方】涤痰汤加减。

【用药】法半夏 10 g，陈皮 10 g，茯苓 15 g，胆南星 5 g，枳壳 10 g，钩藤 15 g，蝉蜕 10 g，僵蚕 10 g，丹参 15 g，地龙 10 g。7 剂。

【二　诊】

服上方 7 剂后复诊，患者右上肢乏力明显好转，已能握物，持筷进食大致正常，右上肢及口角不麻，有时流涎；舌质暗苔薄黄，脉弦。查体：右上肢肌力 4+级，肌张力正常。原方继服 7 剂。嘱继续进行患肢功能锻炼。

【按】

本案辨证风痰阻络证依据充分，用涤痰汤化痰行气通络，加钩藤、蝉蜕、僵蚕、丹参、地龙以熄风通络，药物运用精当。此类患者不宜使用抗凝溶栓类西药，同时应注意患者血压的变化。另外中风患者早期进行各种康复锻炼与治疗，有利于促进患肢功能恢复。

3. 气阴两虚，痰瘀阻络案（刘老亲诊医案）

患者刘某，男，60 岁。

【初　诊】

2005 年 3 月 18 日。

【主诉】右侧肢体半身不遂 1 年余。

【病史】患者诉 1 年前突发右侧肢体半身不遂，语言謇涩，经某省级医院 CT 诊断为脑梗死，经治疗后预后不佳。

【现在症】右手指活动不灵活，语言欠流利，记忆力减退，计算力减退，心烦，入睡困难。

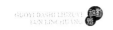

【查体】舌质暗红、苔厚腻，脉沉细。

【诊断】西医诊断为脑梗死后遗症；中医辨证为中风（气阴两虚，痰瘀阻络证）。

【治法】滋阴益气，活血化痰通络。

【选方】补阳还五汤加减。

【用药】黄芪30g，枸杞子50g，制首乌30g，巴戟天10g，合欢皮15g，酸枣仁（炒）30g，葛根30g，丹参30g，川芎15g，水蛭7g，灵芝15g，龙齿30g，山楂30g，全蝎6g，白芍30g，钩藤15g。7剂。

【二 诊】

服上方7剂后复诊，右手活动较前灵活，言语较清楚，记忆力、计算力好转，心烦减轻；舌质淡白苔白腻，脉细。仍守上法加减，药用黄芪60g，枸杞子50g，制首乌30g，巴戟天10g，酸枣仁60g，合欢皮15g，葛根30g，丹参30g，赤芍15g，川芎15g，水蛭10g，全蝎6g，钩藤15g，桑寄生30g，石决明30g，山楂30g。继服7剂。

【结 果】

随访1个月，诸症好转。

【按】

中风属顽症之一，尤其在后遗症期，病程日久，虚实错杂，缠绵难愈。刘老在长期的临床实践中认识到，中风后遗症病因病机虽然复杂，但不外气虚、阴亏、肝风、痰阻、血瘀致脏腑功能失调，气血逆乱。本案右侧肢体半身不遂1年余，属中风后遗症，辨证为气阴两虚，痰瘀阻络。治疗上以黄芪益气；枸杞子、制首乌、白芍补肝肾养阴；丹参、川芎、水蛭、全蝎、山楂、葛根活血通络；钩藤、石决明化痰熄风；灵芝、龙齿、合欢皮、酸枣仁养心安神。全方共奏滋阴益气，活血化痰通络之效。

4. 气虚血瘀案（弟子周慎应用刘老经验医案）

患者谢某，男，80 岁，长沙人。

【初 诊】

2008 年 8 月 20 日。

【主诉】头晕、左侧肢体麻木反复发作 2 个月。

【病史】患者因突然出现头晕、左侧偏瘫麻木 8 小时于 2008 年 6 月 17 日至 28 日在某医院住院，经 MRI 等检查诊断为脑梗死，经用多种药物（不详）治疗，左侧肢体运动功能恢复，但头晕、偏身肢体麻木未能缓解。

【现在症】头晕阵作，起床时尤为明显，平卧后减轻，左侧手足运动正常，麻木持续，心烦，纳少，腹胀，大小便正常。

【查体】舌质淡红苔白厚，脉细。血压 115/70 mmHg。右侧上下肢各种感觉正常，左侧浅感觉减退，双侧上下肢肌力、肌张力正常。

【辅助检查】头部 MRI 检查示右侧基底节区脑梗死。

【诊断】西医诊断：脑梗死（恢复期，右侧基底节区）；中医诊断：中风（气虚血瘀证）。

【治法】益气活血，通经活络。

【选方】补阳还五汤加减。

【用药】黄芪 30 g，党参 10 g，丹参 30 g，葛根 30 g，红花 10 g，豨莶草 15 g，川芎 10 g，当归 10 g，大伸筋 10 g，鸡血藤 30 g，蝉蜕 10 g，僵蚕 10 g，山楂 15 g，沙苑子 10 g，白芥子 10 g，麦芽 30 g。7 剂。

【二 诊】

8 月 27 日。头晕、麻木均明显减轻，口不干苦，睡眠可，舌质淡红苔薄，脉细。血压 120/80 mmHg。效不更方，仍守上法。药用黄芪 30 g，党参 10 g，丹参 30 g，葛根 30 g，红花

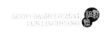
10 g，豨莶草 15 g，川芎 10 g，当归 10 g，大伸筋 10 g，鸡血藤 30 g，蝉蜕 10 g，僵蚕 10 g，山楂 15 g，沙苑子 10 g，白芥子 10 g，麦芽 30 g。续服 7 剂。

【三 诊】

9 月 3 日。头晕稍存，麻木已不明显，左侧上下肢各种感觉正常。仍守上法加减。药用黄芪 30 g，党参 10 g，丹参 30 g，葛根 30 g，红花 10 g，豨莶草 15 g，川芎 10 g，当归 10 g，大伸筋 10 g，鸡血藤 30 g，蝉蜕 10 g，僵蚕 10 g，山楂 15 g，沙苑子 10 g，白芥子 10 g，蔓荆子 10 g，麦芽 30 g。续服 7 剂。

【四 诊】

9 月 25 日。头晕本已经缓解，但停药后近 3 日晨起又有头晕感，无麻木症状，纳食及大小便正常，舌质淡红，苔薄白，脉细。仍用上法以巩固疗效。药用黄芪 30 g，党参 10 g，丹参 30 g，葛根 30 g，红花 10 g，豨莶草 15 g，川芎 10 g，当归 10 g，大伸筋 10 g，鸡血藤 30 g，蝉蜕 10 g，僵蚕 10 g，山楂 15 g，沙苑子 10 g，蒺藜 10 g，蔓荆子 10 g，麦芽 30 g。14 剂。

【结 果】

2010 年 5 月 4 日患者因感冒而来诊，诉头部一直不痛、不晕，无麻木。

【按】

本案就诊时以头晕、麻木为主症，头晕乃因气虚而清阳不展，脑失所养所致，故头晕在起床时尤为明显，平卧后减轻，正如《灵枢·卫气》所说的"上虚则眩"，《灵枢·口问》亦曰："上气不足，脑为之不满，耳为之苦鸣，头为之苦倾，目为之眩。"麻木乃因瘀邪阻滞经络所致，故《金匮要略·中风历节病脉证并治》曰："邪在于络，肌肤不仁。"但本案有两点要引起重视，一是其病机虽然为上气不足，但脾胃为气血生化之源，并且患者伴有纳食减少、腹胀、脉细等表现，要通过健脾和胃，化源充足，而达到补上气的目的。二是舌苔白厚，乃脾虚生湿之故，要警惕湿聚生痰，痰阻脉络的可能。其治疗用黄芪、党参健脾益气；丹参、葛根、红花、川芎、当归活血通络；豨莶草、大伸筋、鸡血藤舒筋活络；沙苑子补肾填精；蝉蜕、僵蚕熄风通络；白芥子化痰通络；山楂、麦芽和胃助运。全方气血同治，攻补兼施，符合患者病情，缓慢取效。

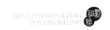

◎脑出血

脑出血是指非外伤性脑实质内的自发性出血，发病率为每年（60~80）/10万，在我国占全部脑卒中患者的20%~30%。多数患者因高血压、动脉硬化引发。临床表现以头晕头痛、偏瘫、失语、感觉意识障碍、昏迷等为主，患者急性发作后多有语言障碍、偏瘫等后遗症。

诊断要点

（1）急性起病，常有头痛、呕吐、意识障碍、血压增高和局灶性神经功能缺损症状，部分病例有眩晕或抽搐发作。饮酒、情绪激动、过度劳累等是常见的发病诱因。

（2）常见的局灶性神经功能缺损症状和体征包括：偏瘫、偏身感觉障碍、偏盲等，多于数分钟至数小时内达到高峰。

（3）神经影像学检查：头颅CT扫描可见病灶中心呈高密度改变，病灶周边常有低密度水肿带。头颅MRI、MRA有助于脑出血的诊断和观察血肿的演变过程。

刘老经验

刘老认为脑出血病机关键是在年老体衰、内伤积损、肾精亏虚的基础上，产生瘀血、痰火、肝风、风火，加之外邪侵袭、饮食不节、劳逸失度、情志不遂等诱发因素的激发，出现气血逆乱、血苑脑腑、髓破血溢，发为出血性脑卒中。病位在脑，以肝阳上亢、风火上扰、瘀血内阻、痰浊壅盛为标；以肾气亏虚为本。当平肝潜阳、熄风清火、活血化瘀、化痰开窍，并补肾、益气、养阴、养血，标本同治才可使气旺血和，血脉通畅，瘀去新生，气化复常，痰浊得消，清窍复聪。因此，刘老认为本病早期，多治以平肝、活血、化痰等法，用熄风通络汤等加减；后期多运用补虚活血等法，拟益肾通络汤等加减，以利于患者的恢复。

刘老指出脑出血早期存在血肿扩大，同时出血后数小时内即出现血肿周围脑组织水肿，并继续加重至少达到 72 小时，这些病理变化是脑出血早期病情加重及后期遗留神经功能缺损的主要原因。因此，控制脑出血早期血肿扩大及减轻血肿周围脑组织水肿是脑出血急性期治疗的关键。刘老结合临床观察发现活血化瘀法不仅可以促进血肿吸收，减轻脑水肿及降低颅内压，而且具有改善脑组织供血，促进大脑功能恢复等作用，因此刘老提出要重视活血化瘀、疏经活络药物的使用。同时，刘老指出活血化瘀药物的应用需注意"时间窗"，目前认为活血化瘀类药物治疗脑出血的时间窗是 24~48 小时内。

论治特色

1. 风火闭窍证

【主症】突发神昏不识人，躁动肢强，半身不遂，口舌㖞斜，舌强言謇，面红口苦，舌质红苔黄，脉弦滑。

【治法】清火熄风，开窍醒神。

【方药】羚角钩藤汤加减。

羚羊角（研兑）0.5 g，钩藤 15 g，菊花 10 g，夏枯草 10 g，生地黄 25 g，石决明（先煎）30 g，白芍 15 g，牡丹皮 10 g，决明子 15 g，郁金 10 g，石菖蒲 10 g。

【加减】心中烦热者，加栀子、黄芩；大便秘结者，加大黄、决明子；口角流涎、喉中痰鸣者，加竹沥、僵蚕。

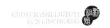
2. 痰热腑实证

【主症】半身不遂，口角㖞斜，舌强言謇，口角流涎，喉中痰鸣，大便干结，甚则昏睡，昏迷，舌质红、苔黄厚而燥，脉弦滑有力。

【治法】通腑泄热，化痰通络。

【方药】星蒌承气汤加减。

全瓜蒌 10 g，胆南星 12 g，石菖蒲 15 g，地龙 10 g，丹参 15 g，郁金 10 g，枳壳 10 g，厚朴 10 g，大黄 3 g。

【加减】痰甚者，加浙贝母、竹沥；昏迷不醒者，加苏合香丸；抽搐者，加全蝎、蜈蚣、僵蚕。

3. 肝阳上亢证

【主症】半身不遂，口舌㖞斜，言语不利，头晕头胀，面红目赤，口干口苦，纳食减少，心烦失眠，大便偏干，舌质红苔黄，脉弦数。

【治法】平肝潜阳，熄风通络。

【方药】平肝通络汤加减。

天麻 10 g，钩藤 20 g，石决明 30 g，地龙 10 g，蒺藜 10 g，丹参 30 g，葛根 30 g，苦丁茶 10 g，豨莶草 15 g，杜仲 25 g，桑寄生 30 g，山楂 15 g。

【加减】面红目赤明显者，加菊花、夏枯草；痰涎较多者，加白芥子；拘挛明显者，加鸡血藤、络石藤；口角㖞斜者，加制白附、僵蚕。

4. 风痰阻络证

【主症】口舌㖞斜，或舌强言謇，神志清楚，肢体麻木，舌苔腻，脉弦滑。

【治法】平肝熄风，化痰通络。

【方药】半夏白术天麻汤加减。

法半夏 10 g，天麻（蒸兑）10 g，白术 10 g，橘红 15 g，茯苓 15 g，胆南星 10 g，石菖蒲 15 g，甘草 5 g。

【加减】痰涎壅盛者，加竹沥、天竺黄；眩晕者，加钩藤、菊花；舌质红烦躁者，加生地黄、沙参、麦冬；半身不遂者，加丝瓜络、鸡血藤、地龙；头痛、面部肌肉跳动者，加钩藤、石决明。

5. 阴虚风动证

【主症】平素头晕耳鸣，腰酸，突然发生口舌㖞斜，言语不利，手指困动，甚或半身不遂，舌质红少苔，脉弦细数。

【治法】滋阴潜阳，熄风通络。

【方药】镇肝熄风汤加减。

牛膝 30 g，生赭石 30 g，地龙 10 g，生牡蛎 15 g，生龟甲 15 g，生白芍 15 g，玄参 15 g，天冬 15 g，川楝子 6 g，生麦芽 6 g，茵陈 6 g，甘草 6 g。

【加减】痰热较重，舌苔黄腻，泛恶者，加胆南星、竹沥、川贝母；胸中烦热者，加栀子、黄芩。

6. 阴虚血瘀证

【主症】半身不遂，或手足震颤，口干，舌质暗红、少苔，脉细弦。

【治法】滋阴柔肝，活血通络。

【方药】首乌延寿丹加减。

制首乌 15 g，桑椹 15 g，枸杞子 30 g，丹参 30 g，葛根 30 g，牛膝 10 g，豨莶草 15 g，白芍 15 g，天麻 10 g，大伸筋 15 g，蝉蜕 10 g，山楂 15 g。

【加减】痰浊涎多者，加石菖蒲、远志；伴有麻木者，加鹿衔草、威灵仙。

7. 气虚血瘀证

【主症】半身瘫软无力，面色萎黄，舌质淡紫、苔薄，

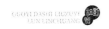
脉细。

【治法】益气活血通络。

【方药】补阳还五汤加减。

生黄芪 30 g，赤芍 10 g，川芎 10 g，当归 10 g，地龙 10 g，红花 5 g，鸡血藤 15 g，土鳖虫 6 g。

【加减】肢体痉挛疼痛者，加天麻、全蝎、僵蚕；兼大便干结者，加火麻仁、酒制大黄；上肢偏废为重者，加姜黄、桑枝、桂枝；下肢瘫软为重者，加牛膝、桑寄生。

8. 肾精亏虚证

【主症】半身瘫软无力，语言不利，口舌㖞斜，头晕目眩，腰膝酸软，乏力，舌质淡暗、苔薄，脉细弦。

【治法】益肾活血。

【方药】益肾通络汤加减。

生黄芪 30 g，枸杞子 10 g，山茱萸 10 g，巴戟天 12 g，淫羊藿 15 g，丹参 15 g，川芎 10 g，益母草 10 g，全蝎 5 g，地龙 10 g。

【加减】下肢为主者，加牛膝；上肢为主者，加桑枝；音暗者，加木蝴蝶、远志；头痛者，加延胡索、葛根；失眠多梦者，加酸枣仁、首乌藤、龙骨、牡蛎；头痛烦躁者，加天麻、钩藤；大便干者，加女贞子、决明子；纳食少者，加山楂、麦芽。

临证实录

1. 风火闭窍案（刘老亲诊医案）

患者郭某，男，58 岁。

【初 诊】

2008 年 3 月 20 日。

【**主诉**】神昏、半身不遂6小时。

【**病史**】患者6小时前在田中干活时，突发头痛、头晕，马上向人呼救，随后出现左侧肢体乏力，神志逐渐模糊，家人随即将其送至当地医院，后再转送本院，头部CT示：右侧基底节区脑出血。收住院并请刘老会诊。既往有高血压病史。

【**现在症**】神志模糊，半身不遂，口角㖞斜，面红目赤，两手握拳，肢体强痉，时有躁动。

【**查体**】舌质红苔黄，脉弦数。血压150/90 mmHg，神志模糊，呼之不应，压眶有反应，左瞳孔2mm，对光反射减弱，口角右㖞，吞咽反射减弱，左上下肢肌力均为0级，肌张力增强。左巴宾斯基征（+）。

【**诊断**】西医诊断：脑出血，原发性高血压；中医诊断：中风（中脏腑，风火闭窍证）。

【**治法**】清热熄风，开窍醒神。

【**选方**】羚角钩藤汤加减。

【**用药**】羚羊角（研兑）0.5g，钩藤15g，菊花10g，夏枯草10g，生地黄25g，石决明（先煎）30g，白芍15g，牡丹皮10g，决明子15g，郁金10g，石菖蒲10g。3剂，每日1剂。

另：安宫牛黄丸，0.5粒/次，2次/日，鼻饲或口服，至神清为度；清开灵注射液30mL，静脉滴注，1次/日，连用5日。配合吸氧，脱水及对症处理等。

【二　诊】

服上方2日后患者神志逐渐清醒，第3日复诊时患者神清，语言正常，仍口角㖞斜，面红目赤；舌质红苔黄，脉弦。查体：左上下肢肌力增至2级，四肢肌张力增强。辨证为肝阳上亢证，治以平肝潜阳，熄风通络，改用天麻钩藤饮加减。用药：天麻（另包，蒸兑）10g，钩藤15g，石决明（先煎）30g，杜仲10g，川牛膝10g，栀子10g，黄芩6g，白芍15g，赤芍10g，

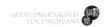
郁金 10 g，夏枯草 10 g，蒲黄 10 g。5 剂。

【三　诊】

服上方 5 剂后患者神清语利，左上下肢乏力明显改善，仍口角㖞斜，面稍红，口干苦，腰膝酸软，大便干结，血压平稳；舌质偏红苔薄黄，脉弦。继续以上方去黄芩，加制首乌、女贞子、火麻仁各 15 g。继服 7 剂。

【按】

中风急性期病情变化较快，证候也不断变化，故应根据辨证结果随时调整处方，如本例患者先用羚角钩藤汤加减，后来病证变化为肝阳上亢证，故改用天麻钩藤饮加减。本例患者血压增高，可能是本有高血压，但中风发病数日内也可能发生一过性血压升高，这时应先降颅内压，颅内压降低后，收缩压仍高于 180～200 mmHg 或平均血压高于 140 mmHg 时，可考虑使用降压药。本例患者未使用降血压药，中西医结合综合治疗是本例成功的关键。采用多法综合，早期治疗，是治疗中风病极为重要的治则，临床通常能取得较好的疗效。

2. 肝阳上亢案（刘老亲诊医案）

患者李某，男，51 岁。

【初　诊】

2015 年 10 月 8 日。

【主诉】言语欠清半年。

【病史】患者半年前因突发言语障碍至某医院就诊，入院后完善相关检查诊断为"左侧颞枕交界区脑出血急性期"，经脱水、降颅压、护脑、营养神经、降脂、护胃、维持水电解质平衡等对症支持治疗后病情好转出院。出院后患者仍遗留言语欠清、右侧肢体麻木等症状。

【现在症】言语欠流利，右侧肢体稍麻木乏力，左侧头部牵涉痛，劳累后加重，腰部胀痛，性格急躁，易上火，怕冷怕热，夜尿2~3次，淋漓不尽，大便时干时稀，口干，纳可，寐一般。

【查体】舌质淡、边有齿痕、苔薄白，脉细。

【诊断】西医诊断：脑出血后遗症期，原发性高血压，慢性浅表性胃炎（HP＋），高脂血症；中医诊断：中风（肝阳上亢，兼肝肾不足、痰瘀阻络证）。

【治法】平肝潜阳，熄风通络，兼补益肝肾。

【选方】平肝通络汤加减。

【用药】天麻（另包，蒸兑）15 g，地龙9 g，夏枯草15 g，菊花10 g，丹参30 g，生地黄15 g，赤芍15 g，白芍15 g，续断15 g，枸杞子30 g，泽泻15 g，蒲黄15 g，山楂15 g，全蝎3 g。14剂，每日1剂，水煎，早、晚分服。

【结　果】

1年后随访，患者病情平稳，诸症改善。

【按】

本案之脑出血后遗症主要因肝阳上亢、肝肾不足、痰瘀阻络所致，因此治疗宜以平肝熄风为主，兼以补肾养肝、活血化痰通络。方用天麻、菊花、夏枯草等平肝熄风，用地龙、全蝎熄风化痰通络，丹参、蒲黄活血化瘀，生地黄、赤芍、白芍、枸杞子等滋养肝肾。诸药合用疗效明显。此外，要强调康复训练。患者肢体麻木，护理人员应指导患者进行适当的肢体运动训练，运动幅度不宜过大。肢体及关节进行按摩，防止患者手足挛缩、神经麻痹及关节强直。患者言语欠清，护理人员要给患者进行正确的肌群训练指导，然后指导患者进行发音练习，教会患者说简单的句子。语言训练应依据患者的病情及心理状态实施，不宜太复杂，应循序渐进地进行。

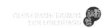
3. 风痰阻络案（学生伍大华应用刘老经验医案）

患者张某，男，55 岁。

【初　诊】

2012 年 11 月 22 日。

【主诉】左侧肢体活动不利、言语謇涩、口角㖞斜 1 周。

【病史】患者 1 周前做家务时，突然出现左侧肢体无力、言语謇涩、口角㖞斜，并头痛头晕、恶心呕吐，家人急送医院住院，经头 CT 检查诊断为"脑出血"，经脱水、降颅压、调血压等治疗，头痛头晕、恶心呕吐消失，仍留半身不遂、言语不利、口角㖞斜，故前来寻求中药治疗。

【现在症】左侧肢体活动不利，眩晕头胀，行走不稳，伴口角㖞斜，口干不苦，纳呆口腻，神疲思睡，大便溏。

【查体】舌体胖苔厚腻，脉细滑。血压：150/105 mmHg。左侧肌张力高，左上下肢肌力 3 级，左巴宾斯基征（+）。

【辅助检查】头颅 CT 示颅内右侧基底节区少量出血灶。

【诊断】西医诊断：脑出血（急性期）；中医诊断：出血性脑卒中（风痰阻络证）。

【治法】平肝熄风，化痰通络。

【选方】半夏白术天麻汤合解语丹加减。

【用药】天麻（另包，蒸兑）10 g，白术 10 g，法半夏 10 g，胆南星 6 g，陈皮 10 g，茯苓 10 g，竹茹 10 g，石菖蒲 10 g，地龙 10 g，制白附 6 g，僵蚕 10 g，防风 6 g，全蝎 3 g，川芎 10 g，蝉蜕 10 g。每日 1 剂，水煎服。

【二　诊】

服药 14 剂后，患者左侧肢体活动不利、言语謇涩、口角㖞斜均明显好转，头晕头胀消失，仍纳呆，神疲，大便溏，舌体胖苔厚，脉细滑，上方去防风、竹茹、胆南星，加神曲 10 g，鸡内金、焦山楂各 30 g。

【结　果】

服 14 剂后，肢体活动、言语、口舌等均恢复正常。

【按】

风者，善行而数变。风邪所中，起病急骤，发展迅速。中风，急则治标，缓则治本。本例患者，急性起病，肝风内动，挟痰上扰，风痰阻络，气血运行失常，筋脉失养，则肢体无力，官窍失养，则面瘫口喝；痰浊蒙神，则神疲嗜睡。方中法半夏、陈皮、茯苓、石菖蒲化痰开窍；胆南星、竹茹清热化痰；地龙、全蝎、制白附子、僵蚕熄风止痉。诸药合用，平肝熄风、化痰活血通络。

4. 阴虚血瘀兼痰阻案（弟子周慎应用刘老经验医案）

患者李某，女，77 岁。

【初　诊】

2011 年 6 月 19 日。

【主诉】右侧肢体无力、行走不能 3 个月。

【病史】既往有高血压、高血脂、糖尿病病史。

【现在症】自诉右肢体活动不利，言语謇涩，饮水呛咳，反应迟钝。

【查体】舌质暗红、苔黄厚少津，脉细弱。血压：140/80 mmHg。

【辅助检查】头颅 CT 示左侧桥脑出血后改变。

【诊断】西医诊断：脑出血（恢复期）；中医诊断：出血性脑卒中（阴虚血瘀兼痰阻证）。

【治法】柔肝养阴，活血化痰，疏通经络。

【选方】首乌延寿丹加减。

【用药】制首乌 15 g，桑椹 15 g，枸杞子 30 g，沙苑子 10 g，丹参 30 g，葛根 30 g，地龙 10 g，豨莶草 15 g，白芍 15 g，大伸

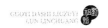

筋 15 g，蝉蜕 10 g，山楂 15 g，石菖蒲 10 g，远志 10 g。

【结　果】

服药 7 剂后，患者下肢乏力减轻，效不更方，守方以巩固疗效，并配合康复训练以促进肢体功能的恢复。

【按】

本例患者为老年男性，肝体本虚，或失于涵养，肝阴不足不能制阳，阳亢化风上扰清窍，气血逆乱，津液不能正常输布而停聚，则成痰成瘀，筋脉失养，则偏枯不遂。本方以柔肝养阴、活血化痰、疏通经络为法。方中制首乌、桑椹、枸杞子、白芍滋水涵木，养阴柔肝；地龙、豨莶草、大伸筋疏通经络；蝉蜕平肝熄风止痉；丹参、山楂活血化瘀；石菖蒲、远志化痰开窍；沙苑子补肾益肝。诸药共奏滋阴柔肝、活血化痰通络之功。

◎帕金森病

帕金森病是中老年人常见的神经系统变性疾病，也是中老年人最常见的锥体外系疾病。临床上以静止性震颤、动作迟缓、肌张力增高、姿势平衡障碍等为主要特征。

诊断要点

（1）发病年龄平均约 55 岁，多见于 60 岁以后，40 岁以前相对少见。隐匿起病，缓慢发展。

（2）运动减少，启动随意运动的速度减慢。疾病进展后，重复性动作的运动速度及幅度均降低。

（3）至少存在下列 1 项特征：肌肉强直；静止性震颤 4~6 Hz；姿势不稳（非原发性视觉、前庭、小脑及本体感受功能障碍造成）。

（4）偏侧起病，对左旋多巴治疗敏感。

刘老经验

刘老指出帕金森病是中老年人常见的神经系统退行性疾病，临床以四大主症，即静止性震颤、肌肉强直、运动迟缓、姿势步态异常为主要特征，属中医"颤振""震颤""颤证"等范畴。病因多与衰老、虚、瘀、痰、湿、风等因素有关；病位在肝、脑、肾，并涉及脾、胃、心；病机根本在于年老体虚，脏腑之气渐衰，导致肝肾亏损，气血两虚。刘老从《内经》理论出发，认为颤证的发病与五脏气血关系密切，且尤以肝、肾最为紧要。肝主筋，若肝失条达，或肝阴不足，肝血不充，则筋

255

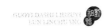

脉失用，导致肢体震颤、摇动。肝肾同源，二者精血互生，相互滋养，所以临床亦有因肾阴不足，不能涵养肝脏而致病者。病因主要为外感邪气、五脏虚损、气血失摄、跌仆损伤等方面，多由年老体衰、五脏精气失充、脑失所养，或长期慢性劳损所致。刘老指出，帕金森病在中医学中属于虚风内动的风类疾病，且多为本虚标实之证，肝肾阴虚，气血亏虚为病之本，风、痰、火、瘀乃病之标。本病的病机核心是肝肾阴虚，气血两亏，夹痰夹瘀。

刘老结合临床认为，帕金森病以中老年人为多见，古人云"人过中年则阴气自半"，此时脏腑气血逐渐亏虚，若是摄生不当、情志失调、饮食不节等，必然导致肝肾阴虚，精血复耗，从而导致虚风内动，手足振摇不能自控，筋脉失养，僵直迟缓。刘老强调本病病程绵延，治疗难取速效，当攻则攻，当补则补，或重攻轻补，或重补轻攻，攻补兼施，最终应归到以补为主，长期坚持治疗，缓缓图之。

论治特色

1. 肾虚血瘀证

【主症】手部动作迟缓，颈肩僵直，肢体拘痉，上肢协调不能，口干，头昏，腰膝酸软，五心烦热，大便秘结，恶心呕吐，失眠多梦，舌质红或暗红、舌下络脉青紫、苔薄腻或黄白腻或少苔，脉细弦或沉细弦或弦细数者。

【治法】补益肝肾，滋阴熄风，活血通络。

【方药】首乌延寿丹加减。

制首乌15 g，女贞子30 g，桑椹30 g，枸杞子30 g，熟地黄（砂仁拌）10 g，白芍30 g，丹参30 g，葛根30 g，三七粉（兑服）3 g，蒺藜15 g，僵蚕10 g，全蝎3 g。

【加减】震颤甚者，加龟甲、鳖甲；腰膝酸软者，加牛膝、杜仲；恶心、口流痰涎者，加法半夏、陈皮；便秘者，加火麻仁、决明子；健忘、神情呆滞者，加石菖蒲、制远志；寐差、失眠者，加首乌藤、炒酸枣仁；性情抑郁者，加合欢皮、百合；情绪焦躁、易怒者，加朱茯苓、磁石。

2. 阴虚阳亢证

【主症】肢体颤动粗大，程度较重，不能自制，眩晕耳鸣，面赤烦躁，易激动，心情紧张时颤动加重，伴有肢体麻木，口苦而干，语言迟缓不清，流涎，尿赤，大便干。舌质红苔黄，脉弦紧。

【治法】镇肝熄风，舒筋止颤。

【方药】天麻钩藤饮合镇肝熄风汤加减。

天麻9 g，钩藤（后下）12 g，生石决明（先煎）18 g，栀子9 g，川牛膝12 g，杜仲9 g，益母草9 g，桑寄生9 g，首乌藤9 g，朱茯神9 g，生赭石30 g，生龙骨15 g，生牡蛎15 g，生龟甲15 g，生白芍15 g，玄参15 g，茵陈6 g，甘草6 g。

【加减】肝火偏盛，焦虑心烦者，加龙胆、夏枯草；痰多者，加竹沥、天竺黄；肾阴不足，虚火上扰，眩晕耳鸣者，加知母、黄柏、牡丹皮；心烦失眠者，加炒酸枣仁、柏子仁、丹参；颤动不止者，加僵蚕、全蝎。

3. 痰热风动证

【主症】头摇不止，肢麻震颤，重则手不能持物，头晕目眩，胸脘痞闷，口苦口黏，甚则口吐痰涎。舌体胖大有齿痕，舌质红苔黄腻，脉弦滑数。

【治法】化痰清热熄风。

【方药】导痰汤合羚角钩藤汤加减。

羚羊角（先煎）3 g，桑叶6 g，川贝母12 g，生地黄15 g，

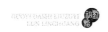

钩藤 9 g，菊花 9 g，茯神木 9 g，生白芍 9 g，甘草 6 g，法半夏 6 g，橘红 9 g，枳实（麸炒）6 g，胆南星 3 g。

【加减】咯吐痰涎者，加皂角、白芥子；震颤较重者，加珍珠母、生石决明、全蝎；心烦易怒者，加天竺黄、牡丹皮、郁金；胸闷脘痞者，加瓜蒌皮、厚朴、苍术；肌肤麻木不仁者，加地龙、丝瓜络、竹沥；神识呆滞者，加石菖蒲、远志。

4. 气血亏虚证

【主症】头摇肢颤，面色苍白，表情淡漠，神疲乏力，动则气短，心悸健忘，眩晕，纳呆。舌体胖大、舌质淡红、舌苔薄白滑，脉沉濡无力或沉细弱。

【治法】益气养血，濡养筋脉。

【方药】人参养荣汤加减。

人参 10 g，白术 10 g，茯苓 15 g，甘草 6 g，陈皮 10 g，黄芪 15，当归 10 g，白芍 10 g，熟地黄 10 g，五味子 6 g，桂枝 6 g，远志 10 g。

【加减】气虚痰盛者，加法半夏、白芥子、胆南星；血虚心神失养，心悸，失眠，健忘者，加炒酸枣仁、柏子仁；气虚血滞，肢体颤抖，疼痛麻木者，加鸡血藤、丹参、桃仁、红花。

5. 髓海不足证

【主症】头摇肢颤，持物不稳，腰膝酸软，失眠心烦，头晕痴傻。舌质红苔薄白或红绛无苔，脉象细数。

【治法】填精补髓，育阴熄风。

【方药】龟鹿二仙膏合大定风珠加减。

生白芍 18 g，生地黄 18 g，麦冬 18 g，火麻仁 6 g，五味子 6 g，生龟甲 12 g，生牡蛎 12 g，炙甘草 6 g，鳖甲 12 g，阿胶 9 g，鸡子黄 2 个，人参 12 g，枸杞子 18 g。

【加减】若肝风甚，肢体颤抖，眩晕较著者，加天麻、全蝎、石决明；阴虚火旺，兼见五心烦热，躁动失眠，便秘溲赤者，加黄柏、知母、牡丹皮、玄参；肢体麻木，拘急强直者，加木瓜、僵蚕、地龙。

6. 阳气虚衰证

【主症】头摇肢颤，筋脉拘挛，畏寒肢冷，四肢麻木，心悸懒言，动则气短，自汗，小便清长或自遗，大便溏。舌质淡苔薄白，脉沉细无力。

【治法】补肾助阳，温煦筋脉。

【方药】地黄饮子加减。

熟地黄 12 g，巴戟天（去心）9 g，山茱萸 9 g，石斛 9 g，肉苁蓉（浸酒，焙）9 g，附子（炮）6 g，五味子 6 g，肉桂 6 g，茯苓 6 g，麦冬（去心）6 g，石菖蒲 6 g，远志（去心）6 g。

【加减】大便稀溏者，加干姜、肉豆蔻；心悸者，加柏子仁。

临证实录

肾虚血瘀案（刘老亲诊医案）

患者黄某，男，53 岁。

【初　诊】

2015 年 12 月 24 日。

【主诉】右上肢抖动 2 年余。

【病史】患者 2 年来静止性震颤，表情欠丰富，记忆力减退，无"小写征"，伸舌抖动，时有瞬间昏蒙感，查头部 CT、MRI 未见明显异常，诊为帕金森病。现服多巴丝肼片、艾地苯醌片、盐酸普拉克索片。

【现在症】头晕，右手震颤，噩梦，偶梦游，阳痿，肢凉，有时齿衄，口干。

【查体】舌质暗有齿痕、苔薄滑，脉细略滑数。

【诊断】西医诊断：帕金森病；中医诊断：颤证（肾虚血瘀证）。

【治法】滋补肝肾，活血化瘀。

【选方】首乌延寿丹加减。

【用药】制首乌15g，枸杞子30g，龟甲9g，石菖蒲9g，葛根30g，丹参30g，地龙9g，天麻12g，蝉蜕7g，珍珠母30g，牡蛎30g，陈皮9g，山楂15g。

【二 诊】

头晕未作，噩梦及夜游未作，舌体、肢体抖动减，四肢较前温，阳痿减；自行将西药多巴丝肼片、艾地苯醌减至每日2次，症状未加重；纳香，二便可，齿衄减；舌质暗有齿痕、苔薄滑，脉细略数。用上方改制首乌30g，加淫羊藿15g。

【三 诊】

右上肢及舌体抖动同前，阳痿，牙龈无出血，口干喜饮；舌质暗、有齿痕、苔黄滑，脉细。处方：制首乌15g，桑椹子15g，葛根30g，丹参30g，龟甲9g，淫羊藿15g，巴戟天15g，地龙9g，龙骨15g，牡蛎30g，桂枝9g，炒白芍15g，山楂15g，川芎12g。

【四 诊】

无头晕，右上肢抖动减，舌体抖动减，阳痿减，夜寐流涎，大便可，纳可，口中和，舌质暗、有齿痕、苔薄滑，脉细滑。处方：制首乌30g，生地黄15g，葛根30g，丹参30g，地龙15g，钩藤15g，龟甲15g，锁阳15g，天麻12g，僵蚕9g，蒺藜15g，珍珠母30g，鬼箭羽30g，山楂15g。

【按】

本例患者归属于肾虚血瘀之证。震颤、阳痿属于宗筋之患，肾之精气充盛是宗筋振奋的物质基础，又有血瘀内阻，经气失达，以致本虚标实。方中用制首乌、龟甲等滋肾填精，于滋阴降火药中少佐枸杞子、淫羊藿温肾填精之品。诚如张景岳说："善补阳者，必于阴中求阳，则阳得阴助而生化无穷；善补阴者，必于阳中求阴，则阴得阳升而泉源不竭。"用丹参、葛根活血化瘀。根据患者症状稍加加减。刘老强调本病病程绵延，治疗难取速效，当攻则攻，当补则补，或重攻轻补，或重补轻攻，攻补兼施，最终应归到以补为主，长期坚持治疗，缓缓图之。

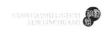
◎癫　痫

癫痫是多种原因导致的脑部神经元高度同步化异常放电所致的临床综合征，临床表现具有发作性、短暂性、重复性和刻板性的特点。异常放电神经元的位置不同及异常放电波及的范围差异，导致患者的发作形式不一，可表现为感觉、运动、意识、精神、行为、自主神经功能障碍或兼有之。

诊断要点

（1）具有癫痫发作的特点：发作性运动、感觉、意识、精神、自主神经功能异常；症状出现和消失非常突然，持续时间短，一般为数秒或数分钟；具有重复性、刻板性。

（2）具有不同发作类型的特征。

（3）进行脑电图检查出现癫痫样放电现象，或影像学提示有相应的责任病灶可协助诊断。

（4）同时除外其他非癫痫性发作性疾病。

刘老经验

刘老认为，六经营卫，皆居表里，表里出入，少阳为之枢机。若枢机不利，出入失常，营卫不和，则影响脾胃升降、水谷精微之敷布。肝胆疏泄失常，脾虚升降失司，风痰萌动，则可见癫痫发作。少阳枢机不利，营卫不和是癫痫发病的病机基础。脏气不平，逆气犯脑，神机受累，脑神失控，为癫痫发病的病机特征。怪病多由痰作祟，癫痫发病与痰关系密切，而脾为生痰之源，可见癫痫发病与脾气强弱息息相关。故刘老指出，癫痫为本虚标实、虚实夹杂之疾，多由脾虚、风、火、痰、瘀导致，营卫不和，出入失枢，升降失常，脏气不平，气机逆乱，阴阳气不相顺接，脑神失控而发病。枢机不利、营卫不和、脾气虚乃癫痫病机之本，风痰夹血是癫痫病机之标。故当抓住枢机不利、营卫不和、脾气虚这一病机关键，以调理枢机，调和营卫为治痫大法，重益气健脾，扶正补虚，配以熄风化痰之法，标本兼顾。

刘老选药时除依据传统中医药理论，还广泛参考现代药理研究的成果。刘老认为，对中药的使用，不应死守古籍中的论述，中医对药物的认识也是一个逐步完善和积累的过程，应当积极接受新理论、新知识。很多癫痫发作中常有强直阵挛、肢体强直等发作形式，且多为慢性病程，久病入络。因此刘老治疗癫痫喜用虫类药，一是因为中医药理论认为虫类药可祛风止痉，入络搜剔；二是由于药理研究证实，此类药具有抗惊厥作用。"诸暴强直，皆属于风"，结合部分患儿应用某些西药中的抗癫痫药物有引起性情烦躁、易怒等副作用，所以刘老治疗时常用金石类矿物药以重镇，但同时刘老强调，虫类药易耗散气血、重镇药易伤及脾胃，因此通常于方中加健脾和胃之药。"无痰不作痫"，小儿癫痫主要病机应责之于痰。痰是造成痫证的中心环节，脾虚不能运化津液又是痰产生的主要根源，因此理脾是治痰的根本治法，若能使脾气渐充则痰将不治自去。

刘老告诫癫痫病的预防非常重要。预防癫痫不仅涉及医学领域，而且与全社会有关。预防癫痫应着眼于三个层次：一是着眼于病因，预防癫痫的发生；二是控制发作；三是减少癫痫对患者的躯体、心理以及对社会的不良影响。

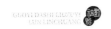
论治特色

1. 风痰闭阻证

【主症】发病前眩晕，头昏，胸闷，乏力，痰多，心情不悦，喜欠伸，发作呈多样性，或突然跌倒，神志不清，抽搐吐涎；或伴尖叫与二便失禁；或短暂神志不清，双目发呆，茫然所失，谈话中断，持物落地；或精神恍惚而无抽搐，舌质红苔白腻，脉弦滑有力。

【治法】涤痰熄风，开窍定痫。

【方药】定痫丸加减。

天麻 10 g，川贝母 9 g，法半夏 8 g，茯苓 10 g，茯神 9 g，胆南星 8 g，石菖蒲 6 g，全蝎（去尾）3 g，僵蚕 6 g，琥珀粉 1.5 g，灯心草 2 g，陈皮 5 g，远志（去心）6 g，丹参 15 g，麦冬 12 g。

【加减】眩晕、目斜视者，加生龙骨、生牡蛎、磁石、珍珠母；肝火盛者，加龙胆、黄芩、木通；便秘者，加大黄；胁胀嗳气者，加柴胡、枳壳、青皮。

2. 痰火扰神证

【主症】发作时昏仆抽搐，吐涎，或有吼叫，平时急躁易怒，心烦失眠，咯痰不爽，口苦咽干，便秘尿赤，病发后症状加重，彻夜难眠，目赤，舌苔黄腻，脉滑数。

【治法】清肝泻火，化痰开窍。

【方药】柴胡加龙骨牡蛎汤合涤痰汤加减。

柴胡 9 g，郁金 15 g，法半夏 12 g，竹茹 9 g，白术 15 g，僵蚕 9 g，白芍 15 g，石菖蒲 9 g，龙骨 30 g，生牡蛎 30 g，钩藤 15 g，全蝎 3 g，党参 12 g，枳壳 9 g，蝉蜕 7 g，甘草 7 g。

【加减】有肝火动风之势，加天麻、地龙；彻夜难寐者，加柏子仁、酸枣仁。

3. 瘀阻脑络证

【主症】平素头晕头痛，痛有定处，常伴单侧肢体抽搐，或一侧面部抽动，颜面口唇青紫，舌质暗红或有瘀斑、舌苔薄白，脉弦或涩。

【治法】活血化瘀，熄风通络。

【方药】黄参通络汤加减。

黄芪 30 g，丹参 15 g，蒲黄 15 g，郁金 10 g，石菖蒲 6 g，酸枣仁 12 g，首乌藤 30 g，钩藤 12 g，全蝎（研兑）3 g，僵蚕 6 g，生龙骨 15 g，生牡蛎 15 g，法半夏 6 g。

【加减】痰涎偏盛者，加胆南星、竹茹；头部刺痛者，加藁本、醋延胡索、三七粉。

4. 心脾两虚证

【主症】反复发作，神疲乏力，心悸气短，失眠多梦，面色苍白，形体消瘦，纳呆，大便溏薄，舌质淡苔白腻，脉沉细而弱。

【治法】补益气血，健脾养心。

【方药】六君子汤合归脾汤加减。

人参 6 g，白术 9 g，陈皮 9 g，法半夏 9 g，当归 9 g，茯神 9 g，黄芪 12 g，远志 6 g，龙眼肉 12 g，酸枣仁 12 g，木香 6 g，炙甘草 3 g，生姜 6 g，大枣 3 枚。

【加减】痰浊盛而恶心呕吐者，加胆南星、姜竹茹、瓜蒌、菖蒲、旋覆花；便溏者，加炒薏苡仁、炒白扁豆、炮姜；夜游者，加生龙骨、生牡蛎、生铁落；头晕失眠者，加核桃肉、胡麻仁、制首乌、紫河车。

5. 心肾亏虚证

【主症】痫病频发，神思恍惚，心悸，健忘失眠，头晕目眩，两目干涩，面色晦暗，耳轮焦枯不泽，腰膝酸软，大便干

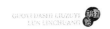

燥，舌质淡红，脉沉细而数。

【治法】补益心肾，潜阳安神。

【方药】左归丸合天王补心丹加减。

熟地黄 30 g，山药（炒）15 g，枸杞子 12 g，山茱萸 12 g，川牛膝（酒洗，蒸熟）12 g，菟丝子（制）12 g，鹿角胶 12 g，龟甲胶 12 g，酸枣仁 10 g，柏子仁 10 g，当归 10 g，天冬 10 g，麦冬 10 g，人参 10 g，丹参 10 g，玄参 10 g，茯苓 12 g，五味子 6 g，远志 10 g，桔梗 10 g。

【加减】神思恍惚，持续时间长者，加阿胶；心中烦热者，加炒栀子、莲子心；大便干燥者，加天花粉、火麻仁。

临证实录

1. 痰火扰神案（刘老亲诊医案）

患者才某，女，24 岁。

【初　诊】

2015 年 4 月 16 日。

【主诉】反复发作性四肢抽搐 10 个月。

【病史】患者于 10 个月前拔牙后，反复发作抽搐，共计 12 次。行经时常恶心呕吐，月经量及周期正常。

【现在症】发作时突然仆倒，神志不清，四肢抽搐，两目上视，牙关紧闭，伴口吐白沫，无口中怪叫，持续约 3 分钟后停止，约 20 分钟后神志完全转清，醒后感头昏头痛，偶有后颈部疼痛不适。面色白净，精神欠佳；纳寐可，二便可。

【查体】舌质红苔黄腻，脉细弦。

【辅助检查】脑电图示：中度异常脑电图。头部 MRI 示：未见明显异常。

【诊断】西医诊断：癫痫；中医诊断：痫证（痰火扰神

证）。

【**治法**】清泻肝火，平肝熄风，化痰宁神。

【**选方**】柴胡加龙骨牡蛎汤合涤痰汤加减。

【**用药**】柴胡 9 g，郁金 15 g，法半夏 12 g，竹茹 9 g，白术 15 g，僵蚕 9 g，白芍 15 g，石菖蒲 9 g，龙骨 30 g，生牡蛎 30 g，钩藤 15 g，全蝎 3 g，党参 12 g，枳壳 9 g，蝉蜕 7 g，甘草 7 g，14 剂。

【二　诊】

20 日之内发作一次，程度较前减轻；头痛减轻，入睡难，白天困倦，心烦易怒；近几日感冒，吐白痰，时淡黄色；舌质红苔黄腻，脉细数。守上方加丹参、三七粉活血化瘀，首乌藤养心安神，21 剂。

【三　诊】

此 20 日发作两次，发作大致同前，约 2 分钟后神志转清一如常人。现症后枕部疼痛，情绪不定，易怒，记忆力下降；纳寐可，二便调；舌质暗红苔白厚，脉细数。守前方加减。处方：郁金 10 g，栀子炭 9 g，珍珠母 30 g，地龙 10 g，全蝎 6 g，法半夏 15 g，僵蚕 9 g，枳壳 9 g，胆南星 12 g，瓜蒌皮 15 g，天麻 15 g，钩藤 15 g，三七粉 10 g，丹参 30 g，17 剂。

【四　诊】

本月仅发作一次，四肢抽搐持续约 3 分钟，醒后痛哭，心情抑郁；发作后后枕部疼痛较前减轻。夜寐欠安，入睡难，梦稍多；舌质红苔少，脉弦细。继续守方加减：郁金 9 g，牡丹皮 15 g，珍珠母 30 g，地龙 9 g，全蝎 6 g，莲子心 12 g，天麻 15 g，法半夏 15 g，僵蚕 9 g，钩藤 15 g，枳实 15 g，制南星 10 g，蝉蜕 6 g，丹参 30 g，合欢皮 30 g，茯神 30 g，石菖蒲 9 g，30 剂。

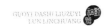
【按】

癫痫发作常有阵挛、肢体强直等发作形式，且多为慢性病程，久病入络，因此刘老治疗癫痫喜用虫类药，虫类药可祛风止痉，入络搜剔。如本案中用全蝎、僵蚕。久病成瘀，因此加用活血化瘀的药物。"诸暴强直，皆属于风"，结合部分患儿应用某些西药抗癫痫药物有引起性情烦躁、易怒等副作用，所以刘老治疗时常用金石类矿物药以重镇，如龙骨、牡蛎。但同时刘老强调，虫类药易耗散气血、重镇药易伤及脾胃，因此常常于方中加健脾和胃之药。"无痰不作痫，"小儿癫痫主要病机应责之于痰。痰是造成痫证的中心环节，因此治痰是关键。另外，癫痫病的预防非常重要。癫痫应着眼于三个层次：一是着眼于病因，预防癫痫的发生；二是控制发作；三是减少癫痫对患者躯体、心理以及对社会的不良影响。

2. 瘀阻脑络案（刘老亲诊医案）

患者钱某，男，36 岁。

【初　诊】

2002 年 4 月 8 日。

【主诉】癫痫反复发作半年。

【病史】患者半年前从汽车上摔下，伤及头部。后觉头痛如针刺、头晕，随后发作癫痫。

【现在症】每次发作时，眼、嘴往左上歪斜，昏仆抽搐，口吐少量白沫，持续 4～5 分钟，醒后乏力。饮食起居一如常人，伴神疲、心烦失眠。

【查体】舌质黯红苔薄白，脉弦细涩。

【辅助检查】脑电图检查：轻度变异。CT 检查：右额部有 32 mm×27 mm 大小低密度灶。

【诊断】西医诊断：脑外伤，继发性癫痫；中医诊断：痫证（瘀阻脑络，痰蒙清窍证）。

【治法】活血化瘀，通窍醒脑，降逆消痰，熄风止痉。

【选方】黄参通络汤加减。

【用药】黄芪 30 g，丹参 15 g，蒲黄 15 g，郁金 10 g，石菖蒲 6 g，酸枣仁 12 g，首乌藤 30 g，钩藤 12 g，全蝎（研兑）3 g，僵蚕 6 g，生龙骨 15 g，生牡蛎 15 g，法半夏 6 g。15 剂，每日 1 剂，水煎，早、晚分服。

【二　诊】

服上方 15 剂后，头晕、神疲等症消失，癫痫未发作。守原方加减，服 90 余剂，诸症消失。

【结　果】

半年内随访，癫痫未再发作，脑电图、CT 复查已基本正常。

【按】

本例继发于颅脑外伤，脉症合参，此为颅脑外伤，瘀血未尽，痰气上犯，阻塞清窍之癫痫。因此，治疗以活血化瘀通络，降逆熄风为主，而佐以化痰，实为治本之法。方中丹参、蒲黄、郁金活血化瘀；病程已久，故重用黄芪益气以活血；全蝎、钩藤、僵蚕熄风止痉、通络；石菖蒲、法半夏化痰开窍；生牡蛎、生龙骨降逆下气消痰；酸枣仁、首乌藤养心安神。诸药合用，共奏活血化瘀、化痰通窍、熄风安神之功效。

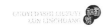
◎ 良性位置性眩晕

良性位置性眩晕是一种临床上常见的周围性前庭疾病，是最常见的源于内耳的眩晕病。当头部运动到某一特定位置时可诱发短暂的眩晕，并伴有眼震和自主神经症状。可见于各年龄段，老年人多见。该病具有自限性。

诊断要点

（1）症状的发生常与某种头位或体位活动有关。激发头位（患耳向下）时出现眩晕症状，眼震发生于头位变化后 3~10 秒之内，眩晕则常持续于 60 秒之内，可伴恶心及呕吐。

（2）病程可为数小时至数周，个别可达数月或数年，眩晕可周期性加重或缓解，严重者于头轻微活动时即出现眩晕，间歇期可无任何不适，或有头晕、眩晕发作后伴有较长时间的头重脚轻及飘浮感。

（3）多见于中年患者（45~50 岁）。

（4）Dix-Hallpike 变位性眼震试验为常规检查的重要方法，听力学检查一般无听力学异常改变。

刘老经验

良性位置性眩晕俗称耳石症，是临床上多见的眩晕类型之一，占周围性眩晕的 17%~20%，其特点是当头部快速移动到某一特定位置时可诱发出短暂的阵发性眩晕和水平型或旋转型眼震。由于该病呈自限性，绝大多数人可以自愈。

刘老在大量的临床实践中认识到本病的主要病机为肝肾阴

亏，痰瘀阻络。中老年人肝肾阴亏是本病发生的病理基础，为本病之本，风、痰、瘀等为本病之标，肝肾阴亏，痰瘀阻络上犯清空而发为本病。肾为先天之本，主骨生髓，脑为元神之府，为精髓汇聚之处。若年高肾虚精亏则肾精不能化气荣养清窍，清窍失养可发为眩晕。由于肝肾同源，肾阴不足易导致肝阴不足，阴虚阳亢，形成肝风，上扰头目可发为眩晕；肾为先天之本，脾为后天之本，肾病及脾导致心脾血虚；脾不运化，易聚湿生痰，痰浊阻络，气血运行不畅则易生瘀血。在肾虚的基础上病及肝脾心，痰浊瘀血阻滞经脉，清窍失养，可发为眩晕。这种原因引起的眩晕尤其多见于中老年人。刘老治疗此病常采用活血化瘀，豁痰熄风，滋补肝肾之法相结合，在临床上随证加减应用，常常收到很好的疗效。

刘老认为本病的发生与饮食不节、劳累、情志失调、外伤等病因相关，因此，如果能避免和消除这些导致眩晕的发病因素，就能很好地预防眩晕发作。刘老强调患者要规律饮食，多样膳食，并保持心情舒畅，情绪稳定，防止七情内伤；注意休息，劳逸结合，避免体力和脑力的过度劳累。另外，刘老认为本病需要未病先防、已病早治。正如《金匮要略》上所说："房事勿令竭乏，服食节其冷热苦酸辛甘，不遣形体有衰，病则无由入其腠理。"这种治未病的思想在临床上收到了较好的效果。

论治特色

1. 风痰瘀阻证

【主症】头晕，伴有天旋地转感，纳可，睡眠欠佳；舌质黯红苔薄黄，脉弦滑。

【治法】熄风化痰，活血通络。

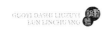
【方药】熄风化痰通络汤加减。

天麻（另包，蒸兑）10 g，钩藤 10 g，全蝎 6 g，首乌藤 30 g，延胡索 10 g，葛根 30 g，丹参 30 g，生龙骨 30 g，生牡蛎 30 g，山楂 15 g，黄芪 15 g，仙鹤草 30 g。

【加减】若兼目涩耳鸣，腰酸膝软，舌质红少苔者，加枸杞子、制首乌、桑椹、女贞子；目赤便秘者，加大黄、芒硝；若眩晕剧烈，兼见手足麻木或震颤者，加羚羊角。

2. 肝阳上亢证

【主症】眩晕，耳鸣，头目胀痛，口苦，失眠多梦，遇烦劳郁怒而加重，甚则仆倒，颜面潮红，急躁易怒，肢麻震颤，舌质红苔黄，脉弦或数。

【治法】平肝潜阳，清火熄风。

【方药】天麻钩藤饮加减。

天麻 9 g，钩藤（后下）15 g，生石决明（先煎）15 g，栀子 15 g，黄芩 15 g，川牛膝 15 g，杜仲 15 g，桑寄生 15 g，首乌藤 15 g，牡丹皮 10 g，龙胆 10 g，甘草 10 g。

【加减】若口苦目赤，烦躁易怒者，酌加夏枯草；腰酸膝软，舌质红少苔者，加枸杞子、制首乌、生地黄；大便秘结者，加决明子；若眩晕剧烈者，加羚羊角、生龙骨、全蝎。

3. 痰湿中阻证

【主症】眩晕，头重昏蒙，或伴视物旋转，胸闷恶心，呕吐痰涎，食少多寐，舌苔白腻，脉濡滑。

【治法】化痰祛湿，健脾和胃。

【方药】半夏白术天麻汤加减。

法半夏 15 g，天麻 9 g，白术 15 g，茯苓 15 g，郁金 10 g，陈皮 10 g，泽泻 10 g，神曲 15 g，焦山楂 15 g，大枣 10 g。

【加减】若眩晕较甚，呕吐频作者，加代赭石、竹茹、生姜、旋覆花；脘闷纳呆者，加砂仁、豆蔻仁；耳鸣重听者，加石菖蒲、葱白。

4. 气血亏虚证

【主症】眩晕动则加剧，劳累即发，面色白，神疲乏力，倦怠懒言，唇甲不华，发色不泽，心悸少寐，纳少腹胀，舌质淡苔薄白，脉细弱。

【治法】补益气血，调养心脾。

【方药】归脾汤加减。

白术 9 g，当归 9 g，茯神 9 g，黄芪 12 g，远志 6 g，龙眼肉 12 g，酸枣仁 12 g，人参 6 g，木香 6 g，炙甘草 3 g，生姜 6 g，大枣 3 枚。

【加减】若自汗者，加防风、浮小麦；兼湿盛而腹泻腹胀纳呆者，加薏苡仁、炒扁豆、泽泻；形寒肢冷者，加桂枝、干姜；面色苍白，唇舌色淡者，加阿胶、紫河车粉；心悸怔忡，少寐健忘者，加柏子仁、首乌藤。

5. 肾精不足证

【主症】眩晕日久不愈，精神萎靡，腰酸膝软滑泄，耳鸣齿摇；或颧红咽干，五心烦热，舌质红少苔，脉弱尺甚。

【治法】滋养肝肾，益精填髓。

【方药】左归丸加减。

当归 25 g，山药 30 g，黄精 20 g，山茱萸 15 g，白芍 20 g，阿胶（烊）15 g，鹿角胶（烊）10 g，龟甲胶（烊）12 g，牛膝 20 g，炙甘草 10 g。

【加减】若五心烦热，潮热颧红者，加鳖甲、知母、黄柏、牡丹皮、地骨皮；遗精滑泄者，加芡实、莲须、桑螵蛸；失眠多梦者，加酸枣仁、柏子仁；下肢浮肿、尿少者，加桂枝、茯苓、泽泻；便溏腹胀少食者，加白术、茯苓。

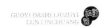
6. 瘀血阻窍证

【主症】眩晕，头部刺痛，或有头部外伤史，面唇紫暗，舌质暗有瘀斑，脉涩或细涩。

【治法】祛瘀生新，活血通窍。

【方药】通窍活血汤加减。

赤芍 3 g，川芎 3 g，桃仁 9 g，大枣 7 枚，红花 9 g，老葱 3 根，鲜姜 9 g，冰片 0.15 g。

【加减】兼神疲乏力，少气自汗者，加黄芪、党参；畏寒肢冷，感寒加重者，加附子、桂枝。

临证实录

风痰瘀阻案（刘老亲诊医案）

患者李某，女，60 岁。

【初　诊】

2006 年 8 月 26 日。

【主诉】头晕目眩反复发作 10 余年。

【病史】患者诉 10 余年前开始无明显诱因出现头晕，一直间歇性发作。

【现在症】头晕，有天旋地转感；无恶心、耳鸣、头痛，纳可，睡眠欠佳。

【查体】舌质黯红，苔薄黄，脉弦滑。

【诊断】西医诊断：良性阵发性位置性眩晕；中医诊断：眩晕（风痰瘀阻证）。

【治法】熄风化痰，活血通络。

【拟方】熄风化痰通络汤加减。

【用药】天麻（另包，蒸兑）10 g，钩藤 10 g，全蝎 6 g，首乌藤 30 g，延胡索 10 g，葛根 30 g，丹参 30 g，生龙骨 30 g，

生牡蛎 30 g，黄芪 15 g，仙鹤草 30 g，枸杞子 30 g，山楂 15 g。
7 剂，每日 1 剂，水煎，早、晚分服。

【二　诊】

诸症明显减轻，睡眠可；舌苔薄白，脉细。处方：黄芪
15 g，天麻（另包，蒸兑）10 g，钩藤 15 g，丹参 30 g，葛根
30 g，酸枣仁 15 g，仙鹤草 30 g，延胡索 15 g，生龙骨 30 g，生
牡蛎 30 g，白术 15 g。继服 7 剂。

【结　果】

随访 1 个月，头晕未发。

【按】

眩晕一病古人论述颇多，《内经》云"诸风掉眩，皆属于
肝"，认为肝风上扰是眩晕的主要病机，后又有"无虚不作眩"
"无痰不作眩""巅顶之上唯风可到"等多种学说，总之不外
风、痰、瘀、虚四端。临床所见往往兼而有之。刘老博采众家
之长，自拟熄风化痰通络汤，以天麻、钩藤化痰熄风；丹参、
延胡索、全蝎、山楂、葛根活血通络；黄芪益气以行血，枸杞
子柔肝以熄风；黄芪配生龙骨、生牡蛎一升一降，调和气血；
仙鹤草古称"脱力草"，为补虚要药。全方共奏熄风化痰，活
血通络之效。验诸临床，每多良效。

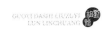
◎梅尼埃病

梅尼埃病是一种特发性内耳疾病，该病主要的病理改变为膜迷路积水，临床表现为反复发作的旋转性眩晕、波动性听力下降、耳鸣和耳闷胀感。

诊断要点

（1）发作性旋转性眩晕 2 次或 2 次以上，每次持续 20 分钟至数小时。常伴自主神经功能紊乱和平衡障碍，无意识丧失。

（2）波动性听力损失，早期多为低频听力损失，随病情进展听力损失逐渐加重。至少 1 次纯音测听为感音神经性听力损失，可出现听觉重振现象。

（3）伴有耳鸣和（或）耳胀满感。

（4）前庭功能检查：可有自发性眼震和（或）前庭功能异常。

（5）排除其他疾病引起的眩晕，如良性阵发性位置性眩晕、迷路炎、前庭神经元炎、药物中毒性眩晕、椎-基底动脉供血不足和颅内占位性病变等。

刘老经验

依据梅尼埃病的主要临床表现，刘老将其归属于"眩晕"范畴。中医对其病因病机认识颇详，早在《黄帝内经》中就有较准确阐述，如"诸风掉眩，皆属于肝"；"清阳出上窍，支饮留于心膈，则上焦之气浊而不清，清阳不能走于头目，故其人苦冒眩也"；"髓海不足，则脑为之眩"等论述俱是。这些既有肝阳化风上扰，痰饮实邪上泛所致，也有髓海不足、脑窍失养所致。东汉张仲景亦力倡痰饮致眩之病因病机，并辨证施治给予泽泻汤化饮消水。如《金匮要略·痰饮咳嗽病篇》曰："心下有支饮，其人苦冒眩，泽泻汤主之。"金元四大家之一朱丹溪在《丹溪心法·头眩》中更强调"无痰不作眩"，提出了"痰水致眩"学说。至明代张景岳在《景岳全书·眩晕》中指出："眩晕一证，虚者居其八九，而兼痰、兼火者不过十中一二耳"，强调"无虚不能作眩"。总之，从该病的病因病机概况来说，不外乎虚实两个方面，肾精亏虚，髓海失养所致者为虚证，而痰浊内停、上泛清阳，或肝阳化风，风阳上扰所致者为实证。

刘老指出本病是一种原因不明的，以膜迷路积水为基本病理改变的内耳疾病，临床表现为反复发作的眩晕，感音神经性听力下降，耳鸣和耳胀闷感等，常伴恶心呕吐，发作间歇期内无眩晕。刘老认为本病病因往往彼此影响，相互转化，单一因素致病者甚少。其发病多涉及肝、脾、肾三脏，发病时因三脏虚损的程度不同而各有侧重，以肝肾阴虚生风，脾虚生痰，肝风挟痰浊上扰清空发为眩晕者多见。

在治疗上，刘老认为肝脏功能失常是眩晕发病的重要因素。近年来，随着生活水平的提高，竞争的加剧，工作、生活压力加大，人们在追求尽善尽美的过程中，往往所愿不能，所求不得，便会出现心浮气躁，忧思气结，恼怒伤肝的病理机转，肝伤则疏泄失职，气血瘀滞，脉络不通，气血不能供奉于上；或肝郁化火，灼伤阴血，致阴虚于下，阳亢于上，肝阳风动，上扰于巅，眩晕乃作；加之肝旺则克制脾土，致脾虚失运，痰浊内生，脉络壅塞，清阳不升，精微失布，脑腑失常，眩晕加重；再者"乙癸同源"，肝肾之阴相通，肾阴不足可引起肝阴不足，阴不制阳而导致肝阳上亢发为眩晕，可见调肝尤显重要，应贯穿治疗的始终，是治疗眩晕的关键。

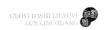
论治特色

1. 肝胃不和证

【主症】眩晕，睁目时更甚，伴恶心呕吐，纳差，耳鸣，入寐难，舌苔白，脉细。

【治法】平肝和胃，运化痰饮。

【方药】平肝熄风化痰汤加减。

天麻10 g，钩藤10 g，法半夏10 g，白术10 g，泽泻15 g，炒酸枣仁30 g，三七粉（兑）5 g，生龙骨30 g，生牡蛎30 g，山楂10 g。

【加减】痰湿偏胜者，加瓜蒌；气虚者，加黄芪、太子参；血瘀者，加鸡血藤；腑气不通者，加大黄；舌僵语涩者，加石菖蒲；心烦而悸者，加珍珠母、龙骨、牡蛎；肝肾精血不足者，加枸杞子、山茱萸、乌梅。

2. 肝阳上亢证

【主症】眩晕，耳鸣，头目胀痛，口苦，失眠多梦，遇烦劳郁怒而加重，甚则仆倒，颜面潮红，急躁易怒，肢麻震颤，舌质红苔黄，脉弦或数。

【治法】平肝潜阳，清火熄风。

【方药】天麻钩藤饮加减。

天麻9 g，钩藤（后下）15 g，生石决明（先煎）15 g，栀子15 g，黄芩15 g，川牛膝15 g，杜仲15 g，桑寄生15 g，首乌藤15 g，牡丹皮10 g，龙胆10 g，甘草5 g。

【加减】若肝火上炎，口苦目赤，烦躁易怒者，酌加夏枯草；若肝肾阴虚较甚，目涩耳鸣，腰酸膝软，舌质红少苔，脉弦细数者，加枸杞子、制首乌、生地黄、麦冬、玄参；若见目赤便秘，选加大黄、芒硝；若眩晕剧烈，兼见手足麻木或震颤者，加羚羊角、生龙骨、生牡蛎、全蝎、蜈蚣。

3. 气血亏虚证

【主症】眩晕动则加剧，劳累即发，面色㿠白，神疲乏力，倦怠懒言，唇甲不华，发色不泽，心悸少寐，纳少腹胀，舌质淡苔薄白，脉细弱。

【治法】补益气血，调养心脾。

【方药】归脾汤加减。

人参 6 g，白术 9 g，当归 9 g，茯神 9 g，黄芪 12 g，远志 6 g，龙眼肉 12 g，酸枣仁 12 g，木香 6 g，炙甘草 3 g，生姜 6 g，大枣 3 枚。

【加减】若中气不足，清阳不升，兼见气短乏力，纳少神疲，便溏下坠，脉象无力者，可合用补中益气汤；若自汗时出，易于感冒，加防风、浮小麦；若脾虚湿盛，腹泻或便溏，腹胀纳呆，舌质淡体胖、边有齿痕，酌加薏苡仁、炒白扁豆、泽泻，当归宜炒用；若兼见形寒肢冷，腹中隐痛，脉沉者，酌加桂枝、干姜；若血虚较甚，面色苍白，唇舌色淡者，加阿胶、紫河车粉（冲服）；兼见心悸怔忡，少寐健忘者，加柏子仁、合欢皮、首乌藤。

4. 肾精不足证

【主症】眩晕日久不愈，精神萎靡，腰膝酸软滑泄，耳鸣齿摇；或颧红咽干，五心烦热，舌质红少苔，脉弱尺甚。

【治法】滋养肝肾，益精填髓。

【方药】左归丸加减。

当归 25 g，山药 30 g，黄精 20 g，山茱萸 15 g，白芍 20 g，阿胶（烊）15 g，鹿角胶（烊）10 g，龟甲胶（烊）12 g，牛膝 20 g，炙甘草 10 g。

【加减】若阴虚火旺，症见五心烦热，潮热颧红，舌质红少苔，脉细数者，加鳖甲、知母、黄柏、牡丹皮、地骨皮等；

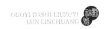

若肾失封藏固摄，遗精滑泄者，加芡实、莲须、桑螵蛸等；若兼失眠，多梦，健忘诸症，加鸡子黄、酸枣仁、柏子仁；兼下肢浮肿，尿少等症，加桂枝、茯苓、泽泻；兼见便溏，腹胀少食者，加白术、茯苓。

5. 痰湿中阻证

【主症】眩晕，头重昏蒙，或伴视物旋转，胸闷恶心，呕吐痰涎，食少多寐，舌苔白腻，脉濡滑。

【治法】化痰祛湿，健脾和胃。

【方药】半夏白术天麻汤加减。

法半夏 15 g，天麻 9 g，白术 15 g，茯苓 15 g，郁金 10 g，陈皮 10 g，泽泻 10 g，神曲 15 g，焦山楂 15 g，大枣 10 g。

【加减】若眩晕较甚，呕吐频作，视物旋转者，加代赭石、竹茹、生姜、旋覆花；脘闷纳呆者，加砂仁、豆蔻仁；耳鸣重听者，加石菖蒲、葱白。

6. 瘀血阻窍证

【主症】眩晕，头痛，兼见健忘失眠，心悸，精神不振，耳鸣耳聋，面唇紫暗，舌质暗有瘀斑，脉涩或细涩。

【治法】祛瘀生新，活血通窍。

【方药】通窍活血汤加减。

赤芍 3 g，川芎 3 g，桃仁 9 g，大枣 7 枚，红花 9 g，老葱 3 根，鲜生姜 9 g，冰片 0.15 g。

【加减】若兼见神疲乏力，少气自汗等症，加黄芪、党参；若兼畏寒肢冷，感寒加重者，加附子、桂枝。

临证实录

肝胃不和案（刘老亲诊医案）

患者周某，男，65 岁。

【初 诊】

2008 年 6 月 12 日。

【主诉】 突发眩晕 5 日。

【病史】 患者近 1 个月来因生活问题困扰，心境不佳，夜寐难安；5 日前突发眩晕，服药罔效，由家属搀扶来诊。

【现在症】 眩晕甚苦，睁眼则感周围物体转动，闭目又觉自身旋转，但以睁目时晕眩更重，闭目时静卧则稍安；伴恶心呕吐，纳差，耳鸣，入寐难。

【查体】 舌苔白，脉细。

【诊断】 西医诊断：梅尼埃病；中医诊断：眩晕（肝胃不和，清气不升，痰湿上扰证）。

【治法】 平肝熄风，和胃化痰，佐以安神之品。

【选方】 平肝熄风化痰汤加减。

【用药】 天麻 10 g，钩藤 10 g，法半夏 10 g，白术 10 g，泽泻 15 g，炒酸枣仁 30 g，三七粉 5 g，生龙骨 30 g，生牡蛎 30 g，北山楂 10 g。5 剂，水煎。分两次温服。

【二 诊】

6 月 19 日。眩晕已止，入睡可，但寐浅；恶心呕吐已无，纳少。治拟健脾化湿、养心安神以善后。处方：法半夏 10 g，陈皮 10 g，白术 10 g，茯苓 10 g，砂仁 10 g，炒酸枣仁 30 g，三七粉 5 g，龙齿 30 g，生姜 3 片，大枣 5 枚。7 剂。

【按】

肝为风木之脏，其性主升主动。患者因生活不顺，情志郁结，肝气失于条达，肝阳郁勃不畅，乃化风上扰清空。患者眩晕颇苦，提示其肝风上扰较甚。又本病为内耳膜迷路积水所致，当属于中医学痰饮证范畴。且患者有纳差、恶心呕吐及苔白等表现，为饮停中脘、胃腑不降之征。痰饮内停，受风阳激荡，

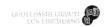

并而上逆，扰乱清空，则眩晕尤甚。方用刘老经验方平肝熄风化痰汤治疗。方中天麻、钩藤平肝阳而熄风定眩，法半夏、白术、泽泻健脾且化痰祛饮，佐以炒酸枣仁、三七粉养心安神，镇静定眩；生龙骨、生牡蛎潜上亢之肝阳，助熄风止眩之功。另入山楂理气助化，与三七粉同用，助其活血化瘀之功。诸药配伍，风阳得以平熄，眩晕即止。二诊时，仅余纳少、寐浅之症，当以治本为主，以健脾化痰为法，痰饮去，中土安，则风阳难起。选用六君子汤去人参、甘草，加砂仁以助温胃散寒、芳化祛湿之力。

◎ 偏头痛

偏头痛是临床常见的原发性头痛，其特征是多为偏侧发作性、中重度、搏动样头痛，一般持续 4~72 小时，可伴有恶心呕吐，其头痛在光、声刺激或日常活动中均可加重，安静环境、休息时可缓解。

诊断要点

（1）一侧头痛为主，也可为全头痛。

（2）发作时以搏动性头痛为主，也可呈胀痛。

（3）间歇性反复发作，起止突然，间歇期如常人，病程较长。

（4）压迫颈总动脉、颞浅动脉、眶上动脉或短时休息、睡眠可使头痛减轻。

（5）头痛发作前有或无视觉性、感觉性、运动性、精神性等先兆症状或伴随症状，但发作时多数伴有恶心、呕吐等明显的自主性神经症状。

（6）条纹嫌恶试验多为阳性，脑电图检查偶有轻度或中度异常，经颅彩色多普勒可见双侧脑血流速度不对称，脑成像（包括血管造影）及其他辅助检查均无异常。

刘老经验

刘老指出偏头痛发病多样，病程较久、反复、顽固，属中医"头痛""头风""脑风""厥头痛"等范畴。认为本病的发生与情志内伤、饮食不节、忧思劳累、久病不愈等诸多因素相

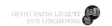
关。因此关于偏头痛的病因病机，历代医家论述颇多，结合古今"头痛""头风"等相关文献研究，一般认为风、寒、火、痰、虚、瘀是偏头痛发病的病理基础。细究偏头痛的病因病机不出外感、内伤两端。在外感风寒暑湿燥火六淫中，风为之长，夹寒、夹热、夹湿袭头而致头痛。脑为髓之海，有赖于肝肾之精血、脾胃化生之水谷精微的滋养，故内伤头痛与肝脾肾关系密切，因于肝者有肝气亏虚、肝气郁结、肝阴不足；因于脾者有气血亏虚及痰浊内生或上扰；因于肾者有肾阳不足，寒从内生，或肾阴不足，风阳上扰。久病入络，偏头痛反复发作，多有瘀血。现代对偏头痛的临床研究发现偏头痛患者中瘀血阻滞或有血瘀兼证者在偏头痛中占了较高比例。

刘老认为：脑藏精髓，精髓属液属阴，至清至纯，以清灵为其性，以清净和谐为贵，脑清则神识清明，脑热则神识躁动，故《奇效良方》谓："脑喜静谧而恶动扰，静谧则清明内持，动扰则掉摇散乱。"故脑病以阳亢、火甚化风者居多。头痛一病也如是。刘老针对此病多从"风""湿""瘀"辨证治疗，收到良好的临床疗效。①风：头痛病位在高巅，《素问·太阴阳明论》谓："高巅之上，惟风可到""伤于风者，上先受之"，贼风外袭，上犯巅顶，邪气稽留，风邪入脑，清阳被扰，气血不畅，阻遏络道，成为"头风"。《素问·风论》中亦指出"风为百病之长"，易夹杂他邪为患。风可夹寒，可夹湿，可夹热，而为风寒、风湿、风热，或壅遏气血，或上扰清空，或蒙蔽清阳，皆为临床常见之证候。②湿：本病临床见症头痛时多伴见头胀、头紧、头重、昏蒙等特点，符合中医"湿为阴邪，湿性重浊""因于湿首如裹""湿性黏滞"等特点，因此刘老认为"湿邪"在头痛的发生、反复发作中起着重要作用，盖湿邪阻遏气血，使清阳不得舒展也。③瘀：头痛一病临床上常见反复发作，经久难愈，病程迁延。《素问·痹论篇》中指出："病久入深，营卫之行涩，经络失疏故不通。"即所谓"久病多瘀"。刘老认为，本病初得之时，邪气在气在经，病久则入血入络，久痛不愈，或气滞血凝，或气虚血停，或风瘀阻窍，或痰瘀凝塞，致瘀血阻窍，血行凝滞，头痛反复发作矣。因此，刘老指出：风湿之邪是头痛的致病主因，瘀血是头痛的发病关键，"头部多风，头部多瘀，头部多湿"是头痛的主要病机，风湿夹瘀为头痛的临床常见证型。因此，在治疗上，刘老喜用引经药，重视风药的运用，而且刘老指出头痛日久，瘀血、风邪、痰浊久伏，潜入络道，病势深痼，非用虫类药搜剔其病难除。

偏头痛病因病机复杂，中医临床用药涉及面广，刘老系统归纳了治疗各类头痛的药物，各经的引经药如下：太阳头痛用麻黄、藁本、羌活。阳明头痛用白芷、葛根、升麻、石膏。少阳头痛用柴胡、川芎。太阴头痛用苍术、半夏。少阴头痛用细辛。厥阴头痛用吴茱萸、川芎。

论治特色

1. 风寒入络证

【主症】头痛连及项背，常有拘急收紧感，或伴恶风畏寒，遇风尤剧，口不渴，舌苔薄白，脉浮。

【治法】疏散风寒，通络止痛。

【方药】川芎茶调散加减。

川芎 12 g，荆芥 12 g，白芷 6 g，羌活 6 g，细辛 3 g，防风 6 g，薄荷 12 g，蝉蜕 10 g，甘草 6 g。

【加减】若头痛，恶寒明显者，加麻黄、桂枝；颈项僵硬疼痛者，加葛根、姜黄；疼痛较甚者，加全蝎。

2. 风热入络证

【主症】头痛而胀，甚则头胀如裂，发热或恶风，面红目

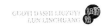
赤，舌质尖红苔薄黄，脉浮数。

【治法】疏风散热，通络止痛。

【方药】芎芷石膏汤加减。

菊花 3 g，川芎 10 g，白芷 10 g，石膏 15 g，细辛 3 g，珍珠母 15 g，龙齿 15 g，当归 15 g，牛膝 10 g，玄参 15 g，全蝎 6 g，钩藤 12 g，甘草 6 g。

【加减】烦热口渴，舌质红少津者，加知母、天花粉；面红目赤者，加大青根。

3. 风湿阻络证

【主症】头痛如裹，肢体困重，胸闷纳呆，大便溏薄，舌苔白腻，脉濡。

【治法】祛风胜湿，通络止痛。

【方药】羌活胜湿汤加减。

羌活 10 g，独活 12 g，藁本 9 g，防风 9 g，蔓荆子 6 g，川芎 6 g，法半夏 10 g，蝉蜕 10 g，甘草（炙）3 g。

【加减】若胸闷脘痞、腹胀便溏显著者，加苍术、厚朴、陈皮；恶心，呕吐者，加生姜；纳呆食少者，加麦芽、神曲。

4. 痰浊上逆证

【主症】头痛昏蒙，胸脘满闷，纳呆呕恶，神疲懒言，舌苔白腻，脉滑或弦滑。

【治法】健脾燥湿，化痰降逆。

【方药】半夏白术天麻汤加减。

法半夏 10 g，天麻 10 g，白术 15 g，茯苓 15 g，郁金 10 g，陈皮 10 g，泽泻 10 g，神曲 15 g，焦山楂 15 g，大枣 10 g。

【加减】胸闷呕恶甚者，加厚朴、枳壳、赭石；痰湿郁久化热，口苦便秘者，加黄芩、竹茹、胆南星。

5. 肝阳上亢证

【主症】头痛头胀，心烦易怒，口苦，大便干结，舌质红苔黄，脉弦数。

【**治法**】平肝潜阳，熄风通络。

【**方药**】天麻钩藤饮或平肝通络汤加减。

天麻（蒸兑）10 g，钩藤 20 g，蒺藜 10 g，丹参 30 g，葛根 30 g，地龙 10 g，苦丁茶 10 g，豨莶草 15 g，鹿衔草 30 g，蝉蜕 10 g，山楂 15 g。

【**加减**】若因肝郁化火，肝火炎上，症见头痛剧烈，目赤口苦，急躁，便秘溲黄者，加夏枯草、龙胆、大黄；兼肝肾亏虚，水不涵木，症见头晕目涩，视物不明，遇劳加重，加枸杞子、白芍、山茱萸；腰膝酸软者，加杜仲、桑寄生。

6. 肝郁痰阻证

【**主症**】头痛，伴恶心欲呕，心烦口苦，胸胁胀闷，舌质红苔白腻，脉弦滑。

【**治法**】疏肝理气，化痰通络。

【**方药**】散偏汤加减。

川芎 15 g，白芷 15 g，香附 10 g，白芥子 10 g，白芍 30 g，麸炒柴胡 6 g，蝉蜕 10 g，当归 10 g，蜂房 10 g，甘草 5 g。

【**加减**】纳呆、恶心明显者，加砂仁、神曲；大便干结者，去白芥子，加郁李仁、柏子仁；心烦口苦明显者，去白芥子，加炒栀子、牡丹皮。

7. 气虚血瘀证

【**主症**】头痛经久不愈，痛处固定不移，痛如锥刺，或有头部外伤史，神疲乏力，少气懒言，舌质紫暗或有瘀斑、瘀点，舌苔薄白，脉细或细涩。

【**治法**】益气活血，通络止痛。

【**方药**】黄参通络汤加减。

黄芪 30 g，丹参 15 g，生蒲黄（布包）15 g，川芎 10 g，醋

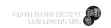
延胡索 10 g，白芷 10 g，炒酸枣仁 30 g，首乌藤 30 g，生龙骨（先煎）30 g，生牡蛎（先煎）30 g，全蝎（研兑）3 g，甘草 5 g。

【加减】纳呆食少者，加茯苓、白术、神曲、鸡内金；头痛较剧，久痛不已者，加蜈蚣。

8. 血虚失荣证

【主症】头痛隐隐，时时昏晕，心悸失眠，面色少华，经期加重，舌质淡苔薄白，脉细弱。

【治法】养血滋阴，和络止痛。

【方药】四物汤加减。

当归 10 g，川芎 6 g，白芍 15 g，熟地黄 15 g，蔓荆子 10 g，藁本 10 g，蝉蜕 10 g，炙甘草 5 g。

【加减】兼气虚疲乏者，加黄芪、人参、白术；夜寐不安者，加酸枣仁、龙骨；纳食减少者，加砂仁、麦芽。

9. 肾虚髓亏证

【主症】头痛且空，眩晕耳鸣，腰膝酸软，神疲乏力，滑精带下，舌质红少苔，脉细无力。

【治法】养阴补肾，填精生髓。

【方药】左归饮加减。

熟地黄 15 g，山药 15 g，山茱萸 10 g，枸杞子 30 g，杜仲 15 g，当归 10 g，茯苓 15 g，蔓荆子 10 g，炙甘草 3 g。

【加减】若阴虚内热而见头面轰热，面颊红赤者，加知母、黄柏、牛膝；阳虚而见足冷者，加肉桂、淫羊藿。

临证实录

1. 肝阳上亢案（刘老亲诊医案）

患者刘某，女，31 岁。

【初　诊】

2004 年 6 月 15 日。

【主诉】 发作性头痛 1 年。

【病史】 患者近 1 年来常右侧头顶疼痛，呈发作性掣痛、胀痛或刺痛，严重时头痛难忍，须服止痛药方可渐缓。

【现在症】 头痛，多反复发作，持续时间较短，伴头胀，烦躁，口苦咽干，无失眠多梦，面红耳赤。

【查体】 舌质偏红苔黄，脉弦。

【辅助检查】 脑血流图、脑电图等检查未见明显异常。

【诊断】 西医诊断：偏头痛；中医诊断：头痛（肝阳上亢证）。

【治法】 平肝潜阳，熄风通络。

【选方】 天麻钩藤饮加减。

【用药】 天麻（另包，蒸兑）10 g，钩藤 15 g，栀子 10 g，黄芩 10 g，首乌藤 10 g，川芎 6 g，石决明（先煎）30 g，决明子 30 g，益母草 10 g，全蝎（研兑）3 g，甘草 5 g，生龙骨（先煎）30 g，生地黄 15 g。7 剂，每日 1 剂，水煎，早、晚分服。

【二　诊】

服上方 3 剂后症状减轻，7 剂后头痛未作，头胀，烦躁，口苦咽干消除；舌质偏红苔薄黄，脉偏弦。原方续服 5 剂以巩固疗效。

【按】

偏头痛在临床上十分常见，其发病与自主神经、血管舒缩功能等因素有关，中医认为本病系由风邪、气郁、阳亢、痰浊、瘀血，或阴阳气血亏虚，脑络失养所致。刘老认为，本病实证以风、痰、瘀为主，虚证以阴血亏虚为多，与肝、脾、肾关系密切，尤其与肝脏关系最为密切，如临床常见的肝阳上亢、肝

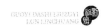
气郁结、肝肾阴虚、瘀血阻络等证均与肝脏的疏泄条达功能失常有关。肝阳上亢是临床常见证型，本案采用天麻钩藤饮化裁，酌情加用全蝎等虫类熄风药及龙骨等重镇潜阳药以增加疗效。

2. 肝阳上亢夹瘀案（刘老亲诊医案）

患者李某，男，40岁。

【初　诊】

2006年3月19日。

【主诉】头痛反复发作2个月。

【病史】患者诉近2个月来反复出现头痛，未进一步诊治。

【现在症】头痛以双颞部搏动性疼痛为主，痛甚则伴恶心；纳可，眠欠佳。

【查体】舌质黯红苔薄黄，脉弦滑。

【诊断】西医诊断：偏头痛；中医诊断：头痛（肝阳上亢夹瘀证）。

【治法】平肝潜阳，熄风活血。

【选方】平肝通络汤加减。

【用药】白芍40 g，天麻（另包，蒸兑）10 g，丹参30 g，川芎15 g，石决明30 g，珍珠母30 g，全蝎3 g，甘草15 g。7剂，每日1剂，水煎，早、晚分服。

【二　诊】

服药3日后，头痛即明显减轻，现睡眠欠佳；舌质黯红苔薄黄，脉弦滑。处方：白芍30 g，甘草15 g，全蝎（研兑）3 g，蜈蚣2条，蜂房15 g，细辛3 g，延胡索15 g，酸枣仁10 g，川芎15 g，生龙骨（先煎）30 g，蒺藜10 g，天麻（另包，蒸兑）10 g。7剂。

【结　果】

随访1个月，未发头痛。

【按】

偏头痛属中医学头痛范畴，本病往往反复发作，甚者严重影响患者正常生活和工作。本案辨证属肝阳上亢夹瘀，故以平肝通络汤加减治疗。方中天麻、石决明、珍珠母平肝熄风；丹参、川芎、全蝎、蜈蚣、延胡索等活血通络止痛；白芍、甘草缓急止痛。全方共奏平肝潜阳，熄风活血之效。

3. 气虚血瘀案（刘老亲诊医案）

患者吴某，女，45 岁。

【初　诊】

1998 年 7 月 16 日。

【主诉】头痛反复发作 12 年，加重 4 个月。

【病史】患者 12 年来头痛反复发作，常因劳累或情绪波动而诱发，平均 6~10 日发作 1 次。近 4 个月来症状加重，曾服"镇脑宁"，"氟桂利嗪（西比灵）"等药物效果不佳。

【现在症】发作时头痛如针刺，持续 2~3 小时，以右额颞为主，部位较固定；伴昏眩、失眠、乏力，头痛明显时伴恶心、眼胀等。

【查体】舌质黯淡有瘀斑，脉细弦。心率 85 次/min，血压 140/80 mmHg。

【辅助检查】经颅多普勒检查示：右侧大脑中动脉流速增快，血管轻度痉挛。

【诊断】西医诊断：偏头痛；中医诊断：头痛（气虚血瘀证）。

【治法】益气活血，通络止痛。

【选方】黄参通络汤加减。

【用药】黄芪 30 g，丹参 15 g，生蒲黄（布包）15 g，川芎 10 g，醋延胡索 10 g，白芷 10 g，羌活 5 g，炒酸枣仁 30 g，首乌

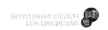
藤 30 g，生龙骨（先煎）30 g，生牡蛎（先煎）30 g，全蝎（研兑）3 g，甘草 5 g。7 剂，每日 1 剂，水煎，早、晚分服。

【二　诊】

服上方 7 剂后患者头痛、昏眩、失眠等症状明显减轻，效不更方，续服 14 剂。

【结　果】

服上方至第 3 周，头痛及昏眩、失眠等症状消失。复查心率、血压等均在正常范围，经颅多普勒检查已基本正常。患者偏头痛治疗显效，随访半年，头痛及昏眩未作。

【按】

本案因气虚致瘀，故治以益气活血，通络止痛，方用黄参通络汤加减。方中黄芪益气扶正，丹参活血通络，二药相合，气旺则血行有力，血脉通畅，通则不痛，共为君药；生蒲黄、川芎、醋延胡索助君药以活血通络，并可止痛，炒酸枣仁、首乌藤养心宁神，又有镇静止痛之效，以上共为臣药；生龙骨、生牡蛎、全蝎潜阳宁神，平肝通络而止痛，共为佐药。全方气血同治，形神俱调，心肝同治，共奏益气活血，平肝安神，通络止痛之效。适用于血管性头痛、脑震荡、脑动脉硬化等所出现的头痛如针刺、痛处固定不移者。

4. 肝郁痰阻案（弟子周慎应用刘老经验医案）

患者贾某，女，72 岁。

【初　诊】

2011 年 6 月 15 日。

【主诉】头痛反复发作 5 年。

【病史】近 5 年来经常出现左侧颞部疼痛，经外院诊断为偏头痛，曾用氟桂利嗪等药治疗后头痛仍每月发作 1~2 次，2 日前因情绪忿怒而症状复作。

【现在症】头痛较甚，呈持续性跳痛，伴恶心欲呕，心烦，口苦，纳食减少，大便溏，小便正常。

【查体】舌质淡红苔白厚，脉右细左弦滑。

【诊断】西医诊断：偏头痛；中医诊断：头痛（肝郁痰阻证）。

【治法】疏肝理气，化痰通络，兼益气养血。

【选方】散偏汤合当归补血汤加减。

【用药】川芎 15 g，白芷 15 g，香附 10 g，白芥子 10 g，白芍 30 g，麸炒柴胡 6 g，郁李仁 10 g，蝉蜕 10 g，当归 10 g，黄芪 30 g，蜂房 10 g，羌活 6 g，法半夏 10 g，甘草 5 g。7 剂。

【二　诊】

2011 年 6 月 27 日。诉服上方 1 剂后头痛即缓解，并且一直未再发作，效不更方，续用原方 14 剂巩固疗效。

【按】

本案乃肝郁痰阻头痛，因忿怒起病，郁怒伤肝，肝气冲逆于上，发为头痛；痰湿中阻，则兼恶心欲呕，舌苔白厚；肝郁痰阻，则心烦口苦；其脉兼细者，乃血虚之象；大便溏，乃肝气乘逆犯脾，脾失健运；舌苔白厚，脉右细左弦滑均为肝郁痰阻之象。药选柴胡、香附疏肝理气；四物汤去熟地黄，加黄芪，益气养血；白芥子、法半夏化痰通络；蝉蜕、蜂房熄风通络；郁李仁润肠降逆；羌活祛风胜湿；甘草调和诸药。

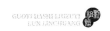
◎紧张性头痛

紧张性头痛是成年人中最常见的头痛类型，其发病与社会心理压力、焦虑、抑郁、精神因素、肌肉紧张、滥用止痛药物等有关。本病多发于成人，尤以女性多见，病程大多较长，可持续数十年，常反复发作，轻者仅在明显紧张或忧郁时才发生头痛，慢性者头痛可持续数天或数周。一般表现为双侧持续性枕部或额部钝痛，可扩展至整个头部，常有压迫沉重感或头周围紧箍感，尽管有时可有轻度头昏、视物模糊或耳鸣，但很少有恶心、呕吐或全身不适。紧张、忧虑可诱发本病。

诊断要点

（1）长期慢性头痛病史。

（2）头痛为轻度或中度，多为双侧钝痛。

（3）常伴有头晕、失眠、健忘、焦虑。

（4）神经系统检查、辅助检查均无异常。

刘老经验

刘老认为，紧张性头痛属内伤头痛范围，长期的各种情志刺激，既是发病原因，又是本病反复发作的诱因。加之内伤七情能够影响机体气机运行，在经长期的焦虑、紧张或疲劳等身心受累之后，病因已不同于一般的内伤头痛。中医认为情志的变化与肝之疏泄有密切关系，五脏中唯肝性喜条达，不受遏郁。《素问·至真要大论》云："诸风掉眩，皆属于肝。"肝之为病，有乘风之威、巅顶易上的特征。头高居巅顶，正所谓"高巅之上，唯风可到""伤于风者，上先受之"。内风的形成主要责之于肝的功能失调。不良的情志，使肝失条达，气机失和。同时，许多患者还常伴有焦虑不安、睡眠障碍、郁郁寡欢等繁杂多变的与情志相关的症状。这些伴随头痛而发生的不良情志变化又加剧了肝气郁滞，使疾病进一步发展加剧。中医学早就有"久病入络"之说。《素问·调经论》中说："病久入深，营卫之行涩，经络时疏，故不通。"叶天士亦明确指出："初为气结在经，久则血伤入络。"刘老认为紧张型头痛久治不愈，病成痼疾，必有瘀血停滞于内，正所谓"久病多瘀""久痛入络"。

综上所述，刘老根据近年来中医药对本病病因病机的认识以及长期临床的经验总结，认为紧张性头痛的核心是肝气郁结，故治疗本病多从肝论治。以治肝为先，疏肝理气，清肝泻火。在临床辨证论治时，也重视痰与瘀。

刘老强调，本病发作之诱因多为不良情志刺激与操劳思虑过度，特别是每遇动怒、焦虑、抑郁、悲伤、失眠、劳累而发病。因此，经常告诫患者应注意消除不良情绪刺激，这亦是治疗本病的关键。

论治特色

1. 气郁痰阻证

【主症】头部两侧持续胀痛，紧张则症状加重，伴胸闷胁胀，口腻纳差，口苦寐差，舌质淡红苔白腻，脉弦。

【治法】疏肝理气，化痰通络。

【方药】柴胡疏肝散合二陈汤加减。

柴胡 10 g，枳实 10 g，香附 10 g，白芍 15 g，甘草 5 g，葛根 15 g，法半夏 10 g，陈皮 8 g，茯苓 15 g，川芎 10 g，蔓荆子 10 g。

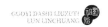

【加减】若胁肋痛甚者，加郁金、青皮、当归、乌药；肝郁化火者，加栀子、黄芩、川楝子。

2. 痰浊上扰证

【主症】头痛昏蒙，胸脘满闷，呕恶痰涎，肢重体倦，纳呆，舌体胖大、边有齿痕、苔白腻，脉沉弦或沉滑。

【治法】健脾化痰，降逆止痛。

【方药】半夏白术天麻汤加减。

法半夏 15 g，天麻 9 g，白术 15 g，茯苓 15 g，郁金 10 g，陈皮 10 g，泽泻 10 g，神曲 15 g，焦山楂 15 g，大枣 10 g。

【加减】胸脘满闷明显者，加厚朴、枳壳；痰郁化热，口苦，大便不畅，舌苔黄腻者，去白术，加黄连、枳实、竹茹、胆南星。

3. 肝阳上亢证

【主症】头痛而胀，失眠多梦，或兼有面红目赤，头重脚轻，脉弦有力或细数。

【治法】平肝潜阳。

【方药】平肝通络汤加减。

天麻 10 g，钩藤 15 g，石决明 30 g，川芎 20 g，郁李仁 10 g，茯苓 15 g，川牛膝 15 g，黄芩 15 g，栀子 5 g，代赭石 20 g，龙骨 20 g。

【加减】若胁肋痛甚者，加郁金、川楝子；肝郁化火者，加龙胆。

4. 气虚血瘀证

【主症】头痛绵绵，痛处固定，遇劳则甚，肢体倦怠，少言懒语，面色萎黄或白，舌质淡暗苔白，脉细弱。

【治法】补脾益气，活血通络。

【方药】四君子汤合黄参通络汤加减。

党参 20 g，生黄芪 25 g，焦白术 10 g，茯苓 15 g，丹参 30 g，川芎 10 g，远志 6 g，酸枣仁 15 g，葛根 30 g，蔓荆子 10 g，甘草 6 g。

【加减】头痛较甚者，加延胡索、全蝎；头痛畏寒者，加附子、益智仁。

5. 肝肾亏虚证

【主症】头痛且空，每兼耳鸣少寐，健忘，腰膝酸软，舌质红少苔，脉细无力。

【治法】补肾养精。

【方药】首乌延寿丹加减。

制首乌 10 g，桑椹 15 g，当归 10 g，菟丝子 10 g，墨旱莲 30 g，酸枣仁 15 g，生白芍 15 g，枸杞子 15 g，全蝎 6 g，蔓荆子 10 g。

【加减】兼脾虚倦怠者，加人参、黄芪；五心烦热者，加地骨皮、知母；头身困重者，加苍术、荷叶。

临证实录

气郁痰阻案（刘老亲诊医案）

患者霍某，女，25 岁。

【初　诊】

2005 年 5 月 16 日。

【主诉】头胀痛反复发作半年。

【病史】患者近半年来，因工作学习紧张，出现头痛发胀，为两侧持续胀痛，工作学习稍紧张则症状加重。在多家医院检查经颅多普勒、CT、脑电图等均未见异常，服止痛药可短暂缓解。

【现在症】头痛，胸闷胁胀，口腻纳差，口苦寐差。

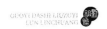
【查体】舌质淡红苔白腻，脉弦。

【诊断】西医诊断：紧张性头痛；中医诊断：头痛（气郁痰阻证）。

【治法】疏肝理气，化痰通络。

【拟方】柴胡疏肝散合二陈汤加减。

【用药】柴胡 10 g，枳实 10 g，香附 10 g，白芍 15 g，甘草 5 g，葛根 15 g，法半夏 10 g，陈皮 8 g，茯苓 15 g，川芎 10 g，黄芩 6 g，蔓荆子 10 g，僵蚕 10 g，灵芝 15 g。7 剂，每日 1 剂，水煎，早、晚分服。

【二　诊】

服上方 3 剂后症状减轻，7 剂后头痛明显减轻，正常的学习、工作不受影响；胸闷缓解，仍口腻纳差，无口苦，舌质淡红、苔薄白，脉弦。上方去黄芩、葛根、香附，加郁金、山楂各 15 g，鸡内金、豆蔻各 9 g，续服 7 剂调理善后。

【按】

紧张性头痛早期多见气郁之证，或兼痰阻，如本例即是，日久必见瘀、虚之象，临证当审之。方用柴胡疏肝散合二陈汤加减，葛根助白芍、甘草解肌缓急，加川芎以活血止痛，配伍僵蚕可助祛风化痰之功，此外，本病多因工作学习紧张、伏案工作过久所致，在治疗中要注意精神放松，工作学习不要安排得过于紧张，生活起居有节，以防止病情进一步加重。另外，适当配合按摩、针灸或理疗可增加疗效。

◎ 前庭神经元炎

前庭神经元炎系因前庭神经元受累所致的一种突发性眩晕疾病。以青年、成年人较多见。

诊断要点

（1）发病常较突然，眩晕和自发性眼球震颤为其主要临床表现。

（2）重症者可伴有恶心、呕吐，但无耳鸣、耳聋，眩晕持续时间较短。常在几日内逐渐缓解，一般2周内多可完全恢复。少数患者可短期残留不同程度的头昏、头晕和不稳感。

（3）病侧前庭功能检查（冷热水试验等）常显示有功能减退或消失，有时可波及双侧。

（4）听力测试常不受影响。

（5）脑脊液检查蛋白含量增高。

刘老经验

本病可归属于中医"眩晕"范畴。眩晕最早见于《内经》，称之为"眩冒"。在《内经》中对本病的病因病机作了较多的论述，认为眩晕属肝所主，与髓海不足、血虚、邪中等多种因素有关。如《素问·至真要大论》云："诸风掉眩，皆属于肝。"《灵枢·海论》曰："髓海不足，则脑转耳鸣，胫酸眩冒。"《灵枢·卫气》说："上虚则眩。"《灵枢·大惑论》中说："故邪中于项，因逢其身之虚……入于脑则脑转，脑转则引目系急，目系急则目眩以转矣。"《素问·六元正纪大论》

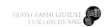
云："木郁之发……甚则耳鸣眩转。"

刘老根据文献研究指出，眩晕的病因主要有情志、饮食、体虚年高、跌仆外伤等方面。其基本病理变化，不外虚实两端，属虚者居多。虚者为髓海不足，或气血亏虚，清窍失养；实者为风、火、痰、瘀扰乱清空。本病的病位在于头窍，其病变脏腑与肝、脾、肾三脏相关。风、火、痰、瘀是眩晕的常见病理因素。在眩晕的病变过程中，各个证候之间相互兼夹或转化。如脾胃虚弱，气血亏虚而生眩晕，而脾虚又可聚湿生痰，二者相互影响，临床上可以表现为气血亏虚兼有痰湿中阻的证候。如痰湿中阻，郁久化热，形成痰火为患，甚至火盛伤阴，形成阴亏于下，痰火上蒙的复杂局面。再如肾精不足，本属阴虚，若阴损及阳，或精不化气，可以转为肾阳不足或阴阳两虚之证。此外，风阳每夹有痰火，肾虚可以导致肝旺，久病入络形成瘀血，故临床常形成虚实夹杂证候。

因此，刘老指出眩晕的治疗原则是补虚泻实，调整阴阳。虚证当滋养肝肾，补益气血，填精生髓。实证当平肝潜阳，清肝泻火，化痰行瘀。本病发生多以阴虚阳亢者居多，治疗当以清火滋阴潜阳为主。

论治特色

1. 风痰上扰证

【主症】眩晕，头重昏蒙，或伴视物旋转，胸闷恶心，呕吐痰诞，食少多寐，舌苔白腻，脉濡滑。

【治法】祛风化痰，安神定眩。

【方药】半夏白术天麻汤加减。

法半夏 15 g，天麻 9 g，白术 15 g，茯苓 15 g，郁金 10 g，陈皮 10 g，泽泻 10 g，神曲 15 g，焦山楂 15 g，大枣 10 g。

【加减】若眩晕较甚，呕吐频作，视物旋转者，加代赭石、竹茹、生姜、旋覆花；若脘闷纳呆者，加砂仁、豆蔻仁；若兼见耳鸣重听者，加石菖蒲、葱白。

2. 肝阳上亢证

【主症】眩晕，耳鸣，头目胀痛，口苦，失眠多梦，遇烦劳郁怒而加重，甚则仆倒，颜面潮红，急躁易怒，肢麻震颤，舌质红苔黄，脉弦或数。

【治法】平肝潜阳，清火熄风。

【方药】天麻钩藤饮加减。

天麻 9 g，钩藤（后下）15 g，生石决明（先煎）15 g，栀子 15 g，黄芩 15 g，川牛膝 15 g，杜仲 15 g，桑寄生 15 g，首乌藤 15 g，牡丹皮 10 g，龙胆 10 g，甘草 10 g。

【加减】若肝火上炎，口苦目赤，烦躁易怒者，加夏枯草；若肝肾阴虚较甚，目涩耳鸣，腰酸膝软，舌质红少苔，脉弦细数者，加枸杞子、制首乌、生地黄、麦冬、玄参；目赤便秘，选加大黄、芒硝或当归龙荟丸；若眩晕剧烈，兼见手足麻木或震颤者，加羚羊角、生龙骨、生牡蛎、全蝎、蜈蚣。

3. 气血亏虚证

【主症】眩晕动则加剧，劳累即发，面色㿠白，神疲乏力，倦怠懒言，唇甲不华，发色不泽，心悸少寐，纳少腹胀，舌质淡苔薄白，脉细弱。

【治法】补益气血，调养心脾。

【方药】归脾汤加减。

白术 9 g，当归 9 g，茯神 9 g，黄芪 12 g，远志 6 g，龙眼肉 12 g，酸枣仁 12 g，人参 6 g，木香 6 g，炙甘草 3 g，生姜 6 g，大枣 3 枚。

【加减】若气短神疲者，加升麻、柴胡；自汗时出，易于

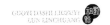
感冒，当重用黄芪，加防风、浮小麦；若脾虚湿盛，腹泻或便溏，腹胀纳呆，舌质淡胖边有齿痕，加薏苡仁、炒白扁豆、泽泻；形寒肢冷，腹中隐痛，脉沉者，加桂枝、干姜；血虚较甚，面色苍白，唇舌色淡者，加阿胶、紫河车粉（冲服）；心悸怔忡，少寐健忘者，加柏子仁、合欢皮、首乌藤。

4. 肾精不足证

【主症】眩晕日久不愈，精神萎靡，少寐多梦，健忘，腰酸膝软，滑泄，耳鸣齿摇，或颧红咽干，五心烦热，舌质红少苔，脉弱尺甚。

【治法】滋养肝肾，益精填髓。

【方药】左归丸加减。

当归25g，山药30g，黄精20g，山茱萸15g，白芍20g，阿胶（烊）15g，鹿角胶（烊）10g，龟甲胶（烊）12g，牛膝20g，炙甘草10g。

【加减】若五心烦热，潮热颧红，舌质红少苔者，加鳖甲、知母、黄柏、牡丹皮、地骨皮；遗精滑泄者，加芡实、莲须、桑螵蛸；失眠多梦明显者，加鸡子黄、酸枣仁、柏子仁；若下肢浮肿，尿少者，加桂枝、茯苓、泽泻；便溏，腹胀少食者，加白术、茯苓。

5. 瘀血阻窍证

【主症】眩晕，头痛，兼见健忘失眠，心悸，精神不振，耳鸣耳聋，面唇紫暗，舌质暗有瘀斑，脉涩或细涩。

【治法】祛瘀生新，活血通窍。

【方药】通窍活血汤加减。

赤芍3g，川芎3g，桃仁9g，大枣7个，红花9g，老葱3根，鲜生姜9g，冰片0.1g。

【加减】若兼神疲少气者，加黄芪、党参；畏寒肢冷，感寒加重者，加附子、桂枝。

临证实录

风痰上扰案（刘老亲诊医案）

患者曾某，男，53 岁。

【初　诊】

1988 年 5 月 3 日。

【主诉】头晕伴旋转感 1 个月。

【病史】患者于 1 个半月前患感冒，其后出现咳嗽，咯痰等症，未完全恢复即加班工作，颇感劳累；1 个月前突发眩晕，某医院诊断为前庭神经元炎，住院治疗已 1 个月，仍疗效不显，故受邀会诊。

【现在症】闭目静卧，仅摇头即感自身及周围物体旋转，不敢翻身，用餐、如厕均难，伴恶心呕吐，无耳鸣。

【查体】舌苔白，脉细濡。

【诊断】西医诊断：前庭神经元炎；中医诊断：眩晕（风痰上扰证）。

【治法】祛风化痰，安神定眩。

【选方】半夏白术天麻汤加减。

【用药】法半夏 10 g，白术 10 g，天麻（另包，蒸兑）10 g，泽泻 15 g，蝉蜕 7 g，全蝎 5 g，桑叶 10 g，菊花 10 g，生姜 3 片。5 剂，每日 1 剂，分 2 次温服。

【二　诊】

服上方后眩晕已止，唯感纳差，乏力，寐浅多梦。治宜健脾助化，安神以善后。处方：西党参 10 g，白术 10 g，茯苓 10 g，砂仁 10 g，炒酸枣仁 30 g，山楂 10 g，大枣 10 g，生姜 3 片。续服 7 剂。

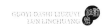
【按】

患者病后劳复，正气亏虚，脏腑气化不利，痰饮内生；于外感后起病，外风未尽，加之烦劳则阳气张，使肝阳失于约束，化风夹痰上扰清窍，故见眩晕；痰饮中阻，胃气不降，故恶心呕吐。急则治其标，宜祛风化痰。方中法半夏、白术、生姜健脾化痰，天麻平肝熄风，更佐泽泻化痰祛饮；桑叶、菊花既可宣散外风，又可平肝定眩；蝉蜕、全蝎兼祛内外风，定眩之力颇强。其中，泽泻、白术是刘老治疗眩晕，尤其是耳病所致眩晕的常用药对。此种眩晕多与内耳迷路积水有关，可归属于中医学痰饮内停证。痰饮所致眩晕当以健脾祛饮为法，如《金匮要略·痰饮咳嗽病脉证并治》曰："心下有支饮，其人苦冒眩，泽泻汤主之。"方药对证，虽药少而力宏，服药仅5剂，眩晕即止。缓则治其本，眩晕止后以益气健脾为主，俾脾运健则痰饮不生，土运则木气条达，使病无复作之由。方用四君子汤加砂仁，代甘草以山楂，加强助化活血之功，配伍炒酸枣仁养心安神，佐以生姜、大枣辛散、甘润，散残留胃脘之风寒，又助四君子汤补脾健胃。

◎三叉神经痛

三叉神经痛系指局限在三叉神经支配区内的一种反复发作的短暂性阵发性剧痛。

诊断要点

（1）疼痛部位：不超出三叉神经支配范围，常局限于一侧。虽三支均可累及，但以第二、三支最常受累，约占95%。

（2）疼痛性质：呈发作性电击样、刀割样、撕裂样剧痛，突发突止。疼痛由颌面或牙槽开始，沿神经支配区放射，每次疼痛持续数秒至数十秒，亦可长达数分钟。发作常随病程的延长而更加频繁、间歇期缩短、疼痛加剧，发作频繁者可影响进食和休息。

（3）诱发因素及"扳机点"：疼痛发作常由说话、咀嚼、刷牙和洗脸等面部随意运动或触摸面部某一区域（如上唇、鼻旁、眶上孔、眶下孔和口腔牙龈等处）而被诱发。这些敏感区称为"扳机点"或触发点。

（4）其他症状：发作时可伴有同侧面肌抽搐、面部潮红、流泪和流涎，这种特殊面容又称痛性抽搐。为了减轻疼痛，患者常用手揉擦同侧面部以求减轻疼痛（其实并不能减轻疼痛）。久而久之面部皮肤变得粗糙、增厚和眉毛脱落。为避免发作，患者不敢吃饭、洗脸，常面容憔悴、情绪抑郁。

（5）体征：客观检查多无三叉神经功能缺损表现及其他局限性神经体征。偶可在其某一支的支配区内出现疱疹，系因半月神经节带状疱疹病毒感染所致。

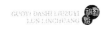
刘老经验

刘老认为原发性三叉神经痛属于中医"面痛""面颊痛"等范畴。早在《灵枢·经脉》就有"颊痛""颔痛""目外眦痛"的散在记载。而《张氏医通》中云"面痛……不能开口言语，手触之即痛"即是本病的描述。刘老认为本病与"风"密切相关，其来去突然，且患病部位居于面部，符合风性善行数变、风为阳邪易袭阳位的特点。风的形成有内风、外风之别，亦可挟痰、挟湿、化火等，诸邪可随风气上扰清窍。不论病因如何，最终病机为邪阻头面经络，气机郁滞，血行不畅，不通则痛，发为面痛。

针对三叉神经痛，目前西医对本病的治疗主要是运用神经阻滞药、抗癫痫药及手术治疗，止痛效果良好但有较大的副作用。在治疗上，刘老提倡使用风药，风药非尽为外风而设，内伤诸因亦常需酌配风药。李东垣谓："高巅之上，惟风可及。"一者风药可引诸药直达病所，二者风药多具辛行宣达之性，用之可通达经络而止痛。胃火壅盛者，配伍风药可"火郁发之"；阴虚证用之，可"辛以润之"；对肝胆郁热证，因"风气通于肝"，风药能顺遂肝胆之性而疏调气机；风药与治痰药相伍，可升清降浊。常用风药如葛根、白芷、蔓荆子、细辛、僵蚕、蝉蜕等。另外，对于病久痰瘀沉寒互结者又须温清合用。病久入络，顽疾多痰，清阳不展，沉寒痼冷内结，病势愈加缠绵。法当温清并施，一则以温药通其滞涩，再遣清降之品以制约温药之辛燥，或防沉寒郁久化热生风。

论治特色

1. 肝风夹瘀证

【主症】面颊疼痛阵作，如刺如灼，刷牙、洗脸即可诱发。

面色黯红，口干不欲饮，舌质红有瘀斑、苔薄白，脉细弦数。

【治法】柔肝熄风、通络止痛。

【方药】芍药甘草汤合止痉散加减。

白芍 30 g，甘草 10 g，全蝎 10 g，蜈蚣 2 条，三七片 10 g，醋延胡索 15 g。

【加减】如大便干结、腹胀腹痛者，加大黄、厚朴；如口苦心烦者，加炒栀子、牡丹皮；如失眠多梦者，加龙骨、首乌藤、酸枣仁等。

2. 风痰阻络证

【主症】多见于形胖体丰的患者，常因进食发生一侧面部胀闷剧痛，或痛处麻木不仁，头昏而重，口干不欲饮，舌体胖、质暗淡、苔白腻，脉弦滑。

【治法】祛风化痰，通络止痛。

【方药】牵正散合芍药甘草汤加减。

白芍 15 g，川芎 30 g，细辛 5 g，全蝎 10 g，露蜂房 15 g，僵蚕 10 g，首乌藤 30 g，白芷 10 g，三七片 10 g，醋延胡索 15 g，甘草 10 g。

【加减】如头昏沉、头重者，加蔓荆子、蝉蜕、石菖蒲。

3. 风寒外袭证

【主症】常因感风受凉而诱发，发作时头面呈刀割样剧痛，面肌紧束感，畏惧风冷，局部喜暖，遇凉则痛剧，口淡不渴，舌质淡、苔薄白，脉浮紧。

【治法】疏风散寒，宣痹通络。

【方药】葛根汤加减。

葛根 15 g，桂枝 10 g，白芍 10 g，麻黄 6 g，白芷 6 g，当归 10 g，川芎 6 g，细辛 3 g，制川乌 3 g，炙甘草 3 g。

【加减】如失眠多梦者，加龙骨、酸枣仁、首乌藤；如鼻

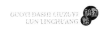
塞、耳闭者，加辛夷、苍耳子、木蝴蝶、蝉蜕。

4. 风热上犯证

【主症】常由风热而引发，面部痛如火灼，遇热加重，得凉稍舒，口干喜冷，大便干，小便黄，舌质边尖红、苔薄黄，脉浮数或弦。

【治法】疏风清热，通络止痛。

【方药】升麻葛根汤加减。

升麻 10 g，葛根 15 g，白芍 10 g，钩藤 10 g，蔓荆子 10，僵蚕 6 g，蝉蜕 6 g，金银花 10 g，荆芥穗 10 g，天麻 6 g，甘草 3 g。

【加减】阴虚口干者，加沙参、麦冬；疼痛明显者，加乳香、没药。

5. 胃火上冲证

【主症】面颊呈阵发性灼痛，日晡甚，或伴牙龈肿痛，面部潮红，口臭便秘，舌质红苔黄，脉弦滑数或洪数。

【治法】清胃泻火，佐以祛风通络。

【方药】清胃散合二辛煎加减。

黄连 6 g，升麻 6 g，生地黄 10 g，当归 10 g，牡丹皮 10 g，石膏 6 g，细辛 3 g，黄芩 6 g，大黄 3 g，露蜂房 3 g。

【加减】如心烦易怒者，加炒栀子、夏枯草；如失眠多梦者，加龙骨、酸枣仁、首乌藤。

6. 胆胃郁热证

【主症】颜面电击样闪痛，连及口唇、耳周等部位，伴咽干口苦，烦躁时呕，胁胀耳鸣，夜寐不宁，大便坚如羊屎，舌质红苔黄，脉弦数。

【治法】清胆和胃，降泄热结。

【方药】大黄黄连泻心汤合升降散加减。

大黄 3 g，黄连 6 g，黄芩 6 g，蝉蜕 6 g，僵蚕 3 g，姜黄 9 g，

川芎9g，地龙6g，蔓荆子6g，槟榔6g。

【加减】如心烦易怒者，加炒栀子、夏枯草；失眠多梦者，加龙骨、酸枣仁、首乌藤。

7. 气虚血弱证

【主症】患者素体气弱，对季节气候变化的适应性较差，常因感触外邪而发面部疼痛，伴见面色不华，精神不振，体倦食少，舌质淡苔白，脉细弱。

【治法】益气补虚，养血通络。

【方药】益气聪明汤加减。

黄芪10g，人参10g，升麻6g，葛根15g，白芍10g，蔓荆子10g，黄柏6g，当归10g，苏木6g，全蝎3g，甘草3g。

【加减】如失眠多梦者，加酸枣仁、首乌藤；如纳呆食少者，加白术、茯苓、神曲。

8. 胃阴不足证

【主症】颜面疼痛，时重时轻，面萎不泽，伴口干唇裂，恶热心烦，饥而不欲食，舌质红乏津，脉细或细数。

【治法】滋养胃阴，祛风和营。

【方药】玉女煎加减。

生石膏6g，知母6g，生地黄9g，麦冬12g，石斛9g，白芍9g，蔓荆子9g，葛根9g，僵蚕6g，蝉蜕6g，丹参6g，甘草3g。

【加减】如心烦易怒者，加炒栀子、夏枯草；失眠多梦者，加龙骨、酸枣仁、首乌藤；大便干结不下者，加火麻仁、郁李仁。

临证实录

1. 肝风夹瘀案（刘老亲诊医案）

患者康某，女，61岁。

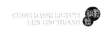
【初　诊】

2008 年 4 月 21 日。

【主诉】左侧面颊疼痛反复发作 2 年。

【病史】患者于 2 年前无明显诱因突发左侧面颊疼痛，痛剧如刀割，甚则面肌痉挛掣痛，在当地医院诊断为原发性三叉神经痛，用止痛药仅能短时间缓解疼痛，须增大药物剂量，但加大剂量后又出现头晕、行走不稳，特来求治。

【现在症】左侧面颊疼痛阵作，如刺如灼，刷牙、洗脸即可诱发。口干不欲饮。

【查体】面色黯红，舌质红有瘀斑、苔薄白，脉细弦数。

【诊断】西医诊断：三叉神经痛；中医诊断：面痛（肝风夹瘀证）。

【治法】柔肝熄风，通络止痛。

【选方】芍药甘草汤合止痉散加减。

【用药】白芍 30 g，甘草 10 g，全蝎 10 g，蜈蚣 2 条，三七片 10 g，醋延胡索 15 g，泽泻 10 g。7 剂，水煎，早、晚分服。

【结　果】

服用后，面痛明显缓解，以此方加减，坚持服用一月余，面痛消失，其病告愈。

【按】

本病发病部位在颜面一侧之口-耳-鼻-眼区域，是为少阳胆经及足阳明胃经在头面部的循行区域，而足厥阴肝经与胆胃二经经气相通。《灵枢·经脉》曰："肝足厥阴之脉……挟胃，属肝，络胆。"故肝胆火盛，或肝肾阴虚，虚风内动，引胃胆二经之气血升腾上逆，挟痰瘀等入络之伏邪阻于面部，发为面痛。本例患者年过六旬，肝肾已亏，素有高血压病史，面色黯红，舌有瘀斑，疼痛如刺如灼，乃血瘀之象；面痛忽作忽止，风也。

故辨为肝风夹瘀证，治以芍药甘草汤柔肝缓急，三七片、醋延胡索活血化瘀止痛，止痉散（全蝎、蜈蚣）缓解面肌痉挛；患者口干不欲饮，服止痛药则头晕，舌苔薄白，考虑有湿邪，取五苓散之意，故加泽泻。

2. 风痰阻络案（刘老亲诊医案）

患者肖某，女，42 岁。

【初　诊】

2009 年 5 月 13 日。

【主诉】突发左侧面颊剧烈掣痛，时作时止半年。

【病史】患者于半年前突发左侧面颊掣痛，时作时止，疼痛甚剧，难以忍受，每于刷牙时必作痛，遂不敢刷牙。当地医院诊断为原发性三叉神经痛。经多方治疗，效果不佳。经江西病友介绍来诊。

【现在症】面色晦暗，左侧面颊皮肤粗糙，检查时引起疼痛，口角亦稍有㖞斜。

【查体】舌下脉络迂曲，舌苔白厚，脉弦滑。

【诊断】西医诊断：三叉神经痛；中医诊断：面痛（风痰阻络证）。

【治法】祛风化痰，通络止痛。

【选方】牵正散合芍药甘草汤加减。

【用药】白芍 15 g，川芎 30 g，细辛 5 g，全蝎 10 g，露蜂房 15 g，僵蚕 10 g，首乌藤 30 g，白芷 10 g，三七片 10 g，醋延胡索 15 g，甘草 10 g。7 剂。

【二　诊】

6 月 15 日。服上药后痛减，痛发已可忍受，服药一周后，疼痛每周发作二三次，半个月后仅每周偶作一次。因在外省居住，来诊不易，故自取原方 10 剂，服后痛止，遂停药。

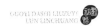

【结　果】

后因他病来诊，云面痛未再发作，且素有血崩之症，但药后月经量正常。忆有"华佗治崩中神方"，用川芎一味治"血崩各药不效者"，确有据也。

【按】

三叉神经痛属于中医学"面风痛""头痛"范畴。本病时作时止，属风无疑。患者面色晦暗，皮肤粗糙，舌下脉络迂曲，舌苔白厚，脉弦滑，是为有痰、有瘀。故当祛风化痰，活血通络止痛。方选牵正散合芍药甘草汤加减。方中川芎配白芷、细辛、露蜂房祛风止痛，川芎配三七片、醋延胡索活血化瘀、行气止痛，白芍合甘草柔肝缓急。因口角亦稍有㖞斜，以牵正散之僵蚕、全蝎治之。全方通络化痰，祛风止痛，熄风止痉。

◎面神经炎

面神经炎又称贝尔麻痹，系指面神经管内段面神经的一种急性非特异性炎症导致的周围性面瘫。本病常急性发病，病侧上、下组面肌同时瘫痪为其主要临床表现，常伴有病侧外耳道和（或）耳后乳突区疼痛和（或）压痛。

诊断要点

（1）起病突然。

（2）患侧眼裂大，眼睑不能闭合，额纹消失，不能皱眉。

（3）患侧鼻唇沟变浅或平坦，口角低并向健侧牵引。

（4）根据损害部位不同又分：①茎乳孔以上影响鼓索时，应有舌前2/3味觉障碍。②损害在镫骨肌处，可有听觉障碍。③损害在膝状神经处，可有乳突部疼痛，外耳道与耳郭部的感觉障碍或出现疱疹。④损害在膝状神经节以上，可有泪液、唾液减少。

刘老经验

刘老将本病归属于"口僻""吊线风"等范畴。本病经治疗后，大多数可获痊愈，有少数患者由于失治、误治及个人体质等因素导致遗留后遗症。西医学认为，本病的发生多因病毒感染导致面神经受损，引起局部组织缺血、缺氧所致。刘老认为本病的病因主要为患者在劳累和体力下降的情况下，正气相对虚于内，脉络空虚，头面部受风寒之邪侵袭，导致营卫不和、经络阻滞，气血瘀阻经络，筋脉失养，而见口眼㖞斜诸症。

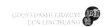

刘老认为本病的形成以风、痰、瘀、虚四者为基本病理基础，正气虚为病之本，风、痰、瘀为病之标。祛风化痰，活血通络，兼补虚益气为治疗本病的基本大法。祛风化痰常选胆南星、僵蚕、全蝎、蜈蚣、防风等药；活血通络宜用丹参、葛根、当归、川芎、地龙、牡丹皮、赤芍等药；补虚益气宜选黄芪、党参、太子参、白术等。临证时，可根据不同证型，有所侧重。或以祛风化痰为主，兼以活血益气；或以活血化瘀为主，兼以祛风化痰补虚；或以补虚扶正为主，兼以活血化痰祛风。又据病邪性质之不同，偏寒者予以散寒，偏热者予以清热，热重者清热解毒，肝郁者疏肝解郁。

刘老强调，面神经炎急性期间应避免局部遭受风寒之邪侵袭，可用口罩保护患侧面部。此外，应局部适当轻柔按摩，尽早进行患侧面部肌肉康复运动，以利尽早恢复。

论治特色

1. 风邪入络证

【主症】在晚间受风寒或受潮湿之后，次日晨起即发现面瘫、口眼㖞斜，或有头痛，舌苔薄白，脉浮。

【治法】祛风化痰，和营通络。

【方药】正容汤加减。

制白附子 6 g，僵蚕 9 g，全蝎粉（吞）1.5 g，当归 10 g，防风 6 g，白芷 12 g，白芍 12 g，川芎 6 g，天麻 10 g。

【加减】痰多者，加天竺黄、制南星；口苦咽痛者，加板蓝根、连翘；有寒象者，加细辛、麻黄；有瘀象者，加鸡血藤、红花、路路通。

2. 风痰瘀阻证

【主症】口眼㖞斜，头痛，头晕，或伴耳后麻木或疼痛。

舌质黯苔薄腻，脉细滑或细涩。

【治法】祛风化痰，活血通络。

【方药】白地牵正汤加减。

白附子6g，全蝎3g，僵蚕10g，白芷6g，葛根15g，丹参10g，生地黄10g，蝉蜕10g，石菖蒲10g，郁金10g，蔓荆子10g，神曲10g。

【加减】有寒象者，加桂枝、羌活；目赤口苦等热象明显者，加板蓝根、连翘；纳呆、便溏、神疲乏力明显者，加党参、茯苓、炒白术；伴面肌痉挛者，加重全蝎的用量，并加白芍、甘草、鸡血藤。

3. 气血两虚证

【主症】口眼㖞斜，日久不复，头晕乏力，纳差胃呆，心悸眼花，舌苔薄，脉细。

【治法】补益气血，祛风通络。

【方药】八珍汤加减。

党参9g，白术12g，茯苓12g，炙甘草6g，当归9g，赤芍12g，川芎6g，地龙12g，蜈蚣2条，全蝎粉（吞）1.5g，桂枝9g。

【加减】神疲气短者，加黄芪；头晕目花者，加枸杞子、菊花；心悸失眠者，加酸枣仁、首乌藤。

临证实录

1. 风邪入络案（弟子伍大华应用刘老经验医案）

患者朱某，女，39岁。

【初　诊】

2017年5月4日。

【主诉】左侧口眼㖞斜1周。

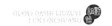
【病史】患者诉 1 周前无明显诱因发病。

【现在症】口眼㖞斜，口舌生疮，左侧头部及耳后疼痛，纳可，二便正常。

【查体】舌质红苔薄黄，脉弦。血压 140/86 mmHg。左眼闭合无力，左侧额纹变浅，口角向右㖞斜。

【诊断】西医诊断：左侧面神经炎；中医诊断：口僻（风邪入络证）。

【治法】祛风化痰，和营通络。

【拟方】正容汤加减。

【用药】制白附子 5 g，全蝎 3 g，僵蚕 10 g，白芍 10 g，防风 10 g，白芷 10 g，葛根 10 g，蝉蜕 5 g，炒蔓荆子 10 g，板蓝根 30 g，甘草 3 g，7 剂。并加用维生素 B_6 片、甲钴胺分散片营养神经，以支持治疗。

【二　诊】

5 月 11 日。患者左眼闭合较前有力，但较正常差，口角仍向右㖞斜，左耳后疼痛较前减轻，纳可，二便正常，舌质红苔薄，脉弦。效不更方，仍用上方以善其后。予 14 剂水煎服后，诸症均消失。

【按】

患者平素脉络空虚，受凉受风后，风邪乘虚而入，袭于肌表，营卫不和；风邪易侵入人体头面部，寒邪凝滞，导致体内津液停聚为痰，风痰壅阻经络，气血运行不畅，经脉失养，面肌弛缓不收。风痰郁而化热，故见舌质红苔黄。方中制白附子、僵蚕、全蝎祛风化痰通络；葛根、白芍调营和卫通经；防风、炒蔓荆子、白芷、蝉蜕祛风解表止痉；板蓝根清热解毒；甘草调和诸药。

2. 风痰瘀阻案（弟子伍大华应用刘老经验医案）

患者魏某，女，77 岁。

【初　诊】

2016 年 12 月 8 日。

【主诉】口眼㖞斜、左耳周围疼痛 2 日。

【病史】患者 2 日前无明显诱因发病。

【现在症】左耳后周围疼痛，口眼㖞斜，左眼闭合不全，纳寐可，便秘，小便正常。

【查体】舌质暗苔白厚，脉弦。血压 140/80 mmHg。左眼闭合不全，口角向右㖞斜。

【诊断】西医诊断：面瘫；中医诊断：口僻（风痰瘀阻证）。

【治法】祛风化痰、活血通络。

【拟方】白地牵正汤加减。

【用药】白附子 6 g，全蝎 3 g，僵蚕 10 g，白芷 10 g，葛根 15 g，丹参 10 g，生地黄 10 g，蝉蜕 10 g，石菖蒲 10 g，郁金 10 g，蔓荆子 10 g，神曲 10 g，板蓝根 30 g。予 7 剂水煎服，每日 1 剂，分 2 次服。并加用维生素 B₆ 片、甲钴胺分散片营养神经等。

【二　诊】

12 月 15 日。左眼闭合不全稍好转，口角仍向右㖞斜明显，无口干口苦，纳寐可，大便干结，舌质淡暗苔薄白，脉弦。效不更法，因大便干结明显，上方加火麻仁、白芍各 10 g，当归 5 g，白芍 10 g，再予 7 剂水煎服。

【三　诊】

12 月 29 日。患者服上药后，上述症状明显好转，左眼闭合完全但欠有力，左侧口角稍㖞斜，大便稍干结，纳寐可，口渴咽干，舌质淡红苔薄黄，脉细弦。仍用上方。予 14 剂水煎服。

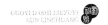

【四　诊】

2017 年 1 月 12 日。患者诉左耳后周围疼痛消失，左眼闭合完全有力，口角稍㖞，大便偏干，舌淡红苔薄少，脉细弦。上方加麦冬 10 g，予 7 剂水煎服。

【结　果】

2017 年 1 月 19 日复诊，诸症皆消失如常人。

【按】

白地牵正汤为刘老治疗面神经炎之经验方，由牵正散加活血通络药物组成。刘老指出，面瘫之证，多由外风引动内风所致，兼夹痰浊上犯，阻滞面部经络，导致偏侧络脉不荣、功能失用，则见口眼㖞斜。临床常用牵正散祛风化痰，止痉除偏。但单用此方疗效往往欠佳。刘老认为，风痰阻滞、气血不畅，故当配合活血化瘀之品，亦取"血行风自灭"之意。药选生地黄、丹参活血化瘀兼清瘀热，入葛根解肌舒筋通络。诸药合用，共行祛风、化痰、通络之效。本案患者并见左耳后周围疼痛，考虑为风痰郁而化热，故加板蓝根、郁金清热解毒；并见大便干结，故加火麻仁、白芍、当归润肠通便。

◎面肌痉挛

面肌痉挛是一侧面神经受激惹而产生的功能紊乱症候群，是指一侧面部肌肉间断性不自主阵挛性抽动或无痛性强直，多为一侧，双侧患者很少。

诊断要点

（1）面肌痉挛是一种无痛性、不规则的阵挛性面部肌肉的抽动，通常先开始于眼轮匝肌收缩，抽动常局限于眼睑或口角，严重时可扩展至整个半侧脸部，包括颈阔肌。

（2）常为一侧性，左侧较右侧多见，很少两侧同时发生。

（3）面肌痉挛可以是自发的，或产生在随意运动以后，亦可因某种面肌运动如说话、吃饭、谈笑而诱发或加重。当精神紧张、阅读时间过长、过度疲劳或睡眠不足时症状加重，抽搐频发。而休息或情绪稳定时症状减轻或消失，睡眠时抽搐停止。

（4）每次痉挛持续数秒至数分钟，间歇后可相继发作，发作时神志清楚。

（5）面肌痉挛多见于中年或老年人，很少发生于儿童，女性较男性为多。

（6）肌电图检查时，受损肌肉显示有高频率的节律性运动单位放电（50~100次/min）。

刘老经验

刘老结合临床经验认为本病与肝脾两脏关系密切。肝主筋，且开窍于目，脾主肌肉，而胞睑属脾。肝藏血，为风木之脏，

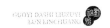
体阴而用阳，喜条达而主疏泄，其性刚劲，内寄相火，易升易动，若肝血不足可引起肝气生发或者疏泄太过，一则肝血不足，筋失所养，二则肝阴暗耗，阴不制阳，导致肝阳偏亢，肝风内动，致面肌痉挛，出现眼、面部筋急抽搐、胞轮振跳，故刘老认为本病的基本病机为血虚肝旺，血不养筋，肝风上扰，当从肝脾论治。刘老根据肝脏体阴用阳，其性刚劲，宜柔宜顺的生理特点，采用养血柔肝、舒筋缓急之法。但本病病机复杂，仍需依据患者舌象脉象、症状来探求病因、归纳证候、分析病机，从而相机权变，随症（或证）加减。另外，刘老指出患者要谨避风邪、过劳及精神刺激，尤要注意早期治疗，这与本病是否能彻底治愈及治愈所需的时间有直接关系。

论治特色

1. 阴虚风动证

【主症】一侧面部不自主抽搐，时发时止，常兼头痛隐隐，口干舌燥，五心烦热，舌质红少苔，脉虚涩。

【治法】育阴熄风，通络止痉。

【方药】白地牵正汤加减。

生地黄 30 g，白芍 30 g，甘草 15 g，天麻 10 g，全蝎 10 g，僵蚕 10 g。

【加减】大便干结者，加女贞子、桑椹、当归；失眠多梦者，加酸枣仁、首乌藤、百合、合欢花；心悸不安者，加生龙骨、麦冬。

2. 外风侵袭证

【主症】常因受风致面肌痉挛，多兼头痛、鼻塞、恶风、肢体疼痛，舌苔薄白，脉浮。

【治法】散风通络，活血止痉。

【方药】 大秦艽汤合牵正散加减。

秦艽 10 g，防风 10 g，羌活 6 g，白芷 6 g，白芍 10 g，蝉蜕 3 g，地龙 3 g，僵蚕 3 g，当归 10 g，全蝎 3 g，白花蛇 3 g，白附子 5 g。

【加减】 若有内热者，可加黄芩、石膏、生地黄；遇阴天，加生姜；心下痞者，加枳实。

3. 风阳上扰证

【主症】 一侧面部抽动，常兼头晕、目眩、耳鸣或肢麻振颤，舌质红，脉弦数或兼细。

【治法】 平肝熄风，通络止痉。

【方药】 羚角钩藤汤加减。

羚羊角 1 g，钩藤 10 g，菊花 10 g，生地黄 6 g，熟地黄 6 g，白芍 10 g，茯神 10 g，竹茹 10 g，白附子 5 g，全蝎 3 g，生牡蛎 10 g，益母草 6 g，地龙 3 g。

【加减】 肝胆火炽者，加龙胆、夏枯草；水亏者，加枸杞子、龟甲。

临证实录

阴虚风动案（刘老亲诊医案）

患者余某，女，45 岁。

【初　诊】

2009 年 7 月 12 日。

【主诉】 眼睑、双侧面部、口角抽动不已 1 年。

【病史】 患者系公司经理，事务冗繁，不胜劳累。一年前出现右眼睑跳动，渐至面肌抽搐，口角亦掣动。初时尚有歇止，近 2 个月来面部抽动频繁不止，因工作需要，人际交往颇多，甚感不便，遂多处求治，效果不佳，且日渐加重。

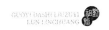
【**现在症**】眼睑、双侧面部、口角抽动不已，心烦不安，口干。

【**查体**】面色黧红，舌质红苔薄白，脉细弦。

【**诊断**】西医诊断：面肌痉挛；中医诊断：瘛疭（阴虚风动证）。

【**治法**】育阴熄风。

【**选方**】白地牵正汤加减。

【**用药**】生地黄 30 g，白芍 30 g，甘草 15 g，天麻 10 g，全蝎 10 g，僵蚕 10 g。7 剂，水煎，早、晚分服。

【**二　诊**】

面肌痉挛基本已止，仅劳累时偶有轻微发作，予上方，加山药 30 g 助肝肾，以增育阴之功。

【**结　果**】

后经调治月余，遂愈。

【**按**】

面肌痉挛属于中医学"筋惕肉瞤"、"瘛疭"等范畴。《张氏医通》："瘛者，筋脉拘急也，疭者，筋脉弛纵也，俗谓之抽。"《素问·阴阳应象大论》说"风胜则动"，"高巅之上，惟风可到"。《素问·至真要大论》曰："诸风掉眩，皆属于肝。"故本病多与"风"有关。阴液枯竭，无以濡养筋脉，筋脉失养，则变生内风，发为面肌抽动。肝为刚脏，主筋，藏血，性喜条达而恶抑郁，若郁怒伤肝，肝失疏泄则筋脉失养；肝为罢极之本，疲劳过度，气血耗损则筋脉不荣，均可致筋急瘛疭，肝风内动。另外，络脉空虚，风邪乘而袭之，外风入中亦可内外合邪而发病。风性主动，故时时抽动。本案患者属于阴虚风动之证，治宜育阴熄风。古人云："治风先治血，血行风自灭。"故方选生地黄、白芍补肝益肾养血，天麻、全蝎、僵蚕熄风止痉，祛风通络，甘草调和诸药。后患者劳累后偶轻微发作，加山药助肝肾，以增育阴之功，后调治月余病愈。

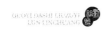
◎雷诺病

雷诺病是阵发性肢端小动脉痉挛所引起的局部缺血现象，表现为四肢末端（手指为主）对称性皮肤苍白、发绀，继之皮肤发红，伴感觉异常（指或趾疼痛），多见于青年女性，寒冷或情绪激动可诱发。

诊断要点

（1）20~40岁女性多见，男性少见，寒冷地区和寒冷季节多见。

（2）首次发病常在寒冷或手指接触低温物体时（如冷水）发作，亦有因情绪激动、精神紧张时出现某一手指的麻木、疼痛和酸胀不适感，可自行缓解。

（3）发病时手指皮肤苍白，数分钟后转为发绀，再由发绀转为潮红，继而肤色恢复正常。皮肤颜色改变一般多从指、趾末端出现，然后波及整个手指、脚趾。由苍白转至正常需15~30分钟。苍白和发绀时，有指端麻木、刺痛、发凉、感觉迟钝，皮肤潮红时有轻度烧灼、胀痛感。

（4）无其他引起血管痉挛发作疾病的证据。

刘老经验

《素问·举痛论》云："寒气入经而稽迟，泣而不行，客于脉外则血少，客于脉中则血不通。"《素问·五脏生成篇》曰："卧出而风吹之，血凝于肤者为痹。"因此刘老认为本病属"血虚寒厥""血痹"范畴。

刘老结合临床经验，指出本病病位在脾、肾，涉及心、肝。雷诺病的病因病机多为本虚标实，本虚多为气血不足、脾肾阳虚；标实多为寒凝、血瘀、气滞、热毒。因此，刘老认为素体阳气不足，或气血亏虚是其根本，风寒湿邪凝滞脉络，气血运行不畅是其重要的病理变化，阳气亏损、痰瘀互结或气虚血瘀、经脉痹阻是其病机关键。另外刘老强调以上仅指临床上多见的证型，具体应用不拘于此，应根据辨证灵活变通。

临床上刘老认为本病阳虚寒凝最为多见，喜用当归四逆汤加减治疗本病。本方证系营血虚弱，寒凝经脉，血行不利所致。临床上以手足厥寒、舌质淡苔白、脉细欲绝为其辨证要点。

论治特色

1. 阳虚寒凝证

【主症】遇寒则肢端冰冷，苍白如蜡状，握摄无力，肿胀麻木，精神萎靡，面色不华，畏寒喜暖，脘腹胀满，舌体胖大、舌质淡苔白，脉沉细。

【治法】温经散寒，活血通络。

【方药】当归四逆汤加减。

当归 10 g，桂枝 10 g，赤芍 10 g，通草 5 g，细辛 3 g，大枣 12 g，鸡血藤 30 g，黄芪 30 g，干姜 5 g。

【加减】肤色青紫者，加丹参、桃仁、红花；关节肿痛明显者，加防风、桑枝、虎杖、老鹳草、络石藤；腹胀者，加木香、炒白术、枳实；阳气衰微者，加人参。

2. 气虚寒盛证

【主症】四肢末端皮色苍白，发凉，肢端肌肤麻木、青紫，伴有肢端胀痛，气短懒言，神疲乏力，舌质淡有齿痕、苔薄白，脉细弱无力。

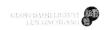
【治法】益气温经，散寒通脉。

【方药】黄芪桂枝五物汤加减。

炙黄芪 15 g，桂枝 10 g，白芍 10 g，当归 10 g，鸡血藤 15 g，生姜 6 g，丹参 10 g，细辛 6 g。

【加减】关节肿痛者，加威灵仙、防己、桑枝；上肢疼痛者，加片姜黄；下肢疼痛者，加川牛膝。

3. 气滞血瘀证

【主症】肢端出现持续性青紫、发凉、胀痛、麻木，遇寒凉更甚。指（趾）端肌肤可出现瘀点或趺阳脉减弱或消失，胁肋胀痛，心烦易怒，情绪不稳或猜疑抑郁，舌紫暗或有瘀斑，脉沉迟或沉涩。

【治法】养心疏肝，理气活血。

【方药】养心汤合柴胡疏肝散加减。

炙黄芪 15 g，茯苓 10 g，当归 10 g，川芎 10 g，姜半夏 6 g，柏子仁 10 g，炒酸枣仁 10 g，远志 10 g，五味子 6 g，人参 6 g，肉桂 3 g，柴胡 10 g，制香附 6 g，生白芍 10 g，枳壳 6 g，红花 3 g，桃仁 3 g，炙甘草 3 g。

【加减】血瘀严重，长时间不缓解者，加刘寄奴、水蛭、路路通、干姜；肢端肿胀疼痛者，加威灵仙、防己、老鹳草、生薏苡仁、木瓜。

4. 瘀热蕴结证

【主症】指（趾）肿胀、疼痛、灼热，热盛肌腐则肢端发生溃疡，甚或发生局部坏疽，发红肿胀，皮肤破溃，夜间疼痛难忍。溲赤便结，舌质红绛苔黄腻，脉弦滑或弦细数。

【治法】清热解毒，活血通络止痛。

【方药】四妙勇安汤加减。

金银花 15 g，连翘 10 g，蒲公英 10 g，紫花地丁 10 g，玄参

10 g，当归 15 g，川芎 10 g，生甘草 6 g，生黄芪 15 g。

【加减】疼痛剧烈者，加乳香、没药、延胡索；瘀血严重者，加桃仁、红花、水蛭、虻虫、大黄；气虚者，加太子参、西洋参。

临证实录

阳虚寒凝案（刘老亲诊医案）

患者罗某，女，21 岁。

【初　诊】

2003 年 5 月 17 日。

【主诉】发作性指端发白、变紫、疼痛 1 个月。

【病史】患者诉近 1 个月来天气变冷或下冷水时发病。

【现在症】天冷或下冷水时突然出现双手指手背皮肤发白、发凉、疼痛，以后逐渐加重并见发紫，避开寒凉环境数小时后症状可自动缓解。

【查体】舌质淡苔薄白，脉细。

【诊断】西医诊断：雷诺病；中医诊断：痹证（阳虚寒凝证）。

【治法】温经散寒，活血通络。

【选方】当归四逆汤加减。

【用药】当归 10 g，桂枝 10 g，赤芍 10 g，通草 5 g，细辛 3 g，大枣 12 g，鸡血藤 30 g，黄芪 30 g，没药（布包）5 g，丹参 15 g，僵蚕 10 g，干姜 5 g。7 剂，每日 1 剂，水煎，早、晚分服。

【二　诊】

服上方 3 剂后症状即减轻，7 剂后症状缓解，近 2 日下凉水均无不适；舌质淡红、苔薄白，脉沉细。效不更方，守原方

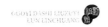

继服 10 剂，巩固疗效。

【按】

本病又称肢端动脉痉挛症，是由肢端血管间歇性强直性痉挛或功能障碍致局部缺血引起的血管神经性疾病，其确切的病因尚不清楚，多发于青年女性。根据其临床症状、体征特点，在中医"痹证""寒厥"等病证范围内有相应的描述与论治。刘老认为，中医治疗本病主要是辨证施治，同时注意局部保暖。刘老认为，一般辨证论治疗效不佳时，可采用综合治疗：静滴复方丹参注射液或川芎嗪注射液，口服复方丹参片，外用针刺、耳穴疗法、灸法，并局部保暖，甚者用局部药浴，可获良效。

◎不宁腿综合征

不宁腿综合征在各年龄阶段皆可发病，但多见于40岁以上的壮年。症状主要发生在两下肢，可累及大腿和足部，通常双侧为重，或仅限于一侧下肢，上肢和手部很少受累。以受累的患肢深部有酸胀、麻痛、灼热、虫爬样、瘙痒样等多种痛苦感觉为主要表现。症状多在休息时出现，而在工作、劳动或运动时无明显症状。症状常迫使患者的小腿不停地活动，甚至在室内外长久地走动，才能使症状缓解。

诊断要点

（1）患者主诉夜间腿部有不愉快的感觉或夜间入睡困难。

（2）腓肠肌内有一种非常不愉快的感觉，常伴有腿部出现一时性疼痛和瘙痒。

（3）不舒服的感觉可以通过移动肢体得到缓解。

（4）多导睡眠图显示睡眠时肢体有运动。

（5）其症状不能用内科和精神科障碍解释。

（6）可以有其他睡眠障碍存在。

刘老经验

刘老指出本病虽无确切中医命名，但有关症状论述可见于一些中医学著作中。《灵枢》《素问》中有"胫酸""髓酸"的记载，均指小腿酸软无力，且伴胀痛、热等不适感，静而尤甚，动则减轻，都与本病表现类似。《伤寒杂病论》中所描述的"血痹""痉病""腿挛急"等亦与本病的表现相似。《内科摘要》中"夜间少寐，足内酸热。若酿久不寐，腿内亦然，且兼

329

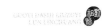

腿内筋似有抽缩意，致二腿左右频移，辗转不安，必致倦极方寐"的论述更酷似本病。目前多数学者将本病归属于中医"痹证"范畴。

刘老认为，本病外因主要为风、寒、湿诸邪客于经脉，致脉道不利，气血运行不畅，肌肉筋脉失于濡养而发病；内因主要为肝肾虚衰，气血不足，筋肉失养所致。本在肝肾虚衰、气血不足，标在风、寒、湿、痰、瘀诸邪留阻血脉，为本虚标实之证。中老年患者以本虚为主，青年患者则以标实为主。同时刘老指出以上仅指临床上多见的证型，具体应用不拘于此，应根据辨证灵活变通。

同时刘老强调本病是一种易发性疾病，平时不宜过劳，饮食起居调理对控制病情的发展有极其重要的作用。具体做法如下：①适当运动，如快走或慢跑、打太极拳，运动量以微微出汗为宜。适当运动可改善血液循环。②合理饮食、戒烟戒酒。饮食宜清淡，多吃一些新鲜的水果和蔬菜。烟酒会影响叶酸和维生素 B_{12} 的吸收，形成高同型半胱氨酸血症，破坏微血管内皮，造成微循环障碍。③起居规律。应该始终坚持生活作息有规律，如果人体生物钟紊乱，就很容易罹患疾病。应建立起各种定时的条件反射，按时定量吃饭、睡眠、排便、运动等。④注意保暖。患者应尤其注意下肢的保暖，不要久坐寒湿之地，晚上可用热水烫足部，促进血液循环。

论治特色

1. 血虚络阻证

【主症】双下肢肌肉酸麻困痛，腿动不安，休息时症状明显，伴头昏、乏力、寐差。舌质淡红苔薄白，脉细。

【治法】养血柔筋，活血通络。

【方药】四物汤合芍药甘草汤加减。

白芍 30 g，熟地黄 15 g，川芎 6 g，当归尾 10 g，甘草 10 g，木瓜 15 g，川牛膝 10 g，丹参 15 g，葛根 30 g，乳香 6 g，鸡血藤 30 g。

【加减】夜寐不安明显者，加首乌藤、酸枣仁、生龙骨；心悸胸闷者，加麦冬、瓜蒌皮、珍珠母；纳呆食少者，加白术、茯苓、神曲。

2. 气血虚弱证

【主症】双下肢肌肉有无可名状的不适感，或酸胀，或麻木，或困重乏力，似痛非痛，捶打后减轻，夜间更甚，伴见神疲乏力，面色萎黄，纳少便溏，舌质淡苔薄，脉细。

【治法】益气养血，濡养筋脉。

【方药】八珍汤加减。

党参 15 g，黄芪 30 g，茯苓 15 g，白术 15 g，当归 10 g，白芍 15 g，熟地黄 15 g，牛膝 10 g，木瓜 15 g，茯神 10 g，远志 10 g，首乌藤 15 g，炙甘草 6 g。

【加减】夜寐不安明显者，加百合、酸枣仁、生龙骨；纳呆食少明显者，加鸡内金、神曲。

3. 肝肾亏虚证

【主症】双下肢肌肉有无可名状的不适感，或酸胀，或麻木，或困重乏力，似痛非痛，腿动不安，烦躁失眠，口苦咽干，腰膝酸软，舌质红少苔，脉弦细。

【治法】滋补肝肾，养阴舒筋。

【方药】六味地黄丸合补肝汤加减。

熟地黄 30 g，山茱萸 15 g，山药 15 g，当归 10 g，白芍 20 g，牛膝 10 g，木瓜 30 g，酸枣仁 15 g，牡丹皮 10 g，栀子 6 g，生龙骨 30 g，生牡蛎 30 g。

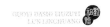

【加减】夜寐不安明显者，加首乌藤、合欢花、百合；大便干结者，加麦冬、火麻仁、玄参；纳呆食少者，加鸡内金、神曲。

4. 瘀血阻络证

【主症】双下肢肌肉有无可名状的不适感，或酸胀，或麻木，或困重乏力，刺痛明显，腿动不安，舌质瘀黯、苔薄黄或薄白，脉沉涩。

【治则】活血祛瘀，通经活络。

【方药】桂枝茯苓丸加减。

桂枝6g，茯苓15g，桃仁10g，牡丹皮10g，焦栀子10g，赤芍15g，川芎10g，香附6g，丹参30g，牛膝10g，益母草10g，白芍30g，木瓜30g，甘草10g。

【加减】夜寐不安明显者，加首乌藤、酸枣仁、生龙骨；头痛明显者，加蔓荆子、延胡索；纳呆食少者，加白术、神曲。

5. 寒湿痹阻证

【主症】双下肢肌肉有无可名状的不适感，或酸、麻，或胀、痛等，腿足冰凉，困重乏力，腿动不安，困痛明显，活动、揉搓则局部肌肉不适可缓解，静坐则凉困不适，舌质淡苔白，脉迟缓。

【治法】温阳散寒除湿。

【方药】附子汤加减。

附子10g，茯苓15g，党参15g，白术15g，白芍15g，生姜15g，防己10g，木瓜15g，独活10g，桑寄生15g，细辛10g，防风10g，秦艽10g，牛膝10g。

【加减】夜寐不安明显者，加首乌藤、酸枣仁、生龙骨；心悸胸闷者，加麦冬、瓜蒌皮、珍珠母；纳呆恶心者，加竹茹、法半夏、神曲。

6. 湿热下注证

【主症】 双下肢肌肉有无可名状的不适感，酸胀，灼热，困重乏力，腿动不安，活动后可减轻，小便短赤，便溏臭秽，舌质红苔黄腻，脉滑数等。

【治法】 清热利湿，舒筋通络。

【方药】 四妙丸加减。

苍术 10 g，生薏苡仁 30 g，牛膝 10 g，黄柏 10 g，木瓜 30 g，滑石 30 g，泽泻 15 g，蚕沙 10 g，木通 10 g，络石藤 30 g，广藿香 10 g，佩兰 10 g。

【加减】 夜寐多梦者，加首乌藤、酸枣仁、制远志；心悸胸闷者，加麦冬、瓜蒌皮、珍珠母；恶心欲呕者，加砂仁、法半夏、陈皮等。

临证实录

血虚络阻案（刘老亲诊医案）

患者冯某，女，55 岁。

【初 诊】

2003 年 11 月 5 日。

【主诉】 双下肢肌肉酸麻困痛反复发作 2 周。

【病史】 患者近 2 周无明显原因出现双下肢肌肉酸麻困痛，影响睡眠。

【现在症】 双下肢肌肉酸麻困痛，无可名状，腿动不安，捏打后减轻，夜间休息时症状明显。伴头昏、乏力、寐差。

【查体】 舌质淡红苔薄白，脉细。

【诊断】 西医诊断：不宁腿综合征；中医诊断：痹证（血虚络阻证）。

【治法】 养血柔筋，活血通络。

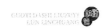
【选方】四物汤合芍药甘草汤加味。

【用药】白芍 30 g，熟地黄 15 g，川芎 6 g，当归尾 10 g，甘草 10 g，木瓜 15 g，川牛膝 10 g。丹参 15 g，葛根 30 g，薏苡仁 30 g，乳香 6 g，鸡血藤 30 g，首乌藤 20 g，蝉蜕 6 g，7 剂。

【二　诊】

服上方 4 剂后症状明显减轻，7 剂后病情明显好转，下肢酸困不适、无可名状的症状控制，腿动不安缓解。舌质淡红、苔薄白、脉细。续原方 7 剂而病愈。

【按】

不宁腿综合征属于自主神经系统疾病，与神经、精神等多种因素有关，患者患肢深部有酸、麻、困痛、灼热、虫爬样等多种痛苦不适感觉。本病在中医痹证（血痹等病证）范围内有相应的描述与论治。其病因病机多认为是邪客肌肤，瘀滞脉络，或阴血亏虚，经络肌肤失养。故采用养血柔筋，活血通络之法，用四物汤合芍药甘草汤加味。患者发病期间多有失眠多梦等症状，故多加用首乌藤、灵芝等养心安神之品。

◎ 脑震荡

脑震荡通常定义为"中枢神经系统的暂时性功能障碍"，一般是在头部受到轻度暴力的打击后，产生短暂性意识丧失，随即清醒，可伴有近事遗忘。神经系统病理解剖无明显变化，无器质性损害。

诊断要点

（1）确切的头部外伤史。

（2）伤后立即出现短暂的意识障碍。

（3）苏醒后有逆行性遗忘症。

（4）头部伤后有头痛、头昏、恶心、呕吐。部分伤者可出现自主神经功能紊乱，表现为情绪不稳、易激动、不耐烦、注意力不集中、耳鸣、心悸、多汗、失眠或者噩梦等。

刘老经验

刘老认为当头部受到外力震击，脑络和脑气必然受损。脑络循行不畅，阻于清窍，清浊升降失常，元神失养，神明失聪，则出现神识昏迷、头痛头晕、烦躁不安、夜寐不宁之症。脑气损伤、静守之府扰乱，呈现心窍闭塞、卒然昏厥、神不守舍、心神错乱之症。同时，其他脏腑生理功能失调，加重脑功能的障碍与紊乱，而见精神情志活动异常等临床表现。伤脑日久，可致气血虚弱。《灵枢·口问》曰："上气不足，脑为之不满，耳为之苦鸣，头为之苦倾，目为之眩。"头部久伤，暗耗肾精，肾精虚亏，不能生髓，而致脑髓不足。正如《灵枢·海论篇》

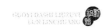
指出："脑为髓之海，脑海不足，则脑转耳鸣，胫酸眩冒，目无所见，懈怠安卧。"由于伤脑日久，气血虚弱，肝肾亏虚，不能生髓，影响于脑，进而妨碍脑伤的恢复，导致头痛头晕、夜寐不宁、神疲体倦、耳鸣健忘、恶心纳差等症状反复发作。

因此，刘老认为脑震荡的各期辨证均与血瘀有关，但瘀在早、中、晚三期各有差异，因此，主张从瘀分三期辨治。早期瘀热阻络，治宜活血凉血，用凉血四物汤加减；中期瘀血阻络，治宜活血通络，用黄参通络汤加减；后期肾虚血瘀，治宜补肾活血，用益肾通络汤加减。同时指出本病在不同阶段均有虚、实之分。临床应有所侧重，详审辨证，权衡主次。刘老针对本病强调"活血化瘀"，在其治疗中起决定性作用。本病的主要表现为一过性功能障碍，而其机制在于瘀血阻滞、经络不通、气血运行受阻，所以活血化瘀为主要治疗手段。现代医学实验证明祛瘀活血药有抗炎作用，能减轻炎症反应，减少血管渗出。临床亦证明活血化瘀药能止血止痛、祛瘀生新，并能促进炎症消散和吸收、扩张血管、增进血液循环、解除瘀血和供血不足状态，从而达到调整脑部血液循环，改善局部病灶瘀滞状况，从而增加脑血流量，消除炎症病变，使血液流通、结滞消散。这对于治疗本病无疑有积极作用。

论治特色

1. 瘀热阻络证

【主症】头部外伤后头晕、头痛剧烈，痛如针刺状，痛点固定，每因劳累或情绪变化而加剧。舌质黯，脉弦而涩。

【治法】活血凉血。

【方药】凉血四物汤加减。

生地黄 12 g，牡丹皮 10 g，地骨皮 12 g，白芍 12 g，女贞子

15 g，丹参 15 g，蒲黄 15 g，川芎 10 g，全蝎 5 g，钩藤 10 g，山楂 12 g。

【加减】若头痛甚者，加延胡索、川牛膝；眩晕恶心者，加法半夏、陈皮；失眠多梦者，加酸枣仁、首乌藤、龙骨、牡蛎；大便秘结者，加决明子。

2. 肝风痰热证

【主症】头部外伤后头晕耳鸣，头痛且胀，急躁易怒，少寐多梦，胸脘痞闷，不饥不食，大便不调，小便赤，舌苔黄厚腻，脉弦滑数。

【治法】平肝熄风，清热化痰。

【方药】天麻钩藤饮合温胆汤加减。

天麻 10 g，钩藤 20 g，石决明 25 g，黄芩 6 g，栀子 6 g，首乌藤 10 g，茯神 10 g，牛膝 25 g，法半夏 6 g，陈皮 6 g，竹茹 10 g。

【加减】眩晕头痛剧烈者，加羚羊角、龙骨、牡蛎；肝火盛，口苦面赤，心烦易怒者，加龙胆、夏枯草；脉弦而细者，加生地黄、枸杞子。

3. 痰湿中阻证

【主症】头部外伤后眩晕而头重如蒙，胸闷恶心，食欲减退，大便溏薄，舌苔白腻，脉濡滑。

【治法】燥湿化痰，健脾和胃。

【方药】半夏白术天麻汤加减。

半夏 10 g，天麻 6 g，茯苓 6 g，白术 10 g，橘红 3 g，甘草 3 g。

【加减】眩晕较甚者，加僵蚕、胆南星；头痛甚者，加蔓荆子、蒺藜；呕吐甚者，加代赭石、旋覆花；兼气虚者，加生黄芪、党参；湿痰偏盛，舌苔白滑者，加泽泻、桂枝。

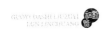
4. 气虚血瘀证

【**主症**】头部外伤后头晕、头痛剧烈，痛如针刺状，痛点固定，每因劳累或情绪变化而加剧。神疲乏力，气短自汗，舌质黯，脉弦而涩。

【**治法**】益气活血通络。

【**方药**】黄参通络汤加减。

黄芪 30 g，丹参 15 g，蒲黄 15 g，川芎 10 g，全蝎 5 g，延胡索 10 g，山楂 10 g。

【**加减**】彻夜不寐者，加生龙骨、生牡蛎、磁石、酸枣仁、首乌藤；恶心欲呕者，加法半夏、陈皮；嗜睡者，加石菖蒲、郁金、远志；大便秘结者，加女贞子、决明子；夜尿频繁者，加枸杞子、山茱萸、益智仁；记忆力减退者，加沙苑子、枸杞子。

5. 肾虚血瘀证

【**主症**】头部外伤后头晕、头痛，痛点固定，健忘耳鸣，腰膝酸软。舌质黯，脉弦而涩。

【**治法**】补肾活血。

【**方药**】益肾通络汤加减。

淫羊藿 15 g，枸杞子 10 g，山茱萸 10 g，沙苑子 10 g，丹参 10 g，蒲黄 15 g，川芎 10 g，山楂 10 g。

【**加减**】头痛甚者，加全蝎、延胡索；失眠多梦者，加酸枣仁、首乌藤、龙骨、牡蛎；神疲气少者，加黄芪、葛根；纳少脘胀者，加佛手、麦芽；夜尿多者，加仙茅、巴戟天、益智仁；头目作胀，烦躁，脉弦者，加天麻、钩藤。

临证实录

1. 瘀热阻络案（刘老亲诊医案）

患者文某，女，16 岁。

【初　诊】

2005 年 12 月 16 日。

【主诉】头胀痛反复 16 日。

【病史】患者因车祸撞伤头部后头胀痛 16 日而就诊。受伤时昏迷约 3 分钟。

【现在症】头部胀痛，无眩晕，面部阵作烘热，右眼视力下降，口干苦，纳差。

【查体】舌质黯红苔薄白，脉细数。

【诊断】西医诊断：脑震荡；中医诊断：脑髓震荡（瘀热阻络证）。

【治法】活血凉血。

【拟方】凉血四物汤加减。

【用药】生地黄 10 g，牡丹皮 10 g，赤芍 10 g，白芍 10 g，丹参 15 g，蒲黄 15 g，川芎 10 g，全蝎 5 g，钩藤 15 g，菊花 10 g，蝉蜕 8 g，石斛 10 g。7 剂，每日 1 剂，水煎，早、晚分服。

【二　诊】

服上方后头痛明显减轻，局部烘热感消失，视力好转，口不干，纳增，仍稍口苦，舌质黯红苔薄白，脉细。改用活血通络法以善后，方选通窍活血汤加减。处方：桃仁 10 g，红花 6 g，川芎 10 g，赤芍 10 g，丹参 15 g，地龙 10 g，全蝎 5 g，牛膝 10 g，郁金 10 g，石菖蒲 10 g，菊花 10 g，石斛 10 g。

【按】

脑震荡早期瘀血初聚，壅遏化热，常见头痛，夜间潮热，

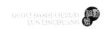
或头部烘热，乃瘀热阻络所致，治宜活血凉血。初诊以生地黄、牡丹皮、赤芍、蒲黄、丹参凉血活血；川芎、全蝎理气活血，通络止痛；白芍柔肝缓急止痛；菊花清肝明目；全蝎、钩藤、蝉蜕祛风止痉；石斛益胃生津，滋阴清热。二诊热象已不明显，故以活血通络治之，初诊方减凉血药味，加郁金行气化瘀，清心利胆，石菖蒲开窍醒神。

2. 气虚血瘀案（刘老亲诊医案）

患者郑某，女，12岁。

【初　诊】

2009年7月3日。

【主诉】嗜睡伴头顶反复作痛1周。

【病史】患者因被铅球打伤头部后嗜睡1周而就诊。受伤当时昏迷5分钟左右，苏醒后嗜睡，每日达15小时以上。

【现在症】嗜睡，伴头顶疼痛。

【查体】舌质淡黯苔薄，脉细。

【诊断】西医诊断：脑震荡；中医诊断：脑髓震荡（气虚血瘀证）。

【治法】益气活血通络。

【拟方】黄参通络汤加减。

【用药】丹参10 g，石菖蒲10 g，酸枣仁15 g，天麻（另包，蒸兑）10 g，山楂10 g，麦芽30 g。7剂，每日1剂，煎汤冲服黄参通络颗粒。

【二　诊】

服上方后嗜睡时间减少，头已不痛；舌质转淡红。于前方中加当归10 g，三七粉15 g，党参10 g，枸杞子10 g，冲服黄参通络汤颗粒，继服14剂。

【三 诊】

再服上方 14 剂后，嗜睡已不明显，唯外伤处头发脱去，余无不适，仍守前法以善后。

【按】

脑震荡中期热得宣泄，独留其瘀，瘀血阻滞脑络、动扰脑神，故见头痛而胀，或头部刺痛。阳气受阻，久留于阴是嗜睡的主要病机。《杂病源流犀烛·跌仆闪挫源流》云："忽然闪挫，必气为之震，震则激，激则壅……血本随气以周流，气凝则血亦凝矣……诸变百出。"治宜益气扶正，活血通络，醒脑开窍。用刘老经验方黄参通络汤加味。本方由黄芪、丹参、生蒲黄、川芎、醋延胡索、酸枣仁、首乌藤、白芍、钩藤、生龙骨、生牡蛎、全蝎、山楂等组成，方中黄芪益气扶正，丹参活血通络，二药相合，气旺则血行有力，血脉通畅，通则不痛，共为君药；加石菖蒲理气宣窍，另加天麻熄风，当归、三七粉、党参等助益气活血之力。气血调畅，其病乃愈。

3. 肾虚血瘀案（刘老亲诊医案）

患者马某，男，42 岁。

【初 诊】

2011 年 5 月 20 日。

【主诉】头痛、头晕反复发作 1 个月。

【病史】患者因车祸撞伤头部后头痛头晕 1 个月而就诊。受伤当时昏迷约 5 分钟，清醒后一直头晕头痛。

【现在症】头晕头痛，视物模糊，用脑后加重，伴失眠多梦，腰膝酸软。

【查体】舌质黯淡苔薄白，脉细弦。

【诊断】西医诊断：脑震荡后期；中医诊断：脑髓震荡（肾虚血瘀证）。

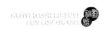
【治法】益肾活血通络。

【拟方】益肾通络汤加减。

【用药】淫羊藿 10 g，枸杞子 12 g，山茱萸 10 g，丹参 30 g，川芎 10 g，醋延胡索 12 g，全蝎 5 g，钩藤 15 g，山楂 15 g，佛手 10 g，黄芪 30 g，酸枣仁 15 g，首乌藤 30 g，龙骨 30 g，牡蛎 30 g。7 剂，每日 1 剂，水煎，早、晚分服。

【二　诊】

服上方 14 剂后，头已不痛，视物好转，但仍头部昏胀不适，用脑后加重。上方加沙苑子 15 g。

【三　诊】

服二诊方 14 剂后，头胀痛消失，用脑时无明显不适，前方再加益智仁以善后。

【按】

脑震荡晚期瘀久伤正，由实转虚，虚实夹杂，常见头昏沉而痛，或空痛，记忆力下降，耳鸣，腰酸足软，证属肾虚血瘀证，治宜补肾活血通络。用淫羊藿、沙苑子、益智仁温补肝肾，枸杞子、山茱萸滋补肝肾，黄芪、丹参、川芎、全蝎等益气活血通络，酸枣仁、龙骨、牡蛎等安神定志。通、补结合，取效迅速。

◎颈椎病

　　颈椎病是一种以颈椎退行性病理改变为基础的疾患，主要由于颈椎长期劳损，骨质增生，或椎间盘脱出，或韧带增厚，致使脊髓、神经根或椎动脉受压，从而出现一系列功能障碍的临床综合征。表现为颈椎间盘退变本身及其继发性的一系列病理改变，如椎节失稳、松动；髓核突出或脱出；骨刺形成；韧带肥厚和继发的椎管狭窄等，刺激或压迫了邻近的神经根、脊髓、椎动脉及颈部交感神经等组织，并引起一系列症状和体征。

诊断要点

　　（1）神经根型颈椎病：

　　1）大多患者逐渐感到颈部单侧局限性痛，颈根部呈电击样向肩、上臂、前臂乃至手指放射，且有麻木感，或以疼痛为主，或以麻木为主。疼痛呈酸痛、灼痛或电击样痛，颈部后伸、咳嗽，甚至增加腹压时疼痛可加重。上肢沉重，酸软无力，持物易坠落。部分患者可有头晕、耳鸣、耳痛、握力减弱及肌肉萎缩，此类患者的颈部常无疼痛感觉。

　　2）颈部活动受限、僵硬，颈椎横突尖前侧有放射性压痛，患侧肩胛骨内上部也常有压痛点，部分患者可摸到条索状硬结，受压神经根皮肤节段分布区感觉减退，腱反射异常，肌力减弱。颈5/6椎间病变时，刺激颈6神经根引起患侧拇指或拇、示指感觉减退；颈6/7椎间病变时，则刺激颈7神经根而引起示、中指感觉减退。臂丛神经牵拉试验阳性，颈椎间孔挤压试验阳性。

343

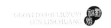

3）颈椎正侧位、斜位或侧位过伸、过屈位 X 线片可显示椎体增生，钩椎关节增生，椎间隙变窄，颈椎生理曲度减小、消失或反张，轻度滑脱，项韧带钙化和椎间孔变小等改变。

（2）脊髓型颈椎病：

1）缓慢进行性双下肢麻木、发冷、疼痛，走路欠灵、无力、腿软、易绊倒，不能跨越障碍物。休息时症状缓解，紧张、劳累时加重，时缓时剧，逐步加重。晚期下肢或四肢瘫痪，二便失禁或尿潴留。

2）颈部活动受限不明显，上肢活动欠灵活，双侧脊髓传导束的感觉与运动障碍，即受压脊髓节段以下感觉障碍，肌张力增高，反射亢进，锥体束征阳性。

3）X 线显示颈椎生理曲度改变，病变椎间隙狭窄，椎体后缘唇样骨赘，椎间孔变小。CT 检查可见颈椎间盘变性、颈椎增生，椎管前后径缩小，脊髓受压等改变。MRI 检查可显示受压节段脊髓有信号改变，脊髓受压呈波浪样压迹。

（3）椎动脉型颈椎病：

1）主要症见单侧颈枕部或枕顶部发作性头痛、视力减弱、耳鸣、听力下降、眩晕，可见猝倒发作。常因头部活动到某一位置时诱发或加重，头颈旋转时引起眩晕发作是本病的最大特点。椎动脉血流检测及椎动脉造影可协助诊断椎动脉是否正常，有无压迫、迂曲、变细或阻滞。

2）X 线检查可显示椎节不稳及钩椎关节侧方增生。

（4）交感型颈椎病：

1）以交感神经功能紊乱症状为主，排除其他系统脏器病理改变。第一类是交感神经兴奋症状，此类比较多见，主要包括：①头部症状，如头痛，主要位于枕部和前额，性质为钝痛，常伴有头晕、头脑不清、记忆力减退，有些患者还伴有恶心，少有呕吐。②眼部症状，如视物模糊、眼裂增大、瞳孔散大、眼底胀痛、眼干。③心血管症状，如一过性心动过速和血压升高。④耳部症状，如耳鸣，听力下降。⑤其他，如肢体发凉怕冷，一侧肢体少汗，头部、颜面或肢体麻木等。第二类是交感抑制症状，此类比较少见，主要表现为眼睑下垂、流泪、鼻塞、心动过缓、血压下降等。

2）多有颈椎退变，包括颈椎不稳，伴有神经根症状；颈交感神经封闭或高位硬膜外封闭能使症状减轻或消失。

3）压头试验症状加重，牵引症状减轻。

（5）颈型颈椎病：

1）以颈部痛、胀及不适感为主，常在清晨醒后出现或起床时发觉抬头困难。

2）患者颈部活动受限或强迫体位，个别患者上肢可有短暂的感觉异常。活动时疼痛加剧，休息可以缓解。

3）X线显示为颈椎生理曲度明显改变，或椎间关节不稳，具有"双边""双突""切凹"征或骨质增生。

刘老经验

刘老认为颈椎病隶属中医学"痹证""痿证""项强""眩晕"等范畴。中医理论认为颈椎病的病因，无外乎外感风寒湿邪、慢性劳损、肝肾亏虚、气血不足、外伤、畸形等几个方面。刘老指出人体一切疾病的发生、发展无不与气血相关，颈椎病的发生也不例外。无论是风寒湿邪外侵，还是肝肾亏虚、正气不足，均会导致气血瘀阻经脉，瘀血不除，新血不生，气虚无援，血运不畅，不通则痛，荣养失职，从而引起本病的发生。因此，刘老认为本病为"本虚标实"，肝肾亏虚，气血不足为本，风寒湿邪客居经脉，气血瘀滞为标。

对于用药，刘老在治疗上喜用引经药物。刘老指出虫类中药具有活血化瘀、攻坚破积、搜风解毒、消痈散肿、熄风定惊、

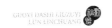

补虚固本等作用。因此在治疗颈椎病时，喜佐用少量虫类药，根据辨证论治的原则，巧与其他药物配伍，以协同增效，颇有得心应手之妙。刘老强调颈椎病是现代一种发病率较高的常见病。其发病原因主要是由于长期不正确的姿势或伏案低头工作所致。因此绝大多数患者都有类似的工作史。因此在治疗同时，注意纠正姿势和做颈部活动操是很重要的。此外颈椎病是一个长期慢性积累而形成的疾患，因此治疗也需要一个相当长的过程，故需告知患者耐心服药，且治疗过程中会因姿势、情绪、月经、饮酒，甚至饮食过饱而有所反复，只需坚持服药，症状自会逐渐缓解。

论治特色

1. 瘀阻经络证

【主症】颈肩臂疼痛麻木，以痛为重，往往久治不愈，疼痛难忍，夜间尤甚。舌质暗或紫，脉弦紧或涩。

【治法】祛瘀通络，蠲痹止痛。

【处方】四物汤加减。

全当归9 g，赤芍10 g，三七粉（冲兑）6 g，延胡索15 g，白芷10 g，葛根30 g，莪术10 g，川芎12 g，地龙6 g，炙甘草5 g。

【加减】如头枕痛者，加羌活、蔓荆子；如恶风怕凉、肩颈冷痛者，加桂枝、细辛、秦艽。

2. 寒凝经脉证

【主症】颈、肩、上肢窜痛麻木，以痛为主，头有沉重感，颈部僵硬，活动不利，恶寒畏风，舌质淡红苔薄白，脉弦紧。

【治法】温经解肌，通络止痛。

【方药】葛桂舒筋饮加减。

葛根 30 g，桂枝 10 g，姜黄 10 g，桑枝 30 g，露蜂房 10 g，威灵仙 10 g，鹿衔草 10 g，路路通 10 g，甘草 5 g。

【加减】兼有全身多处疼痛者，加川芎、独活、安痛藤；兼面色苍白、头晕乏力者，加当归、白芍、熟地黄；兼神疲气短、纳呆食少者，加党参、白术、茯苓、陈皮。

3. 气虚血瘀证

【主症】颈项肩臂疼痛，以麻为主，多见到皮肤干燥不泽，心烦痞闷，面色不华，倦怠少气，舌质紫暗，脉弦细或细涩。

【治法】补益气血，活血通络。

【方药】黄芪桂枝五物汤加减。

生黄芪 30 g，桂枝 9 g，白芍 10 g，全当归 9 g，地龙 6 g，川芎 12 g，红花 9 g，桃仁 12 g，丹参 30 g，葛根 30 g，炙甘草 5 g。

【加减】如面白无华、唇甲苍白者，加熟地黄、仙鹤草；如腰酸腿软、夜尿多者，加淫羊藿、杜仲、牛膝；如纳呆食少者，加白术、茯苓、山药；如痰多、恶心者，加陈皮、法半夏。

4. 肝肾亏虚证

【主症】颈肩臂疼痛麻木，日久不愈，腰酸腿软，眩晕耳鸣，失眠多梦，舌质红少津，脉弦细。

【治法】补益肝肾，通痹止痛。

【方药】独活寄生汤加减。

桑寄生 30 g，独活 10 g，威灵仙 30 g，桑枝 30 g，姜黄 10 g，葛根 15 g，山茱萸 10 g，川芎 10 g。

【加减】多汗乏力者，加黄芪、防风；胸闷、心悸者，加瓜蒌、甘草、党参；围绝经期伴烦躁者，加淫羊藿、黄柏。

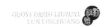

临证实录

1. 瘀阻经络案（刘老亲诊医案）

患者徐某，女，53 岁。

【初　诊】

2003 年 11 月 3 日。

【主诉】颈项胀痛伴头昏目眩 1 个月。

【病史】患者近 1 个月余以来常颈项胀痛，未予重视。

【现在症】颈项胀痛，阵发性头昏目眩，以头部转动时明显，严重时伴恶心不适、出汗，但无耳鸣耳聋，常觉左手臂发麻，口干不多饮，寐差，纳食可，二便如常。既往无高血压等病史。

【查体】舌质黯红、苔薄白微黄，脉弦细。血压130/80 mmHg。叩颈征（+），头部转动时明显不适感，颈项轻度压痛。

【辅助检查】颈椎侧斜位片示：颈椎骨质增生。

【诊断】西医诊断：颈椎病；中医诊断：痹证（瘀阻经络证）。

【治法】养血活血，舒经通络。

【选方】四物汤加减。

【用药】当归 10 g，赤芍 10 g，三七粉（冲兑）6 g，延胡索 15 g，白芷 10 g，葛根 30 g，莪术 10 g，制首乌 30 g，人参叶 10 g，枸杞子 10 g，昆布 10 g，山楂 15 g。7 剂，每日 1 剂，水煎，早、晚分服。

【二　诊】

服上方后患者颈项胀痛，头昏目眩减轻，手臂发麻消除，仍寐差，口稍干苦；舌质黯红、苔薄黄，脉弦细。守上方加灵芝、没药（布包）各 10 g，续服 14 剂。

【结　果】

服上方 14 剂后患者睡眠增加，颈项胀痛、头昏目眩、手臂发麻等症基本消除。

【按】

本例临床表现、体征（如叩颈征阳性）均较典型，且有颈椎 X 光片结果支持其诊断。根据其临床表现，本病在中医"痹证""眩晕""痿证""痉病"等病证范畴有相应的描述和论治。刘老治疗本病主要以辨证施治为主，通常以活血、化痰、平肝、滋养阴血为主，根据具体病例采用不同的方法，但临床往往虚实夹杂，本例采用养血活血、舒经通络为主治疗。本病多病程长，反复发作，因此疗程需略长，必要时配合牵引、推拿、外贴药、中药离子导入等治法可提高疗效。

2. 寒凝经脉案（刘老亲诊医案）

患者郭某，男，45 岁。

【初　诊】

2014 年 8 月 5 日。

【主诉】颈肩疼痛伴右上肢麻木 3 个月。

【病史】患者 3 个月前，因气温骤降出现颈肩疼痛，夜晚更甚，本已心烦难寐，因疼痛更致彻夜不寐。经某三甲医院诊断为颈椎病，治疗未效。

【现在症】颈肩疼痛，伴右上肢麻木、头晕，夜不能寐，潮热汗出。

【查体】舌质淡苔白、舌下青筋粗大，脉沉细。

【诊断】西医诊断：颈椎病；中医诊断：颈痹（寒凝经脉证）。

【治法】温经解肌，通络止痛。

【选方】葛桂舒筋饮加减。

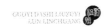
【用药】葛根40 g，桂枝12 g，片姜黄12 g，威灵仙30 g，鹿衔草10 g，露蜂房10 g，桑枝30 g，甘草7 g。5剂，水煎，早、晚分服。

【二　诊】

颈肩疼痛稍减，仍不寐、潮热汗出。处方：葛根40 g，桂枝14 g，白芍10 g，川芎10 g，桑枝30 g，三七片10 g，生姜15 g，露蜂房10 g，甘草10 g，7剂。

【三　诊】

颈肩痛止，寐稍安，但入睡仍困难，仍有潮热。处方：葛根30 g，桂枝10 g，白芍10 g，川芎10 g，三七片10 g，醋延胡索10 g，炒酸枣仁30 g，首乌藤30 g，仙茅7 g，黄柏7 g，山楂10 g，14剂。

【四　诊】

颈肩痛无，寐转安，潮热汗出已不明显。上方加菟丝子15 g，14剂。

【按】

神经根型颈椎病属中医学"痹病"范畴。刘老认为，此类颈椎病多与寒湿束缚太阳膀胱经脉有关。患者年近五十，肾气渐虚，太阳膀胱经气化不利，复为寒邪所侵，致寒湿搏结于颈肩，筋骨经脉不通，气血瘀滞，故而颈肩疼痛、上肢麻木；肾阴亏，不能涵阳，阳不入于阴，故而不寐、潮热。针对颈肩疼痛之主症，治以散寒解肌、温经通络为法。《伤寒论》云："太阳病，项背强几几，无汗恶风者，葛根汤主之。"今有项背板硬、疼痛不适，但无恶寒，故未用原方，而仅取葛根汤意，用其加减化裁而成的葛桂舒筋饮治疗，用葛根、桂枝两味主药，温散膀胱经寒湿。刘老指出，对于疼痛严重者，需重用葛根至30 g以上方可取效。方中还加入威灵仙、鹿衔草祛风湿、通经络，配伍露蜂房入络散邪而止痛，桑枝引药走于上肢。二诊时，疼痛仅稍有缓解，又加大桂枝用量以通阳活血，并入白芍配甘草以缓急止痛，配川芎、三七活血化瘀而止痛，更重用生姜温散寒邪。诸药配合，寒湿之邪得以外逐，瘀阻之经脉复通，通则不痛，故颈肩疼痛立止。三诊时，再对潮热、汗出之兼症，入仙茅、黄柏，调理阴阳，其症乃瘥。此外，其时颈痛虽止，但仍守原方，以巩固疗效，防止病情反弹，对于慢性病的治疗，这也十分关键。

3. 寒凝经脉兼瘀案（刘老亲诊医案）

患者谭某，女，62 岁。

【初　诊】

2009 年 7 月 13 日。

【主诉】颈肩痛 1 年。

【病史】患者于 1 年前不慎跌倒，当时无明显不适，但嗣后逐渐出现颈肩痛，且日益加重。经 CT 检查，发现颈椎（C2/3、C3/4、C4/5、C5/6、C6/7）椎间盘突出，迭经治疗，效果不显。经友人推荐来诊。

【现在症】颈项、肩背疼痛，头颈转动则疼痛加重，牵引至上臂掣痛；头晕，恶心。

【查体】舌质暗苔白，脉细。

【诊断】西医诊断：颈椎病；中医诊断：痹症（寒凝经脉兼瘀证）。

【治法】散寒解肌，活血通脉。

【选方】葛桂舒筋饮加减。

【用药】葛根 30 g，桂枝 12 g，白芍 10 g，青风藤 15 g，威灵仙 15 g，三七片 10 g，醋延胡索 10 g，桑枝 30 g，露蜂房 10 g，甘草 10 g。7 剂，水煎，早、晚分服。

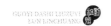

【二　诊】

症状无明显变化，但服药亦无不适，仍以原方化裁。处方：葛根40g，桂枝15g，白芍10g，川芎10g，青风藤15g，威灵仙15g，三七片10g，醋延胡索10g，桑枝30g，露蜂房10g，甘草10g，7剂。

【三　诊】

颈、肩、背痛减轻。效不更方，予二诊方14剂。

【四　诊】

颈、肩、背痛已不明显，头晕亦较前为轻。仍以上方化裁，处方：黄芪30g，葛根30g，桂枝12g，白芍10g，青风藤10g，威灵仙10g，三七片10g，醋延胡索10g，鹿衔草15g，鹿角霜15g，甘草7g，7剂。

【五　诊】

颈、肩、背痛及头晕诸症均解，仍拟用原方出入，继续调治月余停药。

【结　果】

后告知数月之后，因天气转冷而感寒，曾再发颈肩疼痛，自服上方后，其症若失。

【按】

本例颈椎间盘突出症曾有外伤史，瘀血内停，阻于颈肩部经脉；又兼年高，多肝肾不足，经筋束约无力，致椎间盘滑动、突出。刘老指出，太阳膀胱经行于脊椎两旁，颈肩痛症状明显者多由寒邪侵袭，寒水不化，寒湿阻滞太阳膀胱之脉，不通则痛。如曹颖甫谓："湿家之病，起于太阳寒水。表汗不出，则郁于肌理，而血络为之不通，一身尽疼者，寒湿凝于肌腠也。"急则治标，当以解肌散寒、活血化瘀、通络止痛为要务。故重用葛根，配桂枝、白芍以散寒解肌；配伍青风藤、威灵仙、三七片、延胡索等祛风胜湿、活血通络而止痛。二诊症状未加重，故仍守方续服。至三诊后症状渐减，因为肝肾亏虚为本，故在原方中加入鹿衔草、鹿角霜以温补肝肾、祛湿通络，其症乃愈。有谓口服中药难使已脱出之椎间盘复位，故本病必待手术或手法治疗，方能奏效。但据刘老临床观察，口服中药确能缓解乃至消除颈、腰椎间盘突出的临床症状，且坚持服用补肾通络等药可明显减少复发，这可能与中药能缓解、消除炎症、水肿，从而减缓对神经根、脊髓的刺激和压迫，及改善局部韧带功能等作用有关。

4. 气虚血瘀案（刘老亲诊医案）

患者白某，女，51 岁。

【初　诊】

2009 年 5 月 17 日。

【主诉】颈项痛伴左上肢麻木 1 个月。

【病史】患者 1 个月前，突然出现颈项痛，伴左上肢麻木、乏力，不能端碗。经某医院检查，诊为颈椎病，行牵引治疗无效，故来就诊。

【现在症】颈项痛，左手无力，试令其左手拿脉枕，稍起即落。

【查体】舌质淡苔白，脉细弱。

【诊断】西医诊断：颈椎病；中医诊断：颈痹（气虚血瘀证）。

【治法】益气养血，兼活血通络。

【选方】黄芪桂枝五物汤加减。

【用药】黄芪 30 g，桂枝 14 g，白芍 10 g，当归 15 g，葛根 30 g，三七片 10 g，川芎 10 g，威灵仙 10 g，露蜂房 10 g，甘草

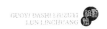
10 g。7 剂，水煎，早、晚分服。

【二　诊】

颈痛减轻，左手较前有力，可拾起脉枕。效不更方，予上药 14 剂。

【三　诊】

颈痛止，手亦有力。用上方去威灵仙，加西党参 10 g，续服 14 剂以巩固疗效。

【按】

本案患者以颈肩痛、上肢麻木为主症，可归于痹证、麻木。证因气虚血弱，血行无力，肌肉失于荣养、血瘀痹阻血脉，不荣则痛，不通则通。故当于益气养血的同时，通阳解肌、活血通络，养正除积，经脉通畅，则疾病可愈。即如《三因极一病证方论》言："各补其荣，而通其输，调其虚实，和其逆顺，至筋脉骨肉各得其旺时，病乃已矣。"方中黄芪、当归益气活血相须为用，桂枝加葛根汤解肌、温通经脉，佐以活血化痰、通络止痛药。7 剂而疼痛缓解、上肢麻木减轻，再服 14 剂，诸症几无。其方证相合，故取效甚捷。

5. 气虚血瘀兼肾虚案（刘老亲诊医案）

患者黄某，女，50 岁。

【初　诊】

2007 年 9 月 16 日。

【主诉】颈项不适反复 3 个月。

【病史】患者 3 个月前即感颈项不适，渐至颈胀痛，伴下肢乏力，前往医院求治，诊为脊髓型颈椎病，而治疗罔效。

【现在症】面色少华，颈项胀痛，身如带束，手指不灵活；下肢无力，行走如踏棉花，甚而跛行。

【查体】舌质淡苔薄，脉沉细。

【诊断】西医诊断：颈椎病；中医诊断：颈痹（气虚血瘀兼肾虚证）。

【治法】益气补肾，活血通络。

【选方】补阳还五汤加减。

【用药】黄芪 30 g，人参 10 g，葛根 30 g，桂枝 14 g，白芍 10 g，川芎 10 g，当归 10 g，羌活 10 g，细辛 3 g，威灵仙 10 g，淫羊藿 15 g，巴戟天 10 g，川牛膝 10 g。7 剂，水煎，早、晚分服。

【二　诊】

颈痛大减，仅稍有疼痛，手指活动较前灵便，唯下肢无力同前。处方：黄芪 30 g，当归 15 g，葛根 30 g，桂枝 14 g，白芍 10 g，独活 10 g，淫羊藿 15 g，枸杞子 15 g，鹿角霜 30 g，川牛膝 10 g，14 剂。

【三　诊】

颈痛已无，下肢较前有力，行走已基本正常。予金匮肾气丸以善后。

【按】

脊髓型颈椎病属于痿证。刘老认为，颈椎病颈肩不适多由足太阳膀胱经经气不利所致，而本病脊髓型者多兼有肾中精气亏虚。因肾为作强之官，肢体之伎巧为其所主。肾精气亏，则出现肢体痿软无力、活动不利等症。精化气，气生精，精气同补其效更著。故本案用益气温肾、活血通络之法治疗，类于程门雪通补奇经之用，以补肾药配活血止痛、理气通络之品而获效。方中人参、黄芪峻补真气，并助淫羊藿、巴戟天温养肾中精气，俾肾中精气足，则膀胱经气化正常，太阳寒水化则痹痛祛除；以大剂葛根、桂枝配白芍、羌活温散膀胱经寒邪，解肌而止痛。二诊时，颈痛明显缓解，但仍下肢

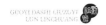

无力，宜加强益肾温阳之力，故于上方中加枸杞子、鹿角霜等。药仅服 14 剂，诸症明显缓解，提示温肾益精之功不可忽视。

◎腰椎间盘突出症

腰椎间盘突出症是腰椎椎间盘纤维环破裂后，髓核突出，压迫神经根造成的以腰腿痛为主要表现的疾病。

诊断要点

（1）既往有腰部外伤史，多在外伤后出现腰部疼痛或单侧下肢疼痛。

（2）腰痛部位多位于下腰部偏一侧，腿痛多为一侧由臀部向远端的放射性疼痛，可伴有麻木感。

（3）单侧鞍区（骑自行车与车座接触的部位），或一侧（或双侧）小腿外侧，足背外侧或内侧疼痛或麻木，或疼痛和麻木同时存在。

（4）腰或腿疼痛，在卧床休息后多可缓解，下床活动一段时间后又出现疼痛。

（5）腰椎间盘突出症患者行走时疼痛加重，不能完全站直行走，多数患者需用手扶腰部疼痛一侧，咳嗽、打喷嚏或提重物时疼痛突然加重。

（6）CT 或 MR 报告：腰椎间盘突出或膨出、硬膜受压、单侧或双侧侧隐窝变窄等。

刘老经验

刘老认为腰椎间盘突出症在中医学中属于"腰痛""痹症"范畴，《杂病源流犀烛》论："腰痛，精气虚而邪客病也。""六气所害，唯寒湿居多。"刘老通过多年的临床经验发现，本病

357

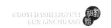

患者多为慢性起病，证型以寒湿为主，并伴有不同程度的肾虚表现。通过询问病史及中医辨证发现，患者多因长期劳累，暗耗气血，以致正气亏虚，或因突发外伤，邪实存于体内，长期不得祛除，阻滞经络，最终导致病情迁延，损伤肝肾，邪气乘虚而入，继而发病。《景岳全书·腰痛》曰："跌仆伤而腰痛者，此伤在筋骨而血脉凝滞也。"判断瘀血既是病理产物，又可成为致病因素之一。由此可知，致病特点多为正虚、外邪、病理产物三者互为因果，并与少阴经、太阳经、阳明经、太阴经及督脉关系较为密切。因此刘老认为本病是以肾虚为本、血瘀为标，同时外感风寒湿邪、痰瘀阻滞，与肾虚血瘀相互夹杂、相互影响，导致人体气血、脏腑、经络等组织结构的功能紊乱或破坏而发生的。

刘老指出中药外用治疗腰椎间盘突出症较为常见，大致可分为敷贴法、热熨法、熏洗法、离子导入法等，非药物疗法包括牵引疗法、推拿疗法、针灸疗法等，在临床上也较为常用，能够有效改善患者的症状。刘老指出治疗本病主要通过改善局部微循环促使炎性反应物的代谢与排泄，纠正腰椎小关节紊乱状态，调整力学平衡等，以提供自身修复的有利条件。

刘老结合临床与文献，认为后期的功能锻炼相当重要，通过功能锻炼可增强腰背肌力量，恢复脊柱的力学平衡，纠正腰椎畸形，对于预防疾病复发起着重要作用。其功能锻炼法主要包括：①飞燕点水。患者俯卧于硬板床上，头、双上肢、双下肢后伸，腰骶部肌肉收缩，腹部接触床的面积尽量小，呈飞燕状，保持10秒。②倒走。该法尤为适用于中老年人，但要注意选择路面平坦的场地，以免发生意外。倒走时需腰身挺直或略后仰，这样可以使向前行走时得不到充分活动的脊椎、背肌和膝关节周围的肌肉、韧带得到锻炼。③吊单杠。有条件的青壮年患者可以单杠悬吊，亦可做引体向上运动，增强腰背肌和脊柱稳定性。以上锻炼应循序渐进，量力而行，持之以恒。另外，刘老强调患者日常生活中的预防调护，嘱咐患者避免弯腰取物，从地上搬起物品时应采用上身直立、屈膝、下蹲的姿势提取；禁止腰椎旋转时弯腰；腰围连续使用不可超过 3 个月，以免使腰部肌肉发生废用性萎缩；尽可能避免久坐、猛跑、睡软床等。

论治特色

1. 风寒湿阻证

【主症】腰腿冷痛重着，转侧不利，适量活动稍减轻，阴雨天疼痛加重，遇寒痛增，得热痛减，头重如裹，膝腿沉重，形寒肢冷，病程缠绵，舌质淡白、苔白多津，脉迟或紧。

【治法】祛风除湿，温经通络。

【方药】重订独活寄生汤加减。

独活 10 g，桑寄生 30 g，鸡血藤 30 g，鹿衔草 10 g，寻骨风 15 g，海风藤 15 g，徐长卿 30 g，威灵仙 30 g，狗脊 15 g，忍冬藤 15 g，山楂 30 g。

【加减】如痛甚者，加白芍、安痛藤、延胡索；外受风寒者，加麻黄、羌活；腰膝冷痛、得温则缓者，加桂枝、附子；腰腿刺痛、麻木者，加土鳖虫、乌梢蛇。

2. 湿热阻络证

【主症】腰部弛痛，痛处伴有热感，小腿胀痛，热天或雨天疼痛加重，活动后稍减轻，体困身热，恶热口渴，小便短少、色黄，舌质红、苔黄腻，脉滑数或弦数。

【治法】清热利湿，理筋通络。

【方药】二妙散加味。

苍术 15 g，黄柏 12 g，防己 12 g，车前子 30 g，萹蓄 15 g，蚕沙 15 g，泽泻 30 g，忍冬藤 20 g，赤芍 15 g，伸筋草 30 g，地

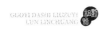

龙 15 g，川牛膝 20 g，木瓜 30 g。

【加减】如痛甚者，加白芍、安痛藤、延胡索；腰腿刺痛、麻木者，加土鳖虫、乌梢蛇；如口苦咽干、便干者，加生地黄、玉竹、当归。

3. 气血两虚证

【主症】腰部酸软，轻微疼痛，经久不愈，膝腿乏力，不耐久用，休息则酸痛减轻，劳则心慌气短，四肢无力，手足发麻，神疲纳少，头晕目眩，面色少华，爪甲淡白，舌质淡苔少，脉细弱。

【治法】补益气血，养筋通络。

【方药】当归补血汤加味。

黄芪 30 g，当归 10 g，熟地黄 15 g，鸡血藤 30 g，续断 10 g，菟丝子 10 g，青风藤 15 g，威灵仙 15 g，防己 10 g，山楂 10 g。

【加减】头晕耳鸣者，加补骨脂、枸杞子；纳少便溏者，加白术、茯苓、党参；腹胀恶心者，加陈皮、法半夏、砂仁。

4. 肝肾亏虚证

【主症】腰部酸软疼痛，痛势绵绵，膝腿软弱无力，不耐久用，伴头晕耳鸣，潮热盗汗，五心烦热，口干舌燥，失眠多梦，舌质红少苔，脉细数。

【治法】滋补肝肾，柔筋通络。

【方药】独活寄生汤加减。

桑寄生 30 g，独活 15 g，秦艽 10 g，防己 10 g，白芷 15 g，茯苓 30 g，当归 10 g，细辛 3 g，杜仲 15 g，延胡索 15 g，川牛膝 20 g，木瓜 30 g。

【加减】如痛甚者，加白芍、安痛藤；外受风寒者，加麻黄、羌活；眩晕耳鸣者，加天麻、钩藤、蔓荆子；腰膝冷痛、得温则缓者，加桂枝、附子；腰腿刺痛、麻木者，加土鳖虫、乌梢蛇；如口苦咽干、便干者，加女贞子、桑椹。

5. 肾阳亏虚证

【主症】腰酸背痛，喜按喜揉，腰腿发凉，轻则似冷风吹、重则如坐水中，得温则舒，伴少气懒言，自汗乏力，手足不温，大便清稀，甚则五更泄泻，宫冷不孕，遗精滑泄，舌质淡苔薄，脉微弱。

【治法】温补肾阳，舒络养筋。

【方药】金匮肾气丸加减。

肉桂 10 g，制附子 10 g，熟地黄 20 g，山药 30 g，山茱萸 15 g，牡丹皮 12 g，泽泻 12 g，菟丝子 20 g，杜仲 30 g，续断 30 g，淫羊藿 10 g，巴戟天 10 g，狗脊 15 g，鸡血藤 20 g，炙甘草 3 g。

【加减】如纳呆食少，大便稀溏者，加茯苓、陈皮、炒白术、焦山楂；五更泄泻者，加补骨脂、肉豆蔻；自汗明显者，加煅牡蛎、炙黄芪。

6. 肾虚血瘀证

【主症】腰部酸软疼痛，膝腿软弱无力，不耐久用，齿落发白，耳鸣耳聋，唇色紫暗，舌质黯或有瘀斑瘀点、苔薄白或薄黄，脉弦或兼数。

【治法】补肾壮骨，活血通络。

【方药】益肾通络汤加减。

熟地黄 10 g，山药 15 g，淫羊藿 10 g，鸡血藤 30 g，土鳖虫 10 g，续断 10 g，青风藤 20 g，威灵仙 20 g，防己 15 g，三七片 10 g，醋延胡索 10 g。

【加减】如潮热盗汗、五心烦热、口干舌燥者，加桑椹、女贞子、黄柏；腰腹冷痛、畏寒怕冷者，加仙茅、制附子。

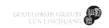

临证实录

1. 风寒湿阻案（刘老亲诊医案）

患者杨某，男，61岁。

【**初　诊**】

2007年5月12日。

【**主诉**】突发腰部剧痛反复5日。

【**病史**】患者于5日前晨起时突作腰痛，疼痛剧烈，遂不能起床。其为本院同事，电话求诊，即诣门探视。患者见来诊，刚欲起床，抬身即呼疼痛难忍，遂卧下。

【**现在症**】腰痛引及左下肢胀痛、麻木。

【**查体**】形体丰腴，舌苔白而润，脉弦滑。查直腿抬高试验阳性。

辅助检查：因其不能起床，故暂不行CT检查，先予中药缓急止痛。

【**诊断**】西医诊断：腰椎间盘突出症；中医诊断：腰腿痛（风寒湿阻证）。

【**治法**】祛风除湿，温经通络。

【**选方**】重订独活寄生汤加减。

【**用药**】独活12g，桑寄生30g，青风藤15g，威灵仙30g，汉防己15g，寻骨风10g，狗脊15g，川牛膝10g。5剂，水煎，早、晚分服。

【**结　果**】

服上药仅1次，疼痛大减；因已可起床行走，遂行CT检查，结果示：腰4/5椎间盘突出。患者电话告知检查结果，并说明现已疼痛不明显，询问是否需要更换处方。嘱其继续服药，患者服完1剂而痛止，5剂后未再服药。

【按】

腰痛之症亦有虚实之别，病久者多虚，新病者多实。刘老指出，急起之腰痛多系风寒湿之邪内侵，阻滞经脉，故而作痛。即如《素问·六元正纪大论篇》谓："感于寒，则病人关节禁锢，腰椎痛，寒湿持于气交而为疾也。"本案腰痛突发仅数日，其疼痛明显，又无其他不适，故属实证；且患者形体丰盛，舌苔白、脉滑，均为痰湿内停之征。由此综合分析病情的症状、体征，诊为风湿痹阻之证，乃用祛风除湿，温经通络之法。方中取独活寄生汤治疗风湿之主药独活、桑寄生，祛下焦风湿，且兼益肝肾；配伍川牛膝行血通络补肾；因祛风除湿之力不足，故入青风藤、威灵仙、寻骨风、汉防己等通利关节而除痹；狗脊温肾祛风而强腰脊，如《神农本草经》谓其"主腰背强，关机，缓急，周痹，寒湿，膝痛，颇利老人"。风湿得除，则经脉气血通畅，腰痛即愈。此为治疗腰椎病取效甚捷者，或与患者体质壮实、病又新起有关。

2. 气血两虚兼肾虚案（刘老亲诊医案）

患者李某，女，35岁。

【初　诊】

2012年8月25日。

【主诉】腰痛多年，加重3个月。

【病史】患者素有腰痛，但尚可忍受，未予重视；3个月前，搬重物后腰痛加剧，急至医院诊治。查CT示：腰4/5椎间盘突出，常规保守治疗未效。经人介绍来我处。

【现在症】右腰连及右腿后、外侧疼痛，坐下后起立难；乏力，月经量少。

【查体】舌质淡苔薄白，脉沉细。

【诊断】西医诊断：腰椎间盘突出症；中医诊断：腰痹

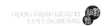
（气血两虚兼肾虚证）。

【治法】补益气血，益肾通络。

【选方】当归补血汤加味。

【用药】黄芪 30 g，当归 10 g，熟地黄 15 g，鸡血藤 30 g，续断 10 g，菟丝子 10 g，青风藤 15 g，威灵仙 15 g，汉防己 10 g，山楂 10 g。7 剂，水煎，早、晚分服。

【二　诊】

腰腿痛已大减，坐起、行走无明显不适。守上方续服 14 剂。

【结　果】

后告知腰腿痛痊愈，且月事亦如常。

【按】

患者素有腰痛，乏力，月经量少，舌质淡，脉沉细，此属于气血两虚兼肾虚证。肾虚，气血亏虚，不能濡养筋骨，则出现腰腿疼痛等各种症状。治以补益气血，益肾通络。药用黄芪、熟地黄、当归、鸡血藤益气养血，续断、菟丝子补肾健腰，青风藤、威灵仙、寻骨风、汉防己等通利关节而除痹，山楂消食健脾，行气散瘀。诸药合用，则气血得补，筋骨得养，肾虚乃愈，脉络乃通，而诸证得除。

3. 肝肾亏虚兼风湿瘀阻案（刘老亲诊医案）

患者李某，女，57 岁。

【初　诊】

2006 年 8 月 13 日。

【主诉】腰痛反复发作 6 年，加重伴左下肢疼痛 1 个月。

【病史】患者诉 6 年前开始出现腰痛，每于天气变凉时诱发加重，1 个月前开始伴有左下肢疼痛，且与体位变化有关。

【现在症】腰痛，天凉加重，左下肢疼痛与体位有关，其他一般情况可。

【查体】舌苔薄白，脉沉细。

【诊断】西医诊断：腰椎间盘突出症；中医诊断：腰腿痛（肝肾亏虚兼风湿瘀阻证）。

【治法】滋补肝肾，散寒化湿，活血止痛。

【选方】独活寄生汤加减。

【用药】独活 10 g，桑寄生 30 g，鹿衔草 10 g，忍冬藤 15 g，鸡血藤 30 g，寻骨风 15 g，海风藤 15 g，徐长卿 30 g，威灵仙 30 g，狗脊 15 g，山楂 30 g。7 剂，每日 1 剂，水煎，早、晚分服。

【二　诊】

服上方后患者腰痛、腿痛减轻。继以原方加减，处方：独活 10 g，桑寄生 30 g，寻骨风 30 g，鸡血藤 30 g，青风藤 15 g，海风藤 15 g，忍冬藤 30 g，鹿衔草 15 g，徐长卿 30 g，山楂 15 g，杜仲 15 g。续服 10 剂。

【结　果】

随访腰腿痛尽失。

【按】

腰腿痛中医属"痹证"范畴。《内经》早有"风寒湿三气杂至，合而为痹"的记载。又说邪气不能独伤人，必两虚相得。意即邪气往往在正气不足的情况下，侵犯人体而发病，临床所见也的确如此。就痹证而言，除可见风、寒、湿痹阻，不通则痛以外，还可见肝肾不足的临床征象。因肝主筋，肾主骨，肝肾不足最易招致邪犯筋骨，导致痹证。刘老治疗本类病证常用独活寄生汤加减，主张攻补兼施，扶正祛邪，以扶正为主，兼以祛邪。

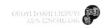
4. 肾阳亏虚案（刘老亲诊医案）

患者刘某，女，58 岁。

【初　诊】

2008 年 7 月 5 日。

【主诉】 右侧腰痛、屈伸不利伴右下肢胀痛、麻木反复发作半年。

【病史】 患者于半年前因弯腰搬物后出现右侧腰痛伴右下肢胀痛、麻木，腰部屈伸不利，坐起、行走则疼痛加重。某医院查 CT 示：腰 4/5 椎间盘突出，予牵引等治疗，效果不明显。

【现在症】 右腰连及右大腿外侧疼痛；腰冷，夜尿多。

【查体】 舌质淡苔薄白，脉沉细。查右腿直腿抬高试验阳性。

【诊断】 西医诊断：腰椎间盘突出症；中医诊断：腰腿痛（肾阳亏虚证）。

【治法】 温补肾阳，舒络养筋。

【选方】 金匮肾气丸加减。

【用药】 熟地黄 10 g，山药 15 g，山茱萸 10 g，制附片 10 g，鸡血藤 30 g，徐长卿 15 g，威灵仙 30 g，汉防己 10 g，狗脊 15 g，川牛膝 10 g。7 剂，水煎，早、晚分服。

【二　诊】

腰腿痛明显减轻，腰冷已无，夜尿减。仍以原方化裁。处方：熟地黄 15 g，山药 15 g，山茱萸 10 g，淫羊藿 15 g，枸杞子 15 g，鸡血藤 30 g，威灵仙 30 g，汉防己 10 g，川牛膝 10 g，7 剂。

【三　诊】

腰腿痛已解，夜尿亦少。予金匮肾气丸以巩固疗效。

【按】

本病例右腰疼痛患者系搬运物品时不小心扭伤所致，《素问·评热病论篇》云："邪之所凑，其气必虚。"故外邪易于侵袭右腰部，而腰为肾之府，日久则导致肾虚，表现出右腰疼痛、腰冷、夜尿多等肾阳虚症状。本病例属肾阳亏虚、不能荣养筋脉之证，故采用温补肾阳、舒络养筋之法。方中熟地黄、山药、山茱萸、川牛膝补肾强腰、壮筋骨，制附片温阳散寒，徐长卿、威灵仙、汉防己、狗脊祛风胜湿通络，鸡血藤养血活血，诸药合用，则正气得复，邪气得除，诸症乃愈。

5. 肾虚血瘀案（刘老亲诊医案）

患者刘某，男，45 岁。

【初　诊】

2013 年 8 月 13 日。

【主诉】右下肢麻木、疼痛反复发作 3 年。

【病史】患者于 3 年前因腰部扭伤后出现腰痛，随之出现右下肢麻木、疼痛，某医院查 CT 示：腰 4/5 椎间盘突出。多方治疗，疗效不佳。因其姐曾患腰痛，在我处治愈，故来求诊。

【现在症】右腰疼痛，放射至右大腿，行走不便。

【查体】舌质紫暗苔薄白，脉细涩。查右腿直腿抬高试验阳性。

【诊断】西医诊断：腰椎间盘突出症；中医诊断：腰腿痛（肾虚血瘀证）。

【治法】益肾活血通络。

【选方】益肾通络汤加减。

【用药】熟地黄 10 g，山药 15 g，淫羊藿 10 g，鸡血藤 30 g，土鳖虫 10 g，青风藤 15 g，威灵仙 15 g，汉防己 10 g，三七片 10 g，醋延胡索 10 g，川牛膝 10 g。7 剂，水煎，早、晚分服。

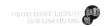
【二　诊】

服药后，腰腿痛本已减轻，近两日劳累后加重。仍以原方出入，处方：熟地黄 10 g，山药 15 g，淫羊藿 10 g，鸡血藤 30 g，土鳖虫 10 g，续断 10 g，青风藤 20 g，威灵仙 20 g，汉防己 15 g，三七片 10 g，醋延胡索 10 g，7 剂。

【三　诊】

腰腿疼痛明显缓解，仍宗原法，加大药物剂量。处方：熟地黄 15 g，山药 30 g，淫羊藿 15 g，鸡血藤 30 g，土鳖虫 10 g，续断 10 g，青风藤 30 g，威灵仙 20 g，汉防己 15 g，三七片 20 g，醋延胡索 20 g，川牛膝 10 g，14 剂。

【四　诊】

服上方约 1 周时，自感腰腿部经络通畅，腰腿疼痛缓解。继以上方，调治 1 个月，以巩固疗效。

【按】

本例患者因腰部扭伤后出现腰痛，刘老指出，外伤之早期以瘀血为患居多。腰部扭伤后，筋脉受损，瘀血内停，不通则痛。又因腰为肾之府，久病及里，导致肾虚。结合舌脉辨为肾虚血瘀证。故采用益肾活血通络之法。方中熟地黄、山药、淫羊藿滋补肝肾，鸡血藤、土鳖虫、三七片活血化瘀，青风藤、威灵仙、汉防己、川牛膝祛风渗湿通络，醋延胡索理气止痛。肝肾得养，风湿得除，则经脉气血通畅，经细心调养，腰痛即愈。

◎阿尔茨海默病

阿尔茨海默病是发生于老年和老年前期、以进行性认知功能障碍和行为损害为特征的一种中枢神经系统退行性病变。临床上表现为记忆障碍、失语、失用、失认、视空间能力损害、抽象思维和计算力损害、人格和行为改变等。

诊断要点

（1）有认知损害病史，且进行性恶化。

（2）临床表现有记忆损害和非记忆损害症状。

（3）客观的精神状态检查或神经心理学测试证实存在认知功能障碍，包括综合认知功能和（或）特殊认知区域功能的减退。

（4）干扰了工作或日常生活能力。

（5）最好具备一项及以上生物标志物，如结构影像学显示内侧颞叶萎缩或海马体体积缩小，或功能影像学显示特殊脑区皮质葡萄糖代谢率下降和（或）Aβ 沉积增多，或脑脊液中 $A\beta_{42}$ 降低和（或）总 tau 蛋白和磷酸化 tau 蛋白升高。

（6）无法用谵妄或其他精神疾病来解释，并除外其他痴呆原因。

刘老经验

刘老指出本病属于中医"呆病""癫症""狂症""郁症"等范畴。其病位在脑，脑虽属奇恒之府，但与精神活动密切相关。刘老指出，脑为清灵之府，纯者灵，杂者钝，若复加七情、

369

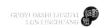

饮食、劳逸等因素损伤脏腑，变生痰浊瘀血，蒙蔽清窍，亦可加速本病形成。七情内伤，肝气郁结，气滞血瘀，或气郁化火，暗耗肝阴，阴不制阳，阳化风动，挟痰浊、瘀血闭阻脑窍；饮食不节，脾胃乃伤，健运失司，气血生化不足，脑窍失养；或水湿不化，聚而成痰，蒙蔽脑窍；劳逸失常，损耗肾精，脑髓不足；或肾元虚亏，运血无力，血行迟滞，致气虚血瘀而发病。故其病理因素不离虚、痰、瘀之变，病机不外虚实两端，虚证以肾虚为主，涉及心、肝、脾等脏；实证以痰瘀蒙窍为主，伴有气郁、肝阳为辅，且总属本虚标实之证。

刘老结合临床经验指出，本病的形成是渐进性缓慢发展过程，常在肾虚的基础上，复因痰浊、瘀血等病理因素而诱发，其临床表现多虚实夹杂并见，故应权衡标本虚实，治疗有所侧重，或补虚扶正为主，或泻实祛邪为主，但无论哪一证型，不管有无肾虚症状，都应酌加滋补肾精之品，以求固其本。刘老宗张景岳之说，"善补阳者，必欲阴中求阳，则阳得阴助而生化无穷；善补阴者，必欲阳中求阴，则阴得阳升而泉源不竭"，因此对偏肾阴虚者在滋阴药中，酌配少量补阳药；偏肾阳虚时，在补阳药中，酌配少量滋阴药。另外，"脑为髓之海"，肾主骨生髓，刘老除用草本滋补肾精外，亦喜用血肉有情之品，正如叶天士曰："余以柔济阳药，通奇经不滞，且血肉有情，栽培身内之精血，但王道无近功，多用自有益。"此外，刘老根据"久病多瘀""久病入络"的理论，针对本病瘀血内阻之证，善用虫类活血通络药，正如叶天士所谓"借虫蚁血中搜逐，以攻通邪结"。此外，刘老在注重药物治疗的同时，还强调心理等辅助治疗。畅达患者情志，争取家属配合，加强临床护理，也是治疗中的重要一环，否则徒恃药石，其效不著。

论治特色

1. 肾虚血瘀证

【主症】智能减退，记忆力、计算力、定向力、判断力明显减退，神情呆钝，面色不华，头晕，头痛，耳鸣，腰酸腿软，肢冷尿多，舌质淡暗苔白，脉沉细弱。

【治法】温肾活血健脑，化痰通络醒神。

【方药】益肾通络汤加减。

淫羊藿 10 g，黄芪 30 g，沙苑子 10 g，女贞子 10 g，五味子 5 g，丹参 30 g，葛根 30 g，石菖蒲 10 g，远志 10 g，川芎 10 g。

【加减】大便干，口干苦，舌质红少苔者，去淫羊藿、黄芪、沙苑子，加桑椹、制首乌；头痛者，加醋延胡索、全蝎；失眠多梦者，加酸枣仁、首乌藤、生龙骨、生牡蛎；夜尿多者，加益智仁、山药、桑螵蛸；头晕头胀、心烦易躁者，加天麻、钩藤。

2. 痰浊蒙窍证

【主症】表情呆钝，智力减退，苦笑无常，喃喃自语，或终日不语，呆若木鸡，伴头晕，头重如裹，胸闷痰多，纳呆脘痞，嗜睡懒动，舌质淡苔厚腻，脉弦滑。

【治法】豁痰开窍，健脾化浊。

【方药】涤痰汤加减。

胆南星 12 g，半夏 12 g，枳实 10 g，茯苓 10 g，橘红 10 g，石菖蒲 10 g，人参 5 g，竹茹 10 g，甘草 6 g。

【加减】脾虚明显者，加党参、白术、麦芽、砂仁；头重如裹，苦笑无常，喃喃自语，口多涎沫者，加莱菔子、全瓜蒌、浙贝母；痰浊化热，干扰清窍，舌质红苔黄腻，脉滑数者，加瓜蒌、栀子、黄芩、天竺黄、竹沥。

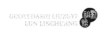
3. 瘀阻脑窍证

【主症】表情呆钝，言语不利，善忘易惊，思维异常，行为古怪，伴头部刺痛，痛有定处，固定不移，老年斑，舌质暗有瘀斑瘀点、舌底脉粗紫迂曲，脉弦涩。

【治法】活血化瘀，开窍醒脑。

【方药】通窍活血汤加减。

赤芍 3 g，川芎 3 g，桃仁（研泥）9 g，大枣（去核）7 个，红花 9 g，老葱（切碎）3 根，鲜生姜（切碎）9 g，冰片（绢包）0.15 g。

【加减】久病伴气血不足者，加熟地黄、党参、黄芪；瘀血日久，阴血亏虚者，加阿胶、鳖甲、制首乌、女贞子；久病血瘀化热，致肝胃火逆，出现头痛，呕恶者，加钩藤、菊花、夏枯草、牡丹皮、栀子、竹茹、生地黄；头重，口流黏沫，舌苔厚腻者，加法半夏、橘红、枳实、苦杏仁、胆南星；病久入络者，加全蝎、僵蚕、蜈蚣、地龙、水蛭、天麻、葛根；兼肾虚，口中流涎，舌苔腻或滑者，加益智仁、补骨脂、山药。

4. 气虚血瘀证

【主症】言语重复，失语，失用，失认，沉默寡言，伴少气懒言，倦怠乏力，舌质紫暗或略淡、舌苔白或白腻，脉细涩或迟涩无力。

【治法】益气养血，化瘀通络。

【方药】补阳还五汤加减。

黄芪 30 g，当归尾 10 g，川芎 15 g，赤芍 15 g，桃仁 10 g，红花 10 g，地龙 15 g，白术 10 g，山药 15 g，远志 10 g，甘草 10 g。

【加减】气虚甚者，酌加人参；血虚甚，加枸杞子、首乌藤；肢冷，阳失温煦者，加桂枝；血瘀甚者，酌加水蛭、土鳖虫。

5. 肝阳上亢证

【**主症**】暴躁易怒，思维异常，行为古怪，伴头脑胀痛，眩晕耳鸣，心烦急躁，失眠多梦，腰腿酸困，舌质红苔薄，脉弦略数。

【**治法**】滋阴潜阳，熄风通络。

【**方药**】镇肝熄风汤加减。

牛膝 30 g，生赭石 30 g，生龙骨 15 g，生牡蛎 15 g，生龟甲 15 g，生白芍 15 g，玄参 15 g，天冬 15 g，川楝子 6 g，生麦芽 6 g，茵陈 6 g，甘草 6 g。

【**加减**】血虚者，加当归、龙眼肉、阿胶；阴虚者，加枸杞子、生山药；阴虚火旺者，加知母、黄柏；阳亢甚者，加天麻、石决明。

临证实录

1. 肾虚血瘀兼痰浊阻窍案（刘老亲诊医案）

患者潘某，女，68 岁。

【**初　诊**】

2015 年 4 月 30 日。

【**主诉**】头痛伴记忆力下降反复半年。

【**病史**】徐缓起病，逐渐加重。

【**现在症**】患者阵发性头痛，精神欠佳，畏寒嗜睡，记忆力及计算力减退，定向力障碍，腰膝酸软，夜尿频多，如厕找不到方位。

【**查体**】舌质暗淡苔薄白，脉弦细。

【**辅助检查**】头部 MRI 示脑萎缩。

【**诊断**】西医诊断：阿尔茨海默病，脑萎缩；中医诊断：

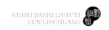
痴呆（肾虚血瘀兼痰浊阻窍证）。

【治法】温肾活血，化痰通络。

【选方】益肾通络汤加减。

【用药】炙黄芪 30 g，淫羊藿 15 g，菟丝子 30 g，熟地黄 30 g，枸杞子 30 g，五味子 10 g，黄精 30 g，灵芝 15 g，葛根 30 g，石菖蒲 10 g，郁金 9 g，山楂 15 g，地龙 9 g，巴戟天 12 g，川芎 12 g，丹参 30 g，益智仁 12 g，天麻 12 g，醋延胡索 15 g。

【二 诊】

2015 年 5 月 21 日。服上方后，患者偶有头痛，情景对话能力增强，可在帮助下如厕。处方：炙黄芪 70 g，淫羊藿 15 g，菟丝子 30 g，巴戟天 12 g，枸杞子 30 g，葛根 30 g，石菖蒲 10 g，郁金 9 g，黄连 9 g，山楂 15 g，地龙 9 g，川芎 12 g，刘寄奴 30 g，丹参 30 g，益智仁 12 g，天麻 12 g，醋延胡索 15 g。

【三 诊】

2015 年 6 月 11 日。患者夜尿减少，可自行如厕，头痛未作，学习表达能力增强，定向力及记忆力较前明显改善。处方：炙黄芪 80 g，淫羊藿 15 g，巴戟天 15 g，菟丝子 30 g，枸杞子 30 g，葛根 30 g，石菖蒲 10 g，郁金 9 g，黄连 9 g，山楂 15 g，川芎 12 g，丹参 30 g，益智仁 12 g，天麻 12 g，水蛭粉 9 g，刘寄奴 30 g。以巩固疗效。

【按】

本例患者年过六旬，正如《灵枢·海论》记载"髓海不足，则脑转耳鸣，胫酸眩冒，目无所见，懈怠安卧……"肾精亏损，不能生髓，故髓海空虚，同时，精血同源，肾虚导致血虚，血虚不能载气，气不行则血不行，导致血瘀，因此五脏精华之血、六腑清阳之气无法上注头目为脑神所用，元神失养而为病。故治则主要以温肾通络，活血行气为主。方用刘老自拟方益肾通络汤加减。患者肾阳虚弱，故予淫羊藿、巴戟天补肾壮阳；仿补阳还五汤之义，予以大剂量的炙黄芪结合活血化瘀，通经活络药使气旺血行，瘀去络通。运用虫类药入络搜剔，涤痰散结。肝肾同源，故用枸杞子、益智仁滋补肝肾，益精养血。本病清窍蒙蔽，用芳香之品走窜通达，鼓舞正气，除邪辟秽，化浊开窍。本方药物较多，用山楂促进药食运化，而勿使之壅滞。

2. 肾虚血瘀兼脾虚案（刘老亲诊医案）

患者张某，男，54 岁。

【初　诊】

2006 年 5 月 12 日。

【主诉】记忆力下降、言行异常反复半年。

【病史】患者 5 年前无明显原因经常出现头晕眼花，全身乏力，稍休息可缓解。当时未予以重视，此后症状逐渐加重，并出现性情急躁，行动缓慢，表情呆板，寡言少语，齿落发脱等症。一直未经系统诊治，曾于个体诊所服中药治疗，效果不明显。近半年来，记忆力渐减，言行异常，自言自语，喃喃不休，吐字不清，不欲食而不知饥，二便不能自理。遂就诊于某省级医院，脑 CT 示：轻度脑萎缩，诊断为"早老性痴呆"。给予营养神经、改善脑循环治疗效果不著，遂来我院就诊。

【现在症】表情呆板，动作迟缓，喃喃自语，吐字不清，不欲饮食，白天思睡，夜间吵闹，二便不能自理，夜尿频多。

【查体】舌质黯淡苔白腻，脉细弱。既往体健。查体：神情呆滞，反应迟钝，答非所问。

【辅助检查】心电图示部分导联 T 波改变；头部 CT 示轻度脑萎缩。

【诊断】西医诊断：阿尔茨海默病，脑萎缩；中医诊断：

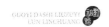

痴呆（肾虚血瘀兼脾虚证）。

【治法】健脾补肾，填精益髓，佐以活血通窍。

【选方】益肾通络汤加减。

【用药】熟地黄 15 g，枸杞子 12 g，菟丝子 10 g，鹿角霜 10 g，巴戟天 10 g，黄芪 15 g，当归 10 g，丹参 10 g，白术 10 g，川芎 7 g，山茱萸 10 g，五味子 10 g。15 剂，每日 1 剂，水煎，早、晚分服。

【二 诊】

服上方 15 剂后病情略有改善，呼之能有反应，思维较前清楚，能简单交流；口中多涎，不食而不知饥，小便频多；舌质淡黯苔白腻，脉细弱。初治以填精益髓为主而取效，示辨证合理。然目前脾虚之证突显，故应加强健脾养胃，用上方去川芎、五味子，加谷芽、鸡内金、山楂、益智仁。一则以益气血生化之源，二则有益于补肾填精之品转输运化，发挥效用。处方：熟地黄 15 g，枸杞子 12 g，菟丝子 10 g，鹿角霜 10 g，巴戟天 10 g，黄芪 15 g，当归 10 g，紫丹参 10 g，白术 10 g，山茱萸 10 g，益智仁 12 g，谷芽 30 g，鸡内金 15 g，山楂 10 g。15 剂。

【三 诊】

服上方后反应较敏感，思维清楚，能正常交流，饮食渐增，口中多涎，大便恢复正常，夜尿多。上方加人参、茯苓等健脾之品，守方加减服百余剂，诸症基本消失。

【结 果】

1 年后复访，生活大部分自理，病情稳定。

【按】

本例患者发病之初以头晕眼花、乏力为主，脾胃之虚，气血不足，不能上荣脑髓已现端倪，复因思虑用脑过度，精血暗耗，穷必及肾，终致脾肾两虚。肾藏精，精生髓，脑为髓海；脾为后天之本，气血生化之源，故脾肾亏虚，则精血不足，髓海空虚，脑神失其充养，渐成痴呆之疾。初诊治用熟地黄、枸杞子、山茱萸补肾填精益髓；鹿角霜、巴戟天、菟丝子补肾助阳，以生阴精，取阴得阳助生化无穷之意；白术健脾益气；黄芪、当归调补气血；川芎、丹参通窍活血。二诊时虽初取效，但脾虚明显，暗示初诊补脾健胃之治不足，试加谷芽、鸡内金、山楂后则取效明显。继遵法守方，重用健脾胃益中气之品，终获良效。本案提示脑脾（胃）相关，脑病脾（胃）肾同治，则相辅相成，相得益彰，对于开辟脑病治疗途径，提高临床疗效具有重要意义。

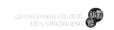
◎血管性痴呆

　　血管性痴呆多在 60 岁以后发病，多有卒中史，呈阶梯式发展，波动病程，表现为认知功能显著受损达到痴呆标准，伴有局灶性神经系统受损的症状和体征，但部分皮质下小血管病变导致的痴呆可以缓慢起病，持续发展，临床缺乏明确的卒中病史。本病患者的认知障碍表现为执行功能受损显著，常有近记忆力和计算力的减低，可伴有表情淡漠、少语、焦虑、抑郁或欣快等精神症状。

诊断要点

　　（1）具有痴呆症状：认知功能进行性下降，伴有记忆和两个以上认知功能缺损（定向、注意、语言、视空间功能、运用、运动自控、行为），并由临床及神经心理检查证实。功能缺损的严重程度足以妨碍日常生活，且不单是中风引起的纯粹躯体性影响造成。

　　（2）具有脑血管病：中风伴有局灶体征，如偏瘫、中枢性面瘫、病理征、感觉障碍、同向偏盲、构音障碍，以及相关的影像学证据（CT 或 MRI），如多发梗死等。

　　（3）患者的遗忘及认知障碍与脑血管病事件有时间与空间的相互关联。

　　（4）痴呆的排除标准：伴意识障碍、谵妄、精神病、失语和严重妨碍神经心理测试的感觉运动损害，伴记忆和认知缺损的系统性疾病或其他脑病。

刘老经验

刘老认为本病属中风病的继发症，属于中医学痴呆病的范畴。临证主要表现为包括认知功能障碍等在内的脑功能减退。而脑功能与肾有着极其紧密的联系。人脑发挥正常功能的物质基础是脑髓，肾正是直接充实脑髓的重要脏腑。正如《黄帝内经》云"肾主骨，生髓，通于脑"。唐容川在《内经精义》中强调了肾与记忆的密切关系，曰："事物所以不忘，赖此记性，记在何处，则在肾精。益肾生精化为髓，而藏于脑。"可见，肾精不足，脑髓空虚，则可善忘迟滞，呆钝愚笨。所以，肾虚是本病发生发展的重要基础。

瘀血，在本病的发生发展过程中，也是一个重要病机。唐代孙思邈在《千金翼方》中指出："下焦虚寒损，腹中瘀血，令人善忘。"刘老明确提出"久病必瘀"，认为各种疾病久病不愈必致血脉瘀滞，瘀血阻滞，脑络不通，与精髓相互错杂，脑气与脏气不接，则清窍失灵，元神失守。可见肾虚血瘀是本病的主要病机，是其发生发展的重要基础。

补肾活血为刘老最常用的治疗大法。刘老还指出：长期坚持控制中风及血管性痴呆的危险因素，如控制血糖、血脂、血压，保持大便通畅，注意保暖，防止外感诸邪，适度饮水，防止脱水，改善血液动力学状况等措施，对稳定病情具有重要作用。本病的治疗是一个药物与心理行为相结合，治疗与康复护理相结合，中西医相结合，医患及家庭、社会协力合作的综合过程，充分调动患者的积极性，发挥综合治疗的优势，对改善本病转归及预后亦非常重要。

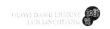
论治特色

1. 肾阴虚兼血瘀证

【主症】智能减退，记忆力、计算力、定向力、判断力明显减退，神情呆钝，词不达意，头晕耳鸣，腰酸骨软，舌体瘦质暗、苔薄少，脉沉细弱。

【治法】补肾健脑，活血通络。

【方药】首乌延寿丹加减。

制首乌10 g，熟地黄10 g，龟甲10 g，益智仁10 g，五味子5 g，丹参30 g，葛根30 g，石菖蒲10 g，远志10 g，川芎10 g。

【加减】面白无华，形寒肢冷，口中流涎，夜尿多，舌质淡者，去制首乌、熟地黄、龟甲，加沙苑子、黄芪等；失眠多梦者，加酸枣仁、首乌藤、百合、合欢花；肢体活动不利者，加桑枝、络石藤、伸筋草；头痛者，加全蝎、醋延胡索等。

2. 肾阳虚兼血瘀证

【主症】表情呆滞，沉默寡言，记忆力减退，失认失算，口齿含糊，词不达意，伴食少纳呆，气短懒言，口涎外溢，肌肉萎缩，四肢不温，腹痛喜按，鸡鸣泄泻，腰膝酸软，舌质淡白、舌体胖色暗、苔白，脉沉细弱、双尺尤甚。

【治法】温阳补肾益气，活血化痰通络。

【方药】益肾通络汤加减。

生黄芪30 g，淫羊藿15 g，沙苑子10 g，枸杞子15 g，石菖蒲10 g，郁金10 g，炙远志10 g，丹参15 g，葛根30 g，川芎10 g，五味子10 g，山楂10 g。

【加减】肌肉萎缩，气短乏力者，加紫河车、阿胶、续断、制首乌；食少纳呆，头重如裹，时吐痰涎，头晕时作，舌苔腻者，加陈皮、法半夏、薏苡仁、豆蔻仁；食少脘痞，舌质红少苔者，去沙苑子，加麦冬、玉竹、石斛、生谷芽、生麦芽。

3. 气虚血亏证

【主症】记忆减退，行动迟缓，倦怠嗜卧，多梦易惊，神疲乏力，口唇无华，爪甲苍白，纳呆食少，大便溏薄，舌质淡胖有齿痕，脉细弱。

【治法】益气健脾，养血安神。

【方药】归脾汤加减。

白术9g，当归9g，茯神9g，黄芪12g，远志6g，龙眼肉12g，酸枣仁12g，人参6g，木香6g，炙甘草3g，生姜6g，大枣3枚。

【加减】脾虚及肾者，加熟地黄、山茱萸、肉苁蓉、巴戟天、茴香。

4. 痰浊蒙窍证

【主症】表情呆钝，智力减退，苦笑无常，喃喃自语，或终日不语，呆若木鸡，伴不思饮食，脘腹胀满，痞满不适，口多涎沫，头重如裹，舌质淡苔白腻，脉滑。

【治法】豁痰开窍，健脾化浊。

【方药】涤痰汤加减。

胆南星12g，半夏12g，枳实10g，茯苓10g，橘红10g，石菖蒲10g，人参5g，竹茹10g，甘草6g。

【加减】脾虚明显者，加党参、白术、麦芽、砂仁；头重如裹，苦笑无常，喃喃自语，口多涎沫者，加莱菔子、全瓜蒌、浙贝母；痰浊化热，干扰清窍，舌质红苔黄腻，脉滑数者，加栀子、黄芩、天竺黄、竹沥。

5. 瘀血内阻证

【主症】表情呆钝，言语不利，善忘，易于惊恐，思维异常，行为古怪，伴肌肤甲错，口干不欲饮，双目晦暗，舌质暗或有瘀点、瘀斑，脉细涩。

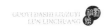
【治法】活血化瘀，开窍醒脑。

【方药】通窍活血汤加减。

赤芍3g，川芎3g，桃仁9g，大枣7个，红花9g，石菖蒲10g，制远志10g，老葱3根，生姜9g，冰片（分冲）0.1g。

【加减】久病伴气血不足者，加熟地黄、党参、黄芪；瘀血日久，阴血亏虚者，加熟地黄、阿胶、鳖甲、制首乌、女贞子；久病血瘀化热，致肝胃火逆，出现头痛，呕恶者，加钩藤、菊花、夏枯草、牡丹皮、栀子、竹茹、生地黄；头重，口流黏沫，舌质紫暗有瘀斑、苔厚腻者，加法半夏、橘红、枳实、苦杏仁、胆南星；病久入络者，加全蝎、僵蚕、蜈蚣、地龙、水蛭、天麻、葛根；兼肾虚，口中流涎，舌质淡紫、体胖、苔腻或滑者，加益智仁、补骨脂、山药。

临证实录

1. 肾阴虚兼血瘀案（刘老亲诊医案）

患者刘某，女，76岁。

【初　诊】

2015年7月25日。

【主诉】记忆力减退6个月。

【病史】患者半年前中风后逐渐出现反应迟钝，记忆减退。

【现在症】智能减退，反应迟钝，伴左侧半身不遂，巅顶头痛，腰酸痛。入睡难，甚则彻夜难眠，大便干。

【查体】舌暗红苔少，脉细弦。

【诊断】西医诊断：血管性痴呆，脑梗死后遗症；中医诊断：痴呆（肾阴虚兼血瘀证）。

【治法】滋肾健脑，活血通络。

【选方】首乌延寿丹加减。

【用药】制首乌 10 g，女贞子 30 g，熟地黄 10 g，枸杞子 30 g，葛根 30 g，丹参 30 g，菟丝子 10 g，石菖蒲 10 g，炙远志 10 g，酸枣仁 30 g，首乌藤 30 g，合欢花 30 g，桑枝 30 g，伸筋草 10 g，地龙 10 g，山楂 15 g。予 14 剂，每日 1 剂，分 2 次水煎服。

【二　诊】

药后思维较前清楚，与亲友交流基本顺利，记忆力稍增，守方加减治疗。

【按】

血管性痴呆可归属于中医"呆病""善忘"等范畴。《辨证奇闻》中记载："补脑必须添精，而添精必须滋肾。"血管性痴呆病位在脑，脑为髓海，灵机记忆皆出于脑，精髓是脑生理活动的物质基础，肾精亏虚是血管性痴呆发病的病理基础。《灵枢·调经论》中记载"血并于上，气并于下，乱而善忘"，《医林改错》中记载"凡有瘀血也令人善忘"等论述，指出瘀阻脑络为血管性痴呆发生的重要病机。本案滋肾活血是其基本治法，契合临床辨证。方中用制首乌、女贞子、熟地黄、枸杞子滋肾养肝，辅以菟丝子温肾填精，则阴得阳升而泉源不竭。用葛根、丹参、首乌藤、伸筋草、地龙活血通络，全方共奏滋肾健脑、活血通络之效。

2. 肾阳虚兼血瘀案（弟子伍大华应用刘老经验医案）

患者吴某，男，67 岁。

【初　诊】

2013 年 1 月 23 日。

【主诉】半身不遂、智能减退 5 个月。

【病史】患者 5 个月前突发右侧半身不遂、麻木、言语不利，记忆、计算等智能减退，头颅 MRI 示"左侧丘脑梗死灶"，经住院治疗，右半身活动、言语等基本转为正常，但仍有右半

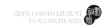

身麻木症状，且智能障碍逐渐加重，故前来就诊。

【现在症】记忆力及计算力减退，定向力障碍，经常出门找不到家，神疲懒言，畏寒嗜睡，腰膝酸软，夜尿频多。

【查体】舌质暗淡苔白厚，脉弦细。

【诊断】西医诊断：血管性痴呆，脑梗死（恢复期）；中医诊断：中风后痴呆（肾阳虚兼血瘀证）。

【治法】温阳补肾益气，活血化痰通络。

【选方】益肾通络汤加减。

【用药】生黄芪 30 g，淫羊藿 10 g，沙苑子 10 g，枸杞子 30 g，五味子 10 g，葛根 30 g，石菖蒲 10 g，郁金 10 g，山楂 30 g，益智仁 10 g，川芎 10 g，丹参 30 g。14 剂，水煎服，每日 1 剂，分 2 次服。

【二 诊】

2013 年 2 月 6 日。服上方后，患者精神好转，计算力稍增强，夜尿次数减少。处方在前方基础上增加生黄芪剂量至 45 g、淫羊藿 15 g。14 剂。

【三 诊】

2013 年 3 月 21 日。患者学习表达能力增强，定向力及记忆力较前明显改善，可以独自出门回家，可以买菜算钱。效不更方以巩固疗效。

【按】

血管性痴呆的主要证型之一是肾虚血瘀证。根据脑髓理论及阴阳学说，肾虚有肾阳亏虚与肾阴亏虚之分。本患者智能障碍的同时可见神疲懒言、畏寒嗜睡、腰膝酸软、夜尿频多及舌质暗淡苔白厚、脉弦细等症状，故综合症舌脉象可辨证为肾阳虚兼血瘀之呆病，治以温阳补肾益气、活血化痰益智，采用刘老经验方益肾通络汤加减治疗，取得了比较满意的疗效。

◎失　眠

失眠指的是以入睡困难、睡眠中间易醒及早醒、睡眠质量低下、睡眠时间明显减少，甚至彻夜不眠为主要临床症状的一种睡眠障碍性疾患。长期失眠易引起心烦易乱、疲乏无力，甚至出现头痛、多梦、多汗、记忆力减退等一系列临床症状，并诱发一些心身性疾病。

诊断要点

（1）以睡眠障碍为几乎唯一的症状，其他症状均继发于失眠，包括难以入睡、睡眠不深、易醒、多梦、早醒、醒后不易再睡，醒后感到不适，疲乏或白天困倦，严重者出现认知能力下降从而影响工作和学习。

（2）上述睡眠障碍每周至少3次，并维持1个月以上。

（3）失眠引起显著的苦恼，或精神活动效率下降，或妨碍社会功能。

（4）排除各种神经、精神和躯体疾病导致的继发性失眠。

（5）PSG作为失眠的客观指标，睡眠潜伏期超过30分钟；实际睡眠时间每晚少于6小时；夜间觉醒时间超过30分钟。

刘老经验

本病可归属于中医"不寐"范畴。刘老指出不寐在古代文献中又称为"目不瞑""不得眠"或"不得卧"，其病因虽多，但其病理变化，总属阳盛阴衰、阴阳失交。其病位主要在心，与肝、脾、肾密切相关。其病因病机，可概括为正虚、邪扰两

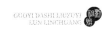
种。正气虚涉及心、肝、脾、肾、胆等脏腑，邪气扰则以痰、热、食为多。心为君主之官，主血而藏神，神安则寐，心伤则神不守舍，脏腑虚损则无以供养心神，以致不寐。若肝郁化火，胃气不和，或痰热内扰，魂神不安者则以实证为主。

同时，刘老强调，作为医生还应对患者的睡眠和生活调摄给予必要的指导。本病属心神的病变，除了药物治疗以外，还应注重精神治法，消除患者的顾虑及紧张情绪，保持精神舒畅、喜怒有节，精神调摄往往起到药物所难达到的疗效。同时应配合适当的体育锻炼或适宜的体力劳动，如进行八段锦、气功、太极拳等锻炼，以调节生活，增强体质，改善睡眠。要养成良好的生活习惯，睡前不宜饮浓茶、咖啡、酒等刺激兴奋之品。医患配合，常可事半功倍，收效显著。

论治特色

1. 肝郁脾虚证

【主症】失眠以入睡难且早醒难再睡为主，思虑多，每于情绪不好时加重，不思饮食，大便溏，舌质淡红苔腻，脉弦细滑。

【治法】疏肝解郁，健脾安神。

【方药】逍遥散合枣仁安神饮加减。

柴胡10 g，白芍15 g，当归6 g，炒白术10 g，茯苓10 g，薄荷6 g，酸枣仁30 g，首乌藤30 g，龙齿30 g，磁石30 g，甘草6 g。

【加减】若五心烦热者，加牡丹皮、栀子；脘闷恶心者，加法半夏。

2. 肝阳上亢证

【主症】不寐多梦，甚则彻夜不眠，性情急躁易怒，伴头晕头胀，目赤耳鸣，口干口苦，便秘尿赤，舌质红苔黄，脉弦而数。

【治法】平肝潜阳，镇心安神。

【方药】天麻钩藤饮加减。

天麻（另包，蒸兑）10 g，钩藤15 g，酸枣仁15 g，首乌藤30 g，丹参30 g，益母草10 g，白芍15 g，龙骨30 g，石决明30 g，茯神10 g，山楂15 g。

【加减】胸闷胁胀、善太息者，加香附、郁金、佛手、绿萼梅；头痛头晕者，加蔓荆子、川芎、延胡索。

3. 痰热内扰证

【主症】心烦不寐，胸闷脘痞，泛恶嗳气，厌食吞酸，头重目眩，舌质偏红苔黄腻，脉滑数。

【治法】清化痰热，和中安神。

【方药】黄连温胆汤加减。

法半夏15 g，陈皮10 g，茯苓10 g，枳实6 g，竹茹10 g，甘草6 g，生姜3片，大枣3枚，川芎10 g，黄连6 g。

【加减】伴脘腹胀满者，加神曲、麦芽、胆南星；饮食停滞，嗳腐吞酸者，加神曲、山楂、莱菔子。

4. 气虚血瘀证

【主症】入睡困难，和（或）睡而不稳，和（或）醒后不能再睡，和（或）晨醒过早，心烦不寐，头昏乏力，心悸健忘，头晕耳鸣，白天昏沉欲睡，自汗气短，或见头身痛，舌质淡或暗或有齿痕、苔薄，脉细或弱。

【治法】益气活血，养心安神。

【方药】芪丹护心饮合枣仁安神饮加减。

黄芪30 g，丹参10 g，党参10 g，当归10 g，黄精10 g，五味子7 g，鸡血藤15 g，佛手10 g，山楂12 g，甘草10 g。

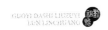

【加减】头痛明显者，加川芎、蔓荆子；纳呆食少者，加陈皮、茯苓、白术；胸闷、心悸者，加降香、三七粉。

5. 气阴两伤证

【主症】失眠多梦，早醒，醒后难再睡，少气懒言，自汗或盗汗，心烦口干，胸闷心悸，舌质红、苔薄黄，脉细。

【治法】益气养阴，养心安神。

【方药】生脉散合枣仁安神饮加减。

黄芪30 g，太子参30 g，麦冬10 g，玉竹10 g，蒺藜15 g，钩藤15 g，酸枣仁15 g，首乌藤30 g，蝉蜕10 g，龙骨30 g，牡蛎30 g，佛手10 g。

【加减】心烦明显者，加黄连；口干渴明显者，加沙参、石斛；舌苔黄腻者，加胆南星、竹茹；胸脘不适者，加灵芝；腹胀者，加厚朴。

6. 心胃阴虚证

【主症】心烦，早醒；神疲乏力，胃脘不适，纳差，注意力不集中，多汗，口干，精神差；舌质红少苔，脉细。

【治法】益胃养心，安神和胃。

【方药】枣仁安神饮加减。

酸枣仁30 g，首乌藤30 g，合欢花30 g，延胡索15 g，浮小麦30 g，百合30 g，珍珠母（先煎）30 g，磁石（先煎）30 g，郁金10 g，莲子心5 g，甘草5 g，麦冬10 g，玉竹10 g，大枣10 g，法半夏5 g。

【加减】潮热明显者，加白薇、制鳖甲；头晕、血压增高者，加钩藤、地龙、苦丁茶；大便干结者，加火麻仁、当归。

7. 心脾两虚证

【主症】失眠多梦，心悸不宁，神疲乏力，大便溏，舌质淡苔薄白，脉细弱。

【治法】健脾益气，宁心安神。

【方药】归脾汤加减。

黄芪 30 g，党参 10 g，白术 10 g，茯苓 10 g，酸枣仁 30 g，首乌藤 30 g，磁石 30 g，龙齿 30 g，珍珠母 30 g，炙甘草 6 g。

【加减】伴晨起恶心者，加法半夏、石菖蒲；腹胀者，加木香；心悸明显者，加龙眼肉、当归；思虑多者，加石菖蒲、郁金。

8. 心肝血虚证

【主症】失眠以入睡时间延长为主，心烦易怒，口干口苦，大便偏干，舌质偏红苔薄，脉细弦数。

【治法】养血柔肝，宁心安神。

【方药】枣仁安神饮加减。

酸枣仁 45 g，茯苓 10 g，延胡索 10 g，首乌藤 30 g，龙齿 30 g，磁石 30 g，甘草 6 g。

【加减】胁痛目赤者，加龙胆。

9. 心胆气虚证

【主症】虚烦不寐，多梦易醒，触事易惊，终日惕惕，胆怯心悸，伴气短自汗，倦怠乏力，小便清长，舌质淡，脉弦细。

【治法】益气镇惊，安神定志。

【方药】安神定志丸合枣仁安神饮加减。

远志 6 g，石菖蒲 5 g，茯神 15 g，茯苓 15 g，朱砂（冲服）2 g，龙齿（先煎）25 g，党参 9 g，酸枣仁 30 g，川芎 10 g。

【加减】惊悸汗出者，加白芍、当归、黄芪；胸闷，善太息者，加柴胡、陈皮；心悸甚，惊悸不安者，加生龙骨、珍珠母。

10. 心肾不交证

【主症】昼夜不能寐，心烦易躁，舌质红，脉细数。

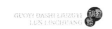
【治法】健脾补肾，交通心肾。

【方药】二阴煎加减。

生地黄 15 g，麦冬 10 g，酸枣仁 30 g，黄连 3 g，制首乌 15 g，天冬 10 g，百合 15 g，灯心草 3 g，延胡索 10 g，首乌藤 15 g，合欢皮 15 g。

【加减】疲乏纳少者，加太子参、灵芝；腰膝酸软者，加杜仲、木瓜；思虑多者，加石菖蒲、郁金；口干苦、舌质尖红者，加莲子心。

11. 阴阳失调证

【主症】失眠多梦，早醒，醒后难再睡，乍热乍冷，心烦口干，胸闷恶心，舌质偏红苔白腻，脉细滑。

【治法】养阴清热，温阳安神。

【方药】二仙汤合枣仁安神饮加减。

地骨皮 30 g，墨旱莲 30 g，黄柏 10 g，知母 10 g，当归 10 g，太子参 30 g，仙茅 15 g，淫羊藿 15 g，酸枣仁 30 g，龙骨 30 g，牡蛎 30 g，山楂 10 g。

【加减】潮热明显者，加白薇、制鳖甲；头晕、血压增高者，加钩藤、地龙、苦丁茶。

临证实录

1. 肝阳上亢夹瘀案（刘老亲诊医案）

患者何某，女，40 岁。

【初　诊】

1991 年 6 月 7 日。

【主诉】失眠反复发作 14 个月。

【病史】患者失眠反复 14 个月，有头部外伤史。

【现在症】失眠多梦，不易入睡，头部昏胀，烦躁，口不苦，纳食及大小便可。

【查体】舌质红苔薄白，脉细弦。

【诊断】西医诊断：失眠症；中医诊断：不寐（肝阳上亢夹瘀证）。

【治法】平肝潜阳，活血化瘀，镇心安神。

【选方】天麻钩藤饮加减。

【用药】天麻（另包，蒸兑）10 g，钩藤 15 g，酸枣仁 15 g，首乌藤 30 g，丹参 30 g，益母草 10 g，延胡索 15 g，白芍 15 g，龙骨 30 g，牡蛎 30 g，僵蚕 8 g，山楂 15 g。7 剂，每日 1 剂，水煎，早、晚分服。

【二　诊】

服上方后睡眠好转，继用上方去白芍、天麻、僵蚕、山楂，加龙胆 5 g，全蝎 6 g。7 剂，用锈铁 1 块烧红，淬水煎药，每日 1 剂，早、晚分服。

【三　诊】

服上方 7 剂后睡眠基本正常，但两侧太阳穴仍胀痛，注意力不集中，口干，脉弦。药用：龙骨 30 g，牡蛎 30 g，钩藤 30 g，酸枣仁 30 g，首乌藤 30 g，全蝎 5 g，延胡索 15 g，白芍 10 g，龙胆 5 g，丹参 15 g，山楂 15 g。仍用锈铁水煎药，再服 7 剂。

【四　诊】

睡眠已正常，头痛仍偶作，守方服 14 剂以巩固疗效。

【按】

本案乃因肝阳上亢夹瘀所致，故用丹参、益母草、延胡索活血通络；白芍、天麻、钩藤、龙骨、牡蛎平肝潜阳，重镇安神；酸枣仁、首乌藤养心安神；僵蚕祛风止痛；山楂和胃助运。

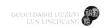

2. 气虚血瘀案（刘老亲诊医案）

患者苏某，女，48 岁。

【初　诊】

1989 年 3 月 19 日。

【主诉】失眠多梦反复 8 年，加重 2 个月。

【病史】患者近 8 年经常失眠多梦，近 2 个月因出现肢体酸胀而失眠加重。

【现在症】失眠多梦，头昏乏力，左胸及左上肢酸胀；纳食一般。

【查体】舌质淡红苔薄白，脉细。

【诊断】西医诊断：失眠症；中医诊断：不寐（气虚血瘀，心神失养证）。

【治法】益气活血，养心安神。

【选方】芪丹护心饮合枣仁安神饮加减。

【用药】黄芪 15 g，桂枝 7 g，丹参 12 g，石菖蒲 7 g，酸枣仁 12 g，首乌藤 30 g，龙骨 30 g，牡蛎 30 g，生地黄 10 g，钩藤 10 g，泽泻 10 g，甘草 10 g。7 剂，每日 1 剂，水煎，早、晚分服。

【二　诊】

服上方 7 剂后，患者失眠、左胸及左上肢酸胀稍有减轻，仍多梦，伴口干。守前法加减，处方：黄芪 30 g，桂枝 10 g，丹参 10 g，党参 10 g，当归 10 g，黄精 10 g，五味子 7 g，鸡血藤 15 g，佛手 10 g，山楂 12 g，甘草 10 g。续服 7 剂。

【三　诊】

服上方 7 剂后，失眠、头昏明显好转，继用前方去丹参、山楂、五味子，加制附片 6 g，川芎 10 g，麦芽 30 g。续服 7 剂。

【四　诊】

患者服上方 7 剂后睡眠已经正常，但左上肢仍有轻微酸胀感，继用上方加王不留行 15 g，制香附 10 g，威灵仙 30 g。续服 7 剂以巩固疗效。

【按】

本案乃因气、阴、阳三者俱虚所致，故用黄芪、甘草益气，桂枝温阳，生地黄养阴，丹参、酸枣仁、首乌藤养血活血而安神，石菖蒲开通心窍，钩藤熄风，泽泻利湿，龙骨、牡蛎重镇安神。复诊中加用党参补气，当归、黄精、五味子养阴，制附片温阳。

3. 气阴两伤案（刘老亲诊医案）

患者胡某，女，24 岁。

【初　诊】

1992 年 10 月 19 日。

【主诉】失眠多梦反复 3 个月。

【病史】患者产后出现失眠多梦已 3 个月。

【现在症】失眠多梦，伴头部昏沉不适，口干不苦，鼻腔干燥，纳食可，偶有脘胀，大小便正常。

【查体】舌质淡红苔薄白，脉细弦滑。

【诊断】西医诊断：失眠症；中医诊断：不寐（气阴两伤，心神失养证）。

【治法】益气养阴，养心安神。

【选方】生脉散合枣仁安神饮加减。

【用药】黄芪 30 g，太子参 30 g，麦冬 10 g，玉竹 10 g，蒺藜 15 g，钩藤 15 g，酸枣仁 15 g，首乌藤 30 g，蝉蜕 10 g，龙骨 30 g，牡蛎 30 g，佛手 10 g。7 剂，每日 1 剂，水煎，早、晚分服。

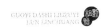
【二　诊】

服上方 7 剂后患者睡眠好转，头部昏沉与口干均已缓解。守前法，上方去钩藤、蒺藜，加陈皮 10 g，续服 7 剂以巩固疗效。

【按】

本案乃因产后气阴两伤，心神失养所致，故用黄芪、太子参益气；麦冬、玉竹养阴；蒺藜、钩藤、蝉蜕熄风；酸枣仁、首乌藤、龙骨、牡蛎安神；佛手和胃。

4. 心胃阴虚案（刘老亲诊医案）

患者刘某，女，27 岁。

【初　诊】

2007 年 3 月 2 日。

【主诉】失眠反复 4 个月。

【病史】患者既往体健。近 4 个月来常失眠多梦，服安眠药可入睡，但觉疲乏无力。近 2 周来失眠多梦加重，服地西泮、艾司唑仑、阿普唑仑疗效不显，故前来就诊。

【现在症】心烦，早醒，神疲乏力，胃脘不适，纳差，注意力不集中，多汗，口干，精神差。

【查体】舌质偏红苔薄黄，脉细。

【诊断】西医诊断：失眠症；中医诊断：不寐（心胃阴虚证）。

【治法】滋胃养心，安神和胃。

【选方】枣仁安神饮加减。

【用药】酸枣仁 30 g，首乌藤 30 g，合欢皮 15 g，延胡索 15 g，浮小麦 30 g，百合 15 g，珍珠母（先煎）30 g，磁石（先煎）30 g，郁金 10 g，莲子心 5 g，甘草 5 g，麦冬 10 g，玉竹 10 g，大枣 10 g，法半夏 5 g。7 剂，每日 1 剂，水煎，早、晚分服。

【二 诊】

服上方 7 剂后，失眠多梦、心烦缓解，但仍有胃脘不适、乏力、易醒、汗不多等症，舌质偏红苔薄黄，脉细。上方去珍珠母、磁石，加陈皮 8 g，太子参 30 g，茯苓 15 g，改法半夏 10 g，续服 7 剂。

【结 果】

服上方 7 剂后睡眠明显改善，胃脘不适、乏力等症消失。

【按】

不寐分外感与内伤，本例为内伤，病在心与胃，心主藏神，心之阴虚，心神失养则不寐，然胃阴不足、胃气不和、升降失常，也不寐。《内经·逆调论》云："胃不和则卧不安。"《景岳全书·不寐》云："无邪而不寐者，必营血之不足也。"刘老认为，临床内伤不寐中以血虚、阴虚为多，其中阴虚或阴虚阳亢尤其易见失眠。本例初诊，养心安神是标本兼治，而偏重于治标。枣仁安神饮为刘老治疗不寐之效验方，由炒酸枣仁、首乌藤、三七、延胡索、龙齿组成。除用酸枣仁、首乌藤外，更入合欢皮养心安神；又用珍珠母、磁石代龙齿，加强重镇安神之力；佐延胡索安神镇心；伍百合、玉竹、麦冬滋养心胃之阴；大枣、法半夏和中；浮小麦止汗。二诊心神稍安，仍胃气不和明显，且觉乏力，故去珍珠母、磁石，加陈皮、茯苓、太子参，增法半夏的用量，故复诊是标本兼治而略重于治本。

5. 心脾两虚案（刘老亲诊医案）

患者武某，女，34 岁。

【初 诊】

1998 年 2 月 20 日。

【主诉】 失眠反复发作 4 个月。

【病史】患者近 4 个月来失眠反复发作，严重时整夜难眠。

【现在症】失眠心烦，头顶隐痛，纳食可，大便溏，经期延长，量不多。

【查体】舌质偏红苔薄白，脉细、左兼滑、左尺无力。

【诊断】西医诊断：失眠症；中医诊断：不寐（心脾两虚证）。

【治法】健脾益气，养心安神。

【选方】归脾汤加减。

【用药】黄芪 30 g，党参 12 g，白术 10 g，当归 12 g，龙眼肉 15 g，炒酸枣仁 30 g，合欢皮 20 g，首乌藤 30 g，延胡索 15 g，益母草 15 g，丹参 30 g，山楂 15 g。7 剂，每日 1 剂，水煎，早、晚分服。

【二 诊】

服上方 7 剂后，睡眠好转，头已不痛，心烦减轻，大便仍溏；舌质红，脉沉细滑。上方加川芎 10 g，灵芝 30 g，续服 7 剂。

【三 诊】

服上方 7 剂后睡眠基本正常，再服 7 剂以巩固疗效。

【按】

本案乃因心脾气血两虚所致，故用黄芪、党参、白术健脾益气，当归、益母草、丹参养血和血，龙眼肉、炒酸枣仁、合欢皮、首乌藤、延胡索养心安神，山楂和胃助运。

6. 心肝血虚案（刘老亲诊医案）

患者刘某，女，37 岁。

【初 诊】

1998 年 6 月 5 日。

【主诉】反复失眠 10 年，加重 3 个月。

【病史】患者近 10 年经常失眠，近 3 个月因肌肉弹动而加重。

【现在症】失眠，入睡难，多梦易醒，醒后难再睡；心烦，夜间每因胸腹部肌肉弹动而惊醒，有时两足抽筋，口不干，纳食可，大便偏干，小便正常。

【查体】舌质淡红苔薄白，脉细滑。

【诊断】西医诊断：失眠症；中医诊断：不寐（心肝血虚证）。

【治法】养血柔肝，宁心安神。

【选方】枣仁安神饮加减。

【用药】炒酸枣仁 30 g，首乌藤 30 g，延胡索 15 g，白芍 30 g，龙骨 30 g，牡蛎 30 g，磁石 30 g，柏子仁 10 g，茯苓 10 g，甘草 15 g。7 剂，每日 1 剂，水煎，早、晚分服。

【二　诊】

服上方 7 剂后睡眠好转，夜间肌肉弹动减少，效不更方，守方续服 7 剂，睡眠基本正常，仍守方再服，以巩固疗效。

【按】

本案乃因心肝血虚，心血虚不能养神，肝血虚不能养筋所致。故用炒酸枣仁、首乌藤、柏子仁养血安神，白芍、甘草养血柔筋，延胡索和血止痛，龙骨、牡蛎、磁石重镇安神，茯苓淡渗利湿。

7. 心肾不交案（刘老亲诊医案）

患者王某，男，22 岁。

【初　诊】

2006 年 3 月 20 日。

【主诉】失眠反复发作 5 年。

【病史】患者诉 5 年前无明显诱因出现夜间久不能入睡，

易醒；伴乏力，纳差。自觉十分苦恼，常服安眠药阿普唑仑以治其标，但第二天更觉神疲乏力，学习、工作效率明显下降，服多种中、西药物亦不见效，遂来求诊。

【现在症】入睡困难，甚至通宵不寐；乏力，纳差，口干苦，腰膝酸软。

【查体】舌质偏红苔薄黄，脉细。

【诊断】西医诊断：失眠症；中医诊断：不寐（心肾不交证）。

【治法】滋养心肾之阴，清心降火，交通心肾，养心安神。

【选方】二阴煎加减。

【用药】麦冬10g，酸枣仁30g，黄连3g，山茱萸10g，制首乌15g，天冬10g，杜仲10g，百合15g，莲子心3g，延胡索10g，灵芝15g，首乌藤15g，合欢皮15g，太子参30g。7剂，每日1剂，水煎，早、晚分服。

【二　诊】

服上方14剂后患者入睡困难明显改善，余症减轻。因黄连乃苦寒药，治标之品，久服伤阴，故复诊时去之，加枸杞子15g，以养阴血。

【按】

交通心肾之法治不寐重在养肾阴（兼养心阴），清心火，酌加养心安神之品，而苦寒伤阴之品不可久用。本方服用时应注意服药时间，入睡难者，临睡前半小时至1小时服，可增强疗效。辅助以饮食疗法、精神疗法等，有利于增强和巩固疗效。

◎抽动秽语综合征

抽动秽语综合征是发生于青少年期的一组以头部、肢体和躯干等多部位肌肉的突发性不自主多发抽动，同时伴有爆发性喉音，或骂人词句为特征的锥体外系疾病。典型表现为多发性抽动、不自主发声、言语及行为障碍，可伴有强迫观念、人格障碍，也可伴有注意力缺陷多动症。

诊断要点

（1）多于 18 岁前发病，可有疾病后及情志失调的诱因，或有家族史。

（2）在疾病期间有时存在多发性的运动和一种或多种发声抽动。

（3）抽动 1 日内发作许多次，几乎是每日或 1 年多期间间歇性发作，在此期间从未有连续超过 3 个月的无抽动发作。

（4）疾病造成患者很大的痛苦或严重影响患者的社交、学习和其他重要功能。

（5）疾病不是由于兴奋剂或其他疾病（如亨廷顿病或病毒性脑炎）的直接生理性反应所致。

刘老经验

抽动秽语综合征的病因和发病机制目前尚未完全明了，其发病与遗传因素、神经递质失调、心理因素和环境因素等有关，可能是多种因素在发育过程中相互作用所引起的综合征。本病在中医中无完整记载，根据其临床表现，刘老将本病归于"瘛

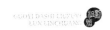

疯""慢惊风""抽搐""筋惕肉瞤""肝风证"等范畴。本病
为本虚标实之证。《素问·阴阳应象大论》云"风胜则动",
《素问·至真要大论》又云"诸风掉眩，皆属于肝"，又因小儿
"肝常有余"，故一切抽动均为风邪偏胜之象，属于肝风内动之
证。又因小儿"脾常不足"，易酿生痰浊，风邪挟痰走窜经络，
扰及心神。综上所知肝风痰浊是标实，脾气亏虚是本虚。

平肝熄风、健脾化痰法治疗本病是我们在刘老指导下，分
析大量中医古代及近代文献基础上，结合本病特点提出的中医
治疗方法。刘老结合临床发现，春季时抽动秽语综合征患儿的
不自主抽动和发声症状较其他季节更为明显，认为这与春季草
木生发，春五行属木，木性条达，主生长、升发有关。又因肝
五行亦属木，且肝合胆、主筋、其华在爪、开窍于目，可推演
络绎胆、筋、爪、目皆属于木，故春季患病。木失条达、舒畅
之性，则可因胆火失于疏泄，筋爪失于濡养，目失于濡润，而
出现烦躁易怒、抽鼻、努嘴、摇头、耸肩、肢体或躯干的抽动、
眼睛干涩、频繁眨眼等症。这正说明了中医基础理论中所认为
的人和自然界具有统一性，人和自然是有联系的，需在治疗中
重视"因时制宜"。因此刘老临床上治疗本病，多于春季使用
敛阴柔肝，平肝疏肝之药。

对于相应症状的不同侧重，刘老更主张运用药物的性味归
经，联系中医经络分布走形，强调用之有道，直达病所。刘老
对于抽动频繁，症状反复之重症，多选用虫类和金石类熄风止
痉药，如全蝎、僵蚕、蜈蚣、代赭石、生龙骨、生牡蛎等，但
此类药有一定的毒性或伤脾胃的不良反应，不宜久用，且体质
较弱者应考虑减量或分阶段间断用药。如不注重患者的个体差
异，一味投以相同剂量，则可有碍脾胃，致脾虚肝亢，虚风内
动，反而加重病情。

刘老强调对于抽动秽语综合征的治疗在心理行为等情志方

面也很重要，需要家长很好地配合治疗，主要表现在对待患儿的态度上，如果患儿父母过度焦虑，过度保护可诱发或加重症状。所以，对待本病患儿需重视调护，嘱咐家长不给孩子施加压力，要耐心说服、少打骂。生活上避免寒冷刺激、忌冷饮、少看电视、回避紧张刺激场面，同时鼓励患儿参加适当的体育运动，通过运动进行调节。

论治特色

1. 脾虚痰滞证

【主症】面黄体瘦，精神不振，胸闷作咳，喉中声响，皱眉眨眼，嘴角抽动，肢体动摇，发作无常，脾气乖戾，夜睡不安，纳少厌食，舌质淡、苔白或腻，脉沉滑或沉缓。

【治法】健脾化痰，熄风止痉。

【方药】十味温胆汤加减。

陈皮9 g，法半夏9 g，茯苓6 g，炙甘草3 g，酸枣仁6 g，五味子6 g，人参6 g，熟地黄6 g，炒枳实6 g，炙远志6 g，大枣1枚。

【加减】痰郁化热者，可加黄芩、竹茹；痰浊上壅，蒙蔽清窍，突发昏厥抽搐者，可急用安宫牛黄丸加竹沥、姜汁冲服。

2. 肝亢脾虚、风痰上扰证

【主症】摇头耸肩、挤眉眨眼、抬肩踢腿等运动抽动症状，或喉中痰鸣作响，性情急躁，烦躁易怒，注意力不集中，手脚多动，难于静坐，睡眠不安，多梦，神疲乏力，便溏，舌质淡体胖、苔白或腻，脉弦或滑或细。

【治法】平肝熄风，健脾化痰。

【方药】抽秽平加减。

天麻10 g，钩藤10 g，珍珠母15 g，生龙骨15 g，僵蚕7 g，

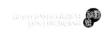

全蝎 2 g，炙远志 7 g，法半夏 7 g，陈皮 7 g，党参 10 g，黄芪 10 g，焦山楂 7 g，焦麦芽 7 g，焦谷芽 7 g，炙甘草 7 g。

【加减】睡眠不安明显者，加酸枣仁、柏子仁；虚汗明显者，加炙黄芪、煅牡蛎。

3. 阳亢风动证

【主症】摇头耸肩，挤眉眨眼，抬肩踢腿，烦躁易怒，头痛头晕，咽喉红赤作痒，或胁下胀满，面红目赤，大便干结，小便短赤，舌质红、苔白或黄，脉多弦实或洪大有力。

【治法】清肝泻火，熄风镇惊。

【方药】泻青丸加减。

龙胆 50 g，大黄（酒炒）50 g，防风 50 g，羌活 50 g，栀子 50 g，川芎 75 g，当归 50 g，青黛 25 g。以上八味，粉碎成细粉，过筛，混匀。每 100 g 粉末加炼蜜 140～160 g，制成大蜜丸。

【加减】热盛灼伤真阴，时时发痉者，可用大定风珠；神昏肢厥者，可酌加紫雪丹。

4. 阴虚风动证

【主症】形体消瘦，两颧潮红，五心烦热，性情急躁，口出秽语，挤眉眨眼，耸肩摇头，肢体震颤，睡眠不宁，大便干结，舌质红绛、舌苔光剥，脉细数。

【治法】滋阴潜阳，柔肝熄风。

【方药】大定风珠加减。

鸡子黄 2 个，阿胶 9 g，生白芍 18 g，生龟甲 12 g，干地黄 18 g，火麻仁 6 g，五味子 6 g，生牡蛎 12 g，麦冬 18 g，鳖甲 12 g，炙甘草 12 g。

【加减】阴虚多汗易脱者，加生脉散；久病阴血不足，气滞血瘀者，合用补阳还五汤。

临证实录

1. 脾虚痰滞案（刘老亲诊医案）

患者李某，男，13 岁。

【初　诊】

2017 年 4 月 20 日。

【主诉】喉部不自主发声反复 1 年。

【病史】患者体型瘦长，面色红润，精神一般，语声低。

【现在症】喉部痰多时不自主发声响，常可控制，伴腹部跳动，进食时胸骨后梗阻感，拍打胸脯或胸背后减，饮水后才将食物下送至胃脘，无口干，唇角开裂，偏食，寐可，睡时无声响。

【查体】舌质淡尖红、苔白腻，脉弦滑。

【诊断】西医诊断：抽动秽语综合征；中医诊断：瘛疭（脾虚痰滞证）。

【治法】健脾化痰，熄风止痉。

【选方】十味温胆汤加减。

【用药】法半夏 9 g，陈皮 9 g，山药 15 g，白芍 30 g，甘草9 g，厚朴 10 g，天麻 10 g，僵蚕 7 g，蝉蜕 7 g，牛蒡子 12 g，大腹皮 12 g，射干 9 g，木蝴蝶 9 g。

【二　诊】

不自主发声基本消失。继用上方以善其后。

【按】

本案患者症状反复发作，刘老针对此症多喜用虫类熄风止痉药，如僵蚕等，但此类药有一定的毒性或伤脾胃的不良反应，不宜久用，因此用山药、甘草等顾护脾胃。用天麻、射干、木蝴蝶等药消痰利咽，平肝熄风。刘老强调对于本病的治疗在心

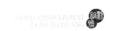
理行为方面也是很重要的，需要家长很好地配合治疗。

2. 肝亢脾虚、风痰上扰案（弟子伍大华应用刘老经验医案）

患者谭某，男，10岁。

【初　诊】

2006年4月3日。

【主诉】反复不自主眨眼、耸肩、挺腹2年。

【病史】患儿自幼性格急躁，易发脾气，在学校易和同学发生矛盾，好动难静，成绩在班里下等，2年前逐渐发病。

【现在症】不自主眨眼、耸左肩、挺肚腹，次数逐渐频繁，幅度越来越大，睡眠浅，易惊醒，纳呆，大便溏。

【查体】舌质淡、苔厚稍黄，脉细滑。

【诊断】西医诊断：抽动秽语综合征；中医诊断：瘛疭（肝亢脾虚、风痰上扰证）。

【治法】平肝熄风，健脾化痰。

【选方】抽秽平加减。

【用药】天麻（蒸兑）10 g，钩藤（后下）10 g，珍珠母（先煎）15 g，生龙骨（先煎）15 g，僵蚕7 g，全蝎（后下）2 g，炙远志7 g，法半夏7 g，陈皮7 g，党参10 g，黄芪10 g，神曲10 g，酸枣仁15 g。7剂，每日1剂。

【二　诊】

4月11日。患者耸肩症状减少，眨眼和挺腹如前，仍不思饮食、便溏、睡眠不安，舌质淡苔厚，脉细滑。用上方减生龙骨，加焦山楂30 g。7剂。

【三　诊】

4月18日。患者眨眼、耸左肩、挺肚腹等动作次数均减少，性情较前平和，脾气较前温和，纳食稍增加，大便成形，睡眠较前安稳，舌质淡苔厚，脉细滑。效不更方，继予前方

14 剂。

【结　果】

5 月 2 日来复诊，患者眨眼、耸左肩、挺腹等动作次数均明显减少，仔细观察方能发现发作时幅度变小，睡眠、饮食、大便均正常，脾气好转，在学校与同学关系有所改善。

【按】

本病为本虚标实之证。肝风痰浊是标实，脾气亏虚是本虚。基于以上病机特点，用平肝熄风、健脾化痰法，拟抽秽平方加减。方中天麻、钩藤、珍珠母、生龙骨平肝熄风；僵蚕、全蝎熄风定惊，化痰通络；炙远志既化痰又安神定志；法半夏、陈皮健脾化痰；党参、黄芪健脾益气补虚以绝痰源。诸药合用，标本兼顾，既重视从肝论治，又顾护了后天脾土之本，同时也针对风痰之病理因素，与一些医者单从肝、从脾或从风痰论治者不同。

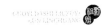

附　录

常用方剂

二　画

二仙汤（上海中医学院《方剂学》）：仙茅、淫羊藿、当归、巴戟天、黄柏、知母

二辛煎（《景岳全书》）：细辛、石膏

二妙散（《丹溪心法》）：黄柏、苍术

二陈汤（《太平惠民和剂局方》）：半夏、陈皮、茯苓、甘草、生姜、乌梅

二阴煎（《景岳全书》）：生地黄、麦冬、酸枣仁、黄连、玄参、茯苓、木通、灯心草、甘草

十味温胆汤（《世医得效方》）：半夏、枳实、陈皮、茯苓、酸枣仁、远志、五味子、熟地黄、党参、甘草

八珍汤（《正体类要》）：人参、白术、茯苓、当归、川芎、白芍、熟地黄、甘草、生姜、大枣

人参养荣汤（《三因极一病证方论》）：黄芪、当归、肉桂、甘草、陈皮、白术、人参、白芍、熟地黄、五味子、茯苓、远志

三　画

三化汤（《素问病机气宜保命集》）：厚朴、大黄、枳实、羌活

土茯苓汤（《医林纂要》）：土茯苓、黄柏、生黄芪、生甘草

大定风珠（《温病条辨》）：白芍、阿胶、生龟甲、生地黄、火麻仁、五味子、生牡蛎、麦冬、甘草、生鸡蛋黄、生鳖甲

大秦艽汤（《素问病机气宜保命集》）：秦艽、川芎、独活、当归、白芍、石膏、甘草、羌活、防风、白芷、黄芩、白术、茯苓、生地黄、熟地黄、细辛

大黄黄连泻心汤（《伤寒论》）：大黄、黄连

川芎茶调散（《太平惠民和剂局方》）：川芎、荆芥、白芷、羌活、细辛、防风、薄荷、甘草

四 画

天王补心丹（《摄生秘剖》）：酸枣仁、柏子仁、当归身、天冬、麦冬、生地黄、人参、丹参、玄参、茯苓、五味子、远志、桔梗、朱砂

天麻钩藤饮（《杂病证治新义》）：天麻、钩藤、石决明、栀子、黄芩、川牛膝、杜仲、益母草、桑寄生、首乌藤、茯神

五味消毒饮（《医宗金鉴》）：金银花、野菊花、蒲公英、紫花地丁、紫背天葵子

止痉散（上海中医学院《方剂学》）：全蝎、蜈蚣

升降散（《伤暑全书》）：僵蚕、蝉蜕、大黄、姜黄

升麻葛根汤（《太平惠民和剂局方》）：升麻、葛根、白芍、甘草

丹参饮《时方歌括》）：丹参、檀香、砂仁

六君子汤（《医学正传》）：人参、白术、茯苓、甘草、陈皮、半夏、生姜、大枣

六味地黄丸（《小儿药证直诀》）：熟地黄、山茱萸、山药、泽泻、牡丹皮、茯苓

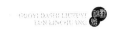

五　画

玉女煎（《景岳全书》）：石膏、熟地黄、麦冬、知母、牛膝

正容汤（《审视瑶函》）：羌活、白附子、防风、秦艽、胆南星、僵蚕、制半夏、木瓜、茯神、甘草、生姜

龙胆泻肝汤（《医方集解》）：龙胆、黄芩、栀子、泽泻、木通、当归、生地黄、柴胡、车前子、甘草

左归丸（《景岳全书》）：熟地黄、山茱萸、山药、枸杞子、川牛膝、菟丝子、鹿角胶、龟甲胶

左归饮（《景岳全书》）：熟地黄、山茱萸、山药、枸杞子、茯苓、甘草

平肝通络汤（《刘祖贻临证精华》）：白芍、石决明、天麻、钩藤、丹参、川芎、蒺藜、全蝎、延胡索、山楂、甘草

平肝熄风化痰汤（《刘祖贻临证精华》）：天麻、钩藤、法半夏、白术、泽泻、酸枣仁、三七粉、生龙骨、生牡蛎、山楂

归脾汤（《严氏济生方》）：白术、茯神、黄芪、龙眼肉、酸枣仁、人参、木香、当归、远志、甘草

四妙丸（《成方便读》）：黄柏、苍术、牛膝、薏苡仁

四物汤（《仙授理伤续断秘方》）：熟地黄、当归、白芍、川芎

四君子汤（《太平惠民和剂局方》）：人参、白术、茯苓、甘草

四妙勇安汤（《验方新编》）：金银花、玄参、当归、甘草

生脉散《医学启源》）：人参、麦冬、五味子

白地牵正汤（《刘祖贻临证精华》）：白附子、僵蚕、全蝎、生地黄、丹参、葛根、川芎、丝瓜络

瓜蒌薤白半夏汤（《金匮要略》）：瓜蒌实、薤白、半夏、白酒

半夏白术天麻汤（《医学心悟》）：半夏、天麻、茯苓、陈皮、白术、甘草、蔓荆子、生姜、大枣

六 画

地黄饮（《圣济总录》）：熟地黄、巴戟天、山茱萸、石斛、肉苁蓉、附子、五味子、肉桂、茯苓、麦冬、石菖蒲、远志、生姜、大枣

芍药甘草汤（《伤寒论》）：白芍、甘草

芎芷石膏汤（《医宗金鉴》）：川芎、白芷、羌活、藁本、石膏、菊花

当归四逆汤（《伤寒论》）：当归、桂枝、白芍、细辛、通草、大枣、甘草

当归补血汤（《内外伤辨惑论》）：黄芪、当归

安神定志丸（《医学心悟》）：茯苓、茯神、人参、远志、石菖蒲、龙齿

防己黄芪汤（《金匮要略》）：防己、黄芪、白术、甘草、生姜、大枣

七 画

芪丹护心饮（《刘祖贻临证精华》）：黄芪、生晒参、葛根、丹参、郁金、降香、水蛭、山楂

杞菊地黄丸（《医级》）：熟地黄、山茱萸、山药、泽泻、牡丹皮、茯苓、枸杞子、菊花

龟鹿二仙膏（《医便》）：鹿角、龟甲、人参、枸杞子

羌活胜湿汤（《内外伤辨惑论》）：羌活、独活、藁本、防风、甘草、川芎、蔓荆子

补肝汤（《医学六要》）：生地黄、当归、白芍、川芎、酸枣仁、木瓜、甘草

补中益气汤（《脾胃论》）：黄芪、甘草、人参、当归、陈皮、升

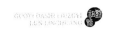
麻、柴胡、白术

补阳还五汤（《医林改错》）：黄芪、当归尾、赤芍、地龙、川芎、红花、桃仁

补中益气加减汤（《不知医必要》）：黄芪、党参、当归身、白术、天麻、钩藤、陈皮、甘草、生姜、大枣

附子汤（《伤寒论》）：附子、茯苓、人参、白术、白芍

八　画

苓桂术甘汤（《金匮要略》）：茯苓、桂枝、白术、甘草

抽秽平（经验方）：天麻、钩藤、珍珠母、生龙骨、僵蚕、全蝎、远志、法半夏、陈皮、党参、黄芪、神曲、酸枣仁

枣仁安神饮（《刘祖贻临证精华》）：酸枣仁、首乌藤、三七、延胡索、龙齿

金匮肾气丸（《金匮要略》）：熟地黄、山茱萸、山药、泽泻、牡丹皮、茯苓、桂枝、附子

炙甘草汤（《伤寒论》）：甘草、生姜、桂枝、人参、生地黄、阿胶、麦冬、火麻仁、大枣

河车大造丸（《景岳全书》）：紫河车、龟甲、黄柏、杜仲、牛膝、天冬、麦冬、熟地黄

泻青丸（《小儿药证直诀》）：当归、龙胆、川芎、栀子仁、大黄、羌活、防风

定痫丸（《医学心悟》）：半夏（姜汁炒）、天麻、川贝母、茯苓、茯神、胆南星、石菖蒲、全蝎、僵蚕、琥珀、陈皮、远志、丹参、麦冬、朱砂、竹沥、生姜汁、甘草

建瓴汤（《医学衷中参西录》）：山药、牛膝、生代赭石、生龙骨、生牡蛎、生地黄、白芍、柏子仁

参附汤（《正体类要》）：人参、附子

九　画

牵正散（《杨氏家藏方》）：白附子、僵蚕、全蝎

星蒌承气汤（《临床中医内科学》）：胆南星、全瓜蒌、生大黄、芒硝

重订独活寄生汤（《刘祖贻临证精华》）：独活、桑寄生、青风藤、威灵仙、防己、寻骨风、狗脊、牛膝

独活寄生汤（《备急千金要方》）：独活、桑寄生、杜仲、牛膝、细辛、秦艽、茯苓、肉桂、防风、川芎、人参、当归、芍药、生地黄、甘草

养心汤（《丹溪心法》）：黄芪、茯苓、茯神、半夏曲、当归、川芎、远志、肉桂、柏子仁、酸枣仁、五味子、人参、甘草

首乌延寿丹（《世补斋医书》）：何首乌、豨莶草、桑椹、黑芝麻、金樱子、墨旱莲、菟丝子、杜仲、牛膝、女贞子、桑叶、忍冬藤、生地黄

十　画

真武汤（《伤寒论》）：茯苓、白芍、白术、甘草、附子

桂枝汤（《伤寒论》）：桂枝、白芍、甘草、生姜、大枣

桂枝甘草汤（《伤寒论》）：桂枝、甘草

桂枝茯苓丸（《金匮要略》）：桂枝、茯苓、牡丹皮、桃仁、白芍

柴胡疏肝散（《景岳全书》）：陈皮、柴胡、川芎、香附、枳壳、白芍、甘草

柴胡加龙骨牡蛎汤（《伤寒论》）：柴胡、黄芩、生姜、人参、桂枝、茯苓、龙骨、牡蛎、黄丹、大黄、半夏、大枣

逍遥散（《太平惠民和剂局方》）：柴胡、白芍、白术、茯苓、当归、甘草

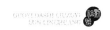

益气聪明汤（《证治准绳》）：黄芪、人参、葛根、蔓荆子、升麻、白芍、黄柏、甘草

益肾通络汤（《刘祖贻临证精华》）：生黄芪、淫羊藿、枸杞子、山茱萸、沙苑子、葛根、丹参、川芎、生蒲黄、石菖蒲、郁金、五味子、山楂

凉血四物汤（《医宗金鉴》）：当归、生地黄、川芎、赤芍、黄芩、赤茯苓、陈皮、红花、甘草、生姜

涤痰汤（《证治准绳》）：天南星、半夏、枳实、茯苓、橘红、石菖蒲、人参、竹茹、甘草、生姜

通窍活血汤（《医林改错》）：赤芍、川芎、桃仁、红花、老葱、生姜、大枣、麝香、黄酒

十一画

黄连温胆汤（《六因条辨》）：半夏、竹茹、枳实、陈皮、甘草、茯苓、黄连、生姜

黄参通络汤（《刘祖贻临证精华》）：黄芪、丹参、生蒲黄、川芎、延胡索、酸枣仁、首乌藤、白芍、钩藤、生龙骨、生牡蛎、全蝎、山楂

黄芪桂枝五物汤（《金匮要略》）：黄芪、白芍、桂枝、生姜、大枣

银翘散（《温病条辨》）：金银花、连翘、桔梗、薄荷、竹叶、甘草、荆芥、淡豆豉、牛蒡子、鲜芦根

羚角钩藤汤（《重订通俗伤寒论》）：羚羊角、钩藤、桑叶、菊花、生地黄、白芍、川贝母、竹茹、茯神、甘草

清胃散（《兰室秘藏》）：生地黄、当归身、牡丹皮、黄连、升麻

十二画

葛根汤（《伤寒论》）：麻黄、葛根、白芍、桂枝、生姜、大枣、

甘草

葛桂舒筋饮（《刘祖贻临证精华》）：葛根、桂枝、姜黄、威灵仙、鹿衔草、露蜂房、桑枝、甘草

葛根黄芩黄连汤（《伤寒论》）：葛根、黄芩、黄连、甘草

葶苈清肺饮（《症因脉治》）：葶苈子、桑白皮、地骨皮、甘草、大腹皮、马兜铃

散偏汤（《辨证录》）：白芍、川芎、郁李仁、柴胡、白芥子、香附、甘草、白芷

温胆汤（《三因极一病证方论》）：半夏、竹茹、枳实、陈皮、甘草、茯苓、生姜、大枣

十三画及以上

解语丹（《医学心悟》）：白附子、石菖蒲、远志、天麻、全蝎、羌活、胆南星、木香、甘草

熄风化痰通络汤（《刘祖贻临证精华》）：天麻、钩藤、蒺藜、生龙骨、生牡蛎、法半夏、茯苓、泽泻、白术、葛根、丹参、酸枣仁、山楂

镇肝熄风汤（《医学衷中参西录》）：牛膝、生赭石、生龙骨、生牡蛎、生龟甲、白芍、玄参、天冬、川楝子、生麦芽、茵陈、甘草

图书在版编目（CIP）数据

国医大师刘祖贻论临床. 心脑疾病证治 / 周慎，刘芳总主编；周慎，伍大华分册主编. -- 长沙：湖南科学技术出版社，2020.9
ISBN 978-7-5710-0125-4

Ⅰ. ①国… Ⅱ. ①周… ②刘… ③伍… Ⅲ. ①心脏血管疾病－中医临床－经验－中国－现代②脑血管疾病－中医临床－经验－中国－现代 Ⅳ. ①R259.4

中国版本图书馆 CIP 数据核字（2019）第 053654 号

GUOYI DASHI LIUZUYI LUN LINCHUANG XINNAO JIBING ZHENGZHI
国医大师刘祖贻论临床　心脑疾病证治

总 主 审：刘祖贻
总 主 编：周 慎 刘 芳
分册主编：周 慎 伍大华
责任编辑：兰 晓 梅志洁
出版发行：湖南科学技术出版社
社　　址：长沙市湘雅路 276 号
　　　　　http://www.hnstp.com
印　　刷：长沙市宏发印刷有限公司
　　　　　（印装质量问题请直接与本厂联系）
厂　　址：长沙市开福区捞刀河大星村 343 号
邮　　编：410000
版　　次：2020 年 9 月第 1 版
印　　次：2020 年 9 月第 1 次印刷
开　　本：710mm×1000mm　1/16
印　　张：27.5
插　　页：10
字　　数：345 千字
书　　号：ISBN 978-7-5710-0125-4
定　　价：99.00 元